健康大学堂 10

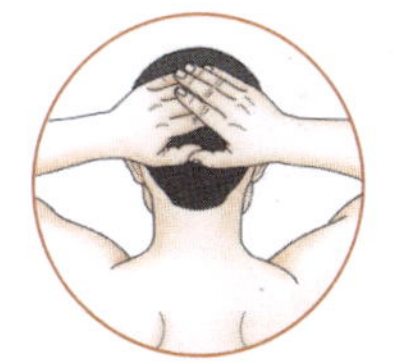

简单脊疗不生病

健康中国名家论坛编委会 ○ 编著

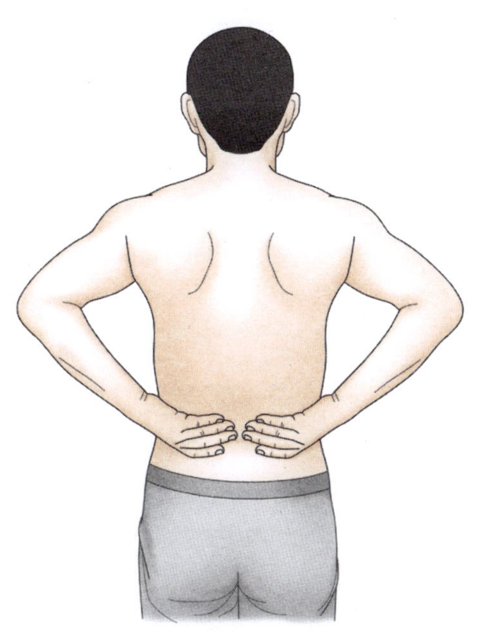

吉林出版集团有限责任公司

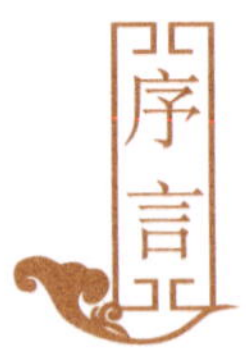

序言

健康生活从脊椎开始

在现代社会，几乎所有人都生过病，如果只是轻微的感冒或头痛，可能只要多休息、多喝水就会不治而愈，但是也有一些像头晕、胸闷气短、胸背痛、血压异常的情况很难自愈，当患者到医院反复就诊后，却可能很难确定病因，也无法进行治疗，这种情况严重影响了患者的生活和工作。这些疾病的病因到底在哪里？也成为了患者最想知道的答案。

随着医学的发展，这个问题的答案也逐渐明了，这些常见病的病因就可能在于脊椎。这时，有些患者不免疑惑，我患的病与脊椎有什么关系？是的，有些疾病看似和脊椎完全没有关系，但实际上却有着密切的联系，这是因为脊椎与人体的许多器官和内脏相关联，所以当脊椎错位时，与之相关的器官就会发生功能紊乱，导致人体的免疫力下降，从而引起疾病，目前已知的就有50余种疾病与脊椎失常有着直接的关联。

以高血压为例，当颈部受到外伤、风寒湿邪侵袭时，颈椎的平衡会被破坏，进而引起脑组织缺血，导致中枢性血压异常。尤其是第2颈椎、第3颈椎错位后，交感精神兴奋性会增高，血压也随着升高；而第5颈椎、第6颈椎错位后，椎体附近的颈动脉窦受到刺激，也会引发血压的上升，造成高血压。

从临床诊断和治疗效果来看，脊椎病变与常见疾病有着密切的关系，在此基础上，一门强调脊椎治疗的医学也应运而生。脊椎治疗简称脊疗，是指通过推拿、按摩、指压、按压脊背及脊椎两旁的有关穴位，来矫正脊椎位置异常，从而治疗疾病的疗法。

与其他疗法相比，脊疗主要有着以下优势。

首先，脊疗是一门无创伤的疗法。这种疗法主要运用各种治疗手法来对脊椎进行矫正，既没有药物治疗的副作用，也不会造成身体上的损伤。

其次，脊疗是一种方便可行的疗法。脊椎作为身体的支柱，一旦发生病变，就会在外表有所体现，因此我们可以通过自我诊断法来诊断脊椎的异常和自身的健康状况。如当一边的肩膀严重下垂，往往患有胸部疾病；而一边的肩膀严重上扬，往往引发肩周炎、背痛、妇科病、坐骨神经痛等疾病。

再次，脊疗是一种疗效明显的疗法。此疗法对一些骨骼肌肉疾病，如肩颈痛、腰痛、头痛、椎骨变形等，都有着显著的效果，而对于一些损伤性脊椎病变，如颈椎综合征、腰椎间盘突出症、某些损伤性截瘫等也都有很好的疗效，一些患有颈椎综合征、腰椎间盘突出症等疾病的患者施治本疗法四五次后即可缓解部分症状。此外，在进行脊疗后，一些由脊椎病引起的高血压、心律失常、脑外伤后综合征、视力减弱或失明、耳聋等疾病也能得到改善。

正是因为脊疗在治病的时候效果明显，因此受到了大众欢迎。本书就是以脊疗为中心，详细介绍了脊疗的历史、自我诊病法、常见病的脊疗手法和日常生活的脊疗保健，并将各种疾病分门别类，详细介绍了各类疾病的治疗手法，方便读者对症治疗。此外，本书运用图解的编辑手法，图文并茂，使读者能够即学即会，可以在阅读本书之后在家中即能实践操作。

但是由于笔者水平有限，工作中难免出现一些疏漏，我们在此诚恳地希望读者能够提出宝贵意见，以便我们在今后的工作中改正。

编者

2010年6月

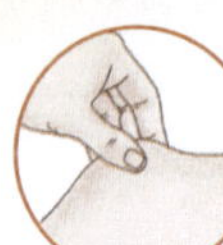

阅读导航

脊椎是人体的中轴，一旦其发生病变，就会引发多种疾病。本书通过形象的图解，深入浅出地介绍脊椎及其相关疾病的疗法，使你在家中就可以轻松预防和治疗疾病。

标题
从这里开始我们的阅读旅程。

导语
总述这一节讲了什么。

精彩正文
简单易懂的文字，让你轻松学会脊疗知识。

专家提示
告诉你生病期间饮食起居的注意事项。

094 肩枕和毛巾矫正法 利用工具矫正脊椎

除了在睡眠或日常生活选择正确的姿势、床具外，我们也可以使用一些小工具来矫正脊椎的病变，如肩枕、毛巾就属于比较实用的工具。

肩枕矫正法

肩枕矫正法主要针对的是第4至第7颈椎、第1至第11胸椎的异常，尤其对肩周炎、肩关节炎、手麻痹、上臂神经痛等病症有很好的效果。

根据矫正的部位，肩枕矫正可以分为对肩胛骨前屈的矫正和对肩胛骨后屈的矫正。

对肩胛骨前屈的矫正：俯卧在地上或坚硬的床上，将垫子折成两折，放置在出现前屈的肩膀下，15分钟后取出。

对肩胛骨后屈的矫正：仰卧在地上或坚硬的床上，将垫子折成两折，放置在出现后屈的肩膀下，15分钟后取出。

在做肩枕矫正时，肩枕的厚度要适度，不能为了急于矫正而选用较厚的垫子，否则可能在矫正时造成另一侧肩膀的过度前屈或后屈，不仅影响疗效，还会引起新的问题。此外，每次矫正时只要躺在肩枕内侧的1/3处就可以了，不需要将肩膀完全放在垫子上。

通过肩枕矫正法，患者的肩胛骨前屈或后屈会得到改善，从而达到矫正脊椎的目的。

毛巾矫正法

毛巾矫正法主要针对的是股骨头假脱位，其具体内容是：

1. 将毛巾对折成3厘米高，然后仰卧在地上或坚硬的床上，再把折好的毛巾垫在腿部较短一侧的臀部下面。
2. 用绳子绑起双腿，并慢慢抬起，向胸部弯曲，尽量到胸前。
3. 放下双腿，恢复原状，重复做10次。

通过毛巾矫正法，不仅可以矫正骨骼异常，同时也能运动髋关节附近的肌肉。如果股骨头脱臼的症状比较严重，可以请人帮助压住脱臼一侧的腰部，然后再抬起双腿，会取得非常好的效果。

224

055 哮喘

138

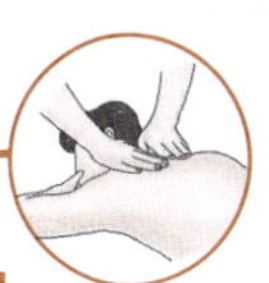

阅读导航

疾病名

标题是疾病名，从这里找到你想治疗的病。

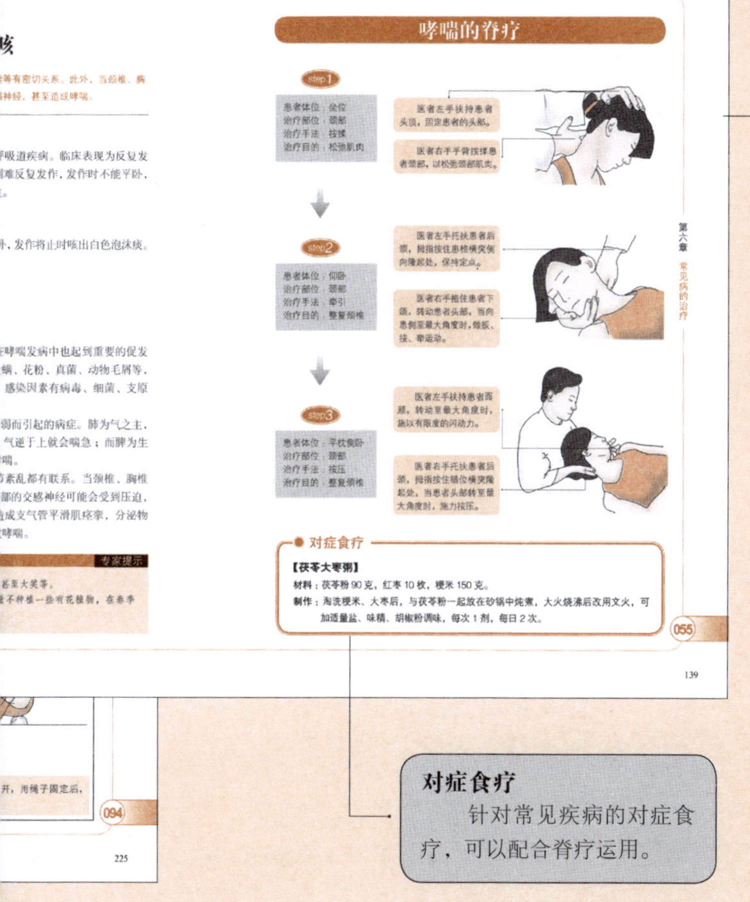
哮喘的脊疗

step1

患者体位：坐位
治疗部位：颈部
治疗手法：按揉
治疗目的：松弛肌肉

医者左手扶持患者头顶，固定患者的头部。

医者右手手背按揉患者颈部，以松弛颈部肌肉。

step2

患者体位：仰卧
治疗部位：颈部
治疗手法：牵引
治疗目的：整复颈椎

医者左手托扶患者后颈，拇指按住患椎横突侧向隆起处，保持定点。

医者右手拖住患者下颌，转动患者头部，当向患侧至最大角度时，做扳、按、牵运动。

step3

患者体位：平枕侧卧
治疗部位：颈部
治疗手法：按压
治疗目的：整复颈椎

医者左手扶持患者面颊，转动至最大角度时，施以有限度的闪动力。

医者右手托扶患者后颈，拇指按住错位横突隆起处，当患者头部转至最大角度时，施力按压。

● 对症食疗

【茯苓大枣粥】

材料：茯苓粉 90 克，红枣 10 枚，粳米 150 克。

制作：淘洗粳米、大枣后，与茯苓粉一起放在砂锅中炖煮，大火烧沸后改用文火，可加适量盐、味精、胡椒粉调味，每次 1 剂，每日 2 次。

第六章 常见病的治疗

055

139

对症脊疗

针对脊椎及其相关疾病，直观地介绍了脊疗的具体步骤。

对症食疗

针对常见疾病的对症食疗，可以配合脊疗运用。

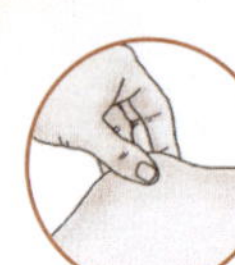

Contents 目录

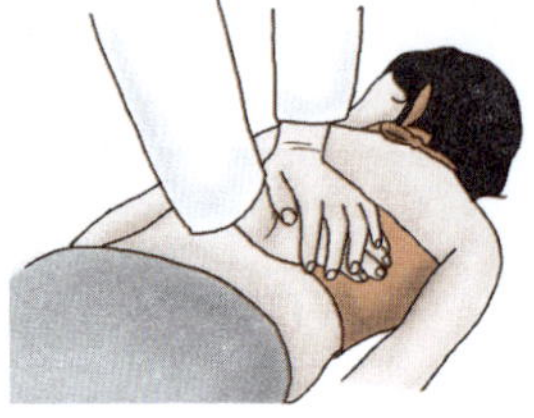

脊疗是在人体脊背及脊椎两旁的有关穴位上施术的治疗方法，它不仅疗效显著，还毫无创伤，是自然疗法的重要组成部分。

第一章 认识脊疗

第二章 专家教你脊椎诊断

第三章 脊疗的基本手法

在脊疗中，有许多颇具特色的手法，医生可以根据患者的病症来选择较为适合的手法，达到对症施治的目的。

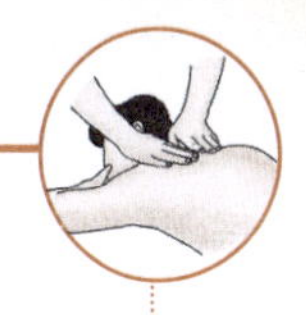

第四章 脊疗专家教你远离亚健康

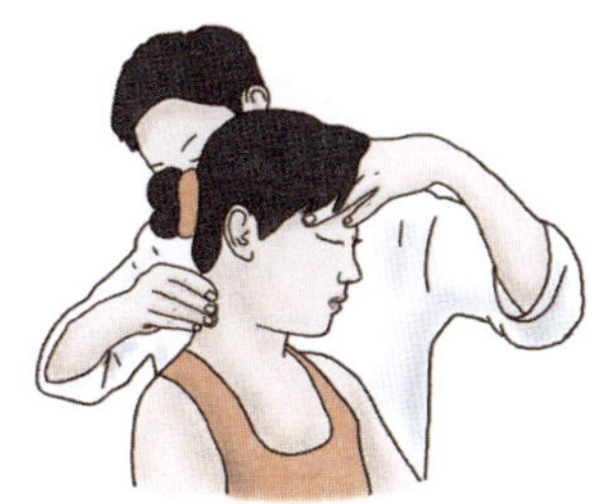

通过脊疗，我们可以矫正病变的脊椎，使其恢复正常的生理曲线，并远离亚健康的状态。

第五章 脊椎本身疾病的治疗

第六章 常见病的治疗

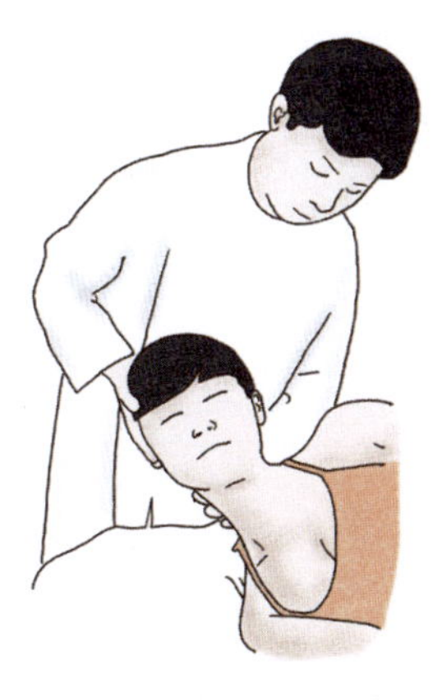

由于脊椎病变和疾病有较强的对应性，所以经常被用于治疗一些常见病，往往能取得很好的疗效。

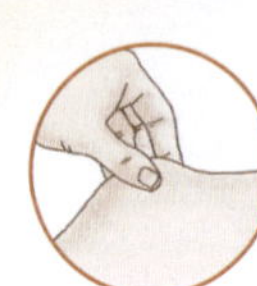

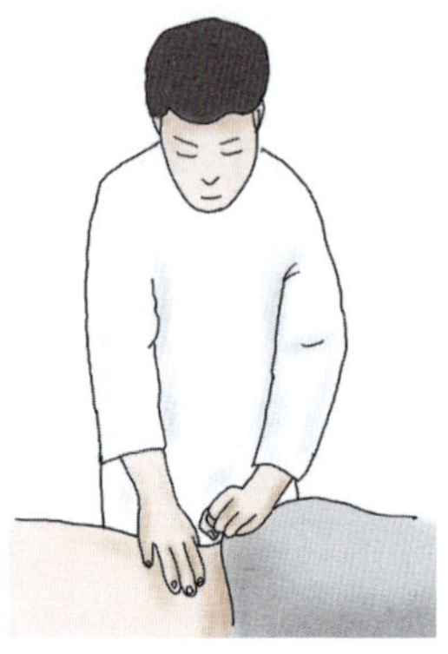

在脊椎中，腰椎病变与妇科、男科疾病有着紧密的联系，因此可以通过整复腰椎来治疗这些疾病。

第七章 妇科、男科病症的治疗

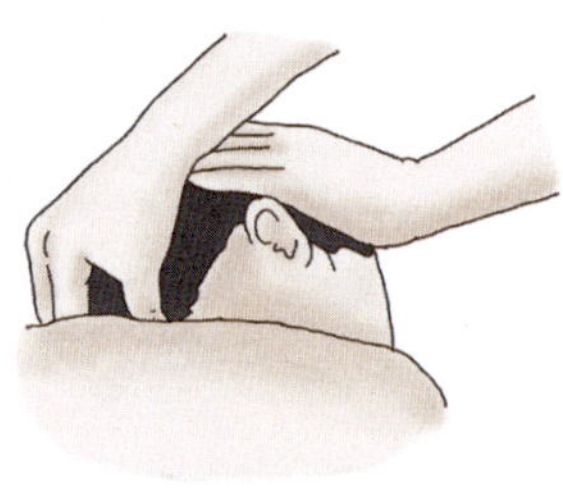

在小儿疾病治疗方面，脊疗有着显著的疗效，常被临床应用于治疗儿科疾病，广受家长的喜爱。

第八章 小儿常见病症的治疗

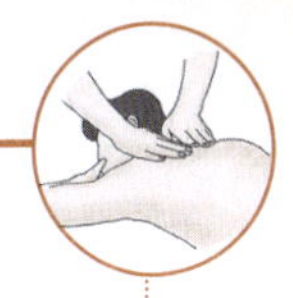

第九章　自我脊疗保健操

第十章　日常生活的脊疗保健

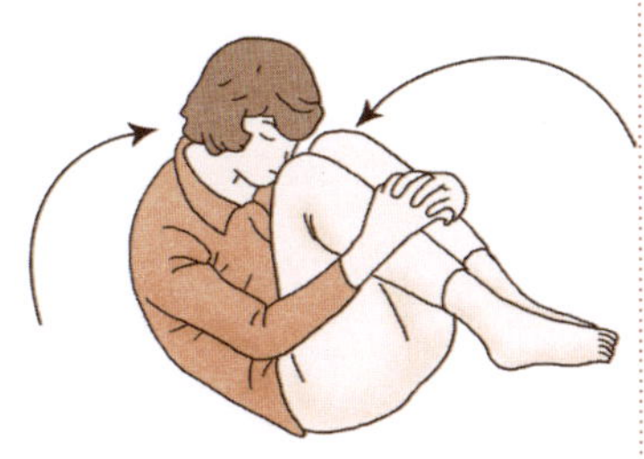

除了脊椎矫正外，我们平时也可以做一些简单的脊椎保健操，以达到保护脊椎、防治疾病的目的。

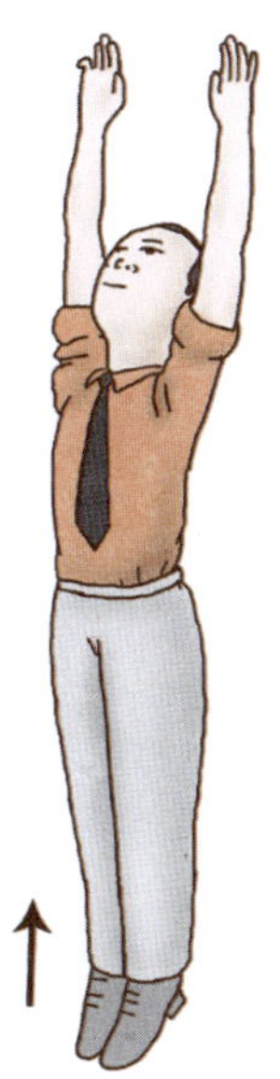

在日常生活中，我们应时时注意保护自己的脊椎，这样不仅可以防止脊椎病变，还能拥有一个优美的体态。

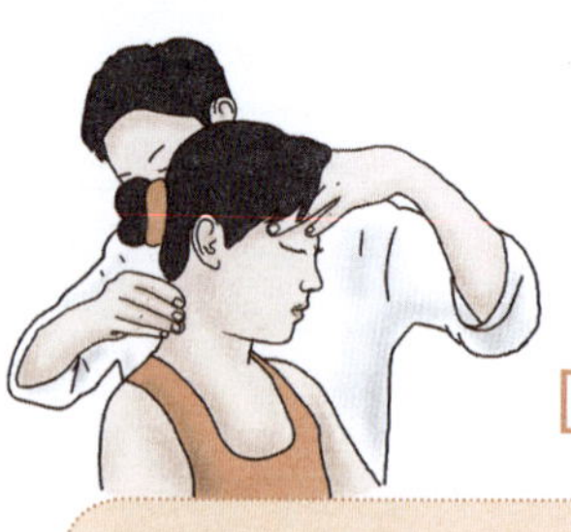

第一章

DIYIZHANG

认识脊疗

脊疗，是指通过推拿、按摩、指压、按压脊背及脊椎两旁的有关穴位，来矫正脊椎位置异常，从而诊断、治疗疾病的疗法。在现代社会，脊疗以无创伤的疗法、显著的疗效吸引了许多人的注意，成为了一门新兴的通用医学。

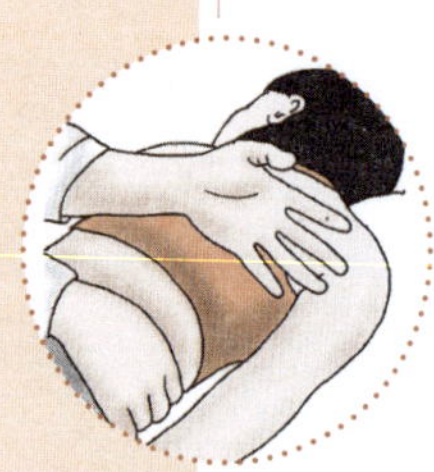

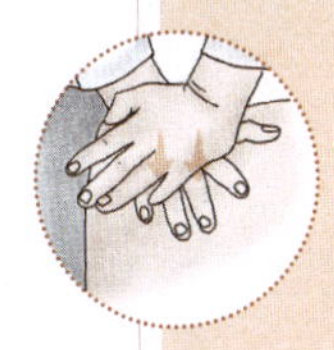

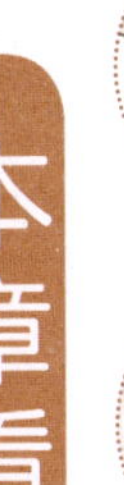

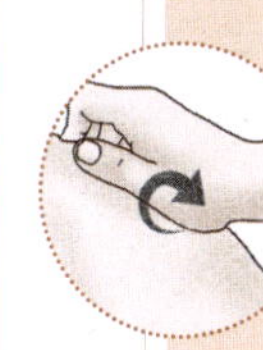

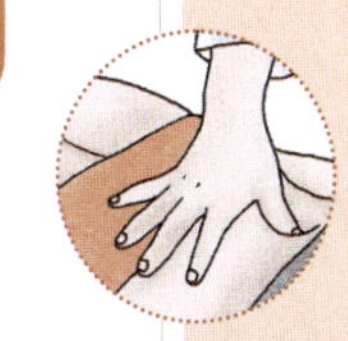

- **脊疗的概述**

  用简单的言语，使你认识一门无创伤的疗法

- **脊疗的历史渊源**

  简要介绍脊疗的历史，带你追溯脊疗的演变

- **脊椎的构造**

  用图解的方式，使你了解人体支柱的结构

- **脊椎与脊神经**

  用通俗的言语，使你了解脊椎与神经中枢的关系

- **脊椎与疾病**

  用现代医学研究，使你明确脊椎与疾病的对应关系

- **脊疗的原理**

  从中医和西医的角度，阐述脊疗的理论依据

- **脊疗的功效**

  介绍脊疗在疾病的预防和治疗方面的疗效

001 脊疗的概述 无创伤的疗法

脊疗，即脊椎疗法，具体是指通过对脊背及脊椎两旁的有关穴位施行推拿、按摩、指压、按压等手法，以达到矫正脊椎病变，进而诊断、治疗疾病的疗法。

在现代社会，很多人都生过病，如果只是轻微的感冒或头痛，可能只要多休息、多喝水就会不治而愈，但是也有一些腰痛、胸闷等症状虽在临床中经过反复检查，但一直未能发现病因，因此无法医治，像这些未能发现病因的症状，其病根就可能在脊椎。

脊椎又称脊柱、脊梁骨，是人体的中轴和运动的轴心。成人的脊椎从正面看是一条直线，从侧面看则为S形，即颈椎和腰椎向前凸，胸椎和骶椎向后凸，这些弯曲增加了脊椎的弹性，减轻了行走和跳跃的冲击与震荡，保护了脑部和内脏器官。因此一旦脊椎出现扭曲，人体的状态就会随之改变，如颈椎有问题，头就会抬不起来，甚至会头晕、头痛；而胸椎有问题，人就会含胸扣肩，自然容易弯腰驼背，很难有轩昂的气质。更重要的是，由于脊椎与许多器官和内脏相连，所以当脊椎错位时，与之相关的器官和内脏就会产生功能紊乱，导致人体的免疫力下降，从而引发疾病。如心率紊乱、顽固性失眠等症状的病因就是颈交感神经型的颈椎病，而消化性溃疡则与脊椎损害的符合率最高，这些由脊椎病变发生的疾病也被形象地称为脊椎相关疾病，甚至被称为对人类健康影响最大的病因之一。

正因为脊椎在人体中有着重要的地位，所以强调脊椎治疗的脊疗也就出现了。所谓脊疗，是指通过推拿、按摩、指压、按压脊背及脊椎两旁的有关穴位，来矫正脊椎位置异常，从而诊断、治疗疾病的疗法。在众多医学疗法中，脊疗结合了传统医学和现代医学的优点，不仅没有药物治疗的毒副、致畸、致变作用，也没有针灸对皮下组织的损伤，因此被认为是无创伤的医学。

作为一门强调外在力学的疗法，脊疗在治疗过程中往往给患者以舒适的感觉，对许多疾病也有着显著的疗效，因而引起了世界医学界的高度重视，受到了普遍欢迎。美国在20世纪70年代末，就开办了500多所按摩学院，拥有2.5万整脊师。至今，脊疗已成为一门新兴的通用医学，在世界范围内，一股强大的脊疗热潮正在兴起。

脊椎与脊疗

脊椎是人体骨骼结构中最重要的支柱，它上连大脑，下连五脏六腑和四肢，从正面看是笔直的直线，从侧面看则有四个弯曲，减轻了行走和跳跃的冲击与震荡。

颈椎
胸椎
腰椎
骶椎
尾骨

向前凸
向后凸
向前凸
向后凸

正面　后面　侧面

脊疗

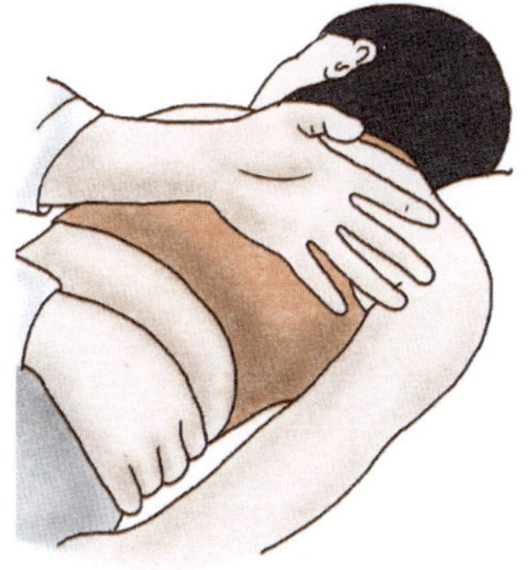

脊疗是指通过推拿、按摩脊背及脊椎两旁的有关穴位来矫正脊椎位置异常，从而达到诊断、治疗疾病目的的疗法。

002 脊疗的历史渊源 古老的医学

中国脊疗的历史最早可追溯到 2000 多年前，当时的医书中已出现了脊椎异常症状和治疗方法。此后，中国脊疗不断发展，并形成了系统的脊椎疗法。

从很久以前,中国的医师就认识到了脊椎的重要性。在中医脏象学说中,有“藏诸内，必形于外”的说法，指出了脏腑藏于体内，其活动必定会通过外表的症候表现出来，如果脏腑发生病变，那么这些变化可以通过经络达于体表，正如《医学源流论》所说：“脏腑有病，则现于肢节；肢节有病，而反现于脏腑。”而在体表中，背部属阳，为胸中之府，与心、肺、脾、胃、肝、胆等器官相连，脏腑的病变会通过经络传到脊背，脊背的病变也可以影响经络，即所谓的“五脏之系，咸附于背”。

早在《五十二病方》和《黄帝内经》中，颈椎病、腰椎间盘突出症的症状就已经被记录下来，并针对这些症状提出了按摩、针灸、内外用药等治疗方法。公元 610 年，巢元方在《诸病源候论》介绍了牵引、屈伸、摇振、旋转等方法，并用之来治疗颈、腰疾病。公元 640 年，孙思邈著《备急千金要方》，提出用压膝抱头肩牵、过伸复位来治疗腰椎急性扭伤。此后，李仲南、危亦林都有相关著作问世。宋元时期,脊椎疗法在中国十分盛行,甚至出现了专门从事整脊的“铃医”。公元 1815 年，胡延光在《伤科汇纂》中指出了用腹部枕缸法来治疗脊椎过伸型骨折脱位，此时，中国传统医学已形成了包括牵引、旋转、过伸、屈曲等内容的系统整脊疗法。

公元 1746 年，中国学者高至凤编著了《骨继疗法重宝记》，将李仲南的颈椎悬吊牵引法传到日本。公元 19 世纪初，日本的二宫彦可来到中国学习整骨术，并编著《中国接骨图说》来介绍中国的整脊技术，为中国脊疗的传播作出了贡献。

虽然脊疗在中国有着悠久的历史，但是它的广泛传播还是始于美国。公元 19 世纪末，美国的柏墨尔意外地通过矫正脊椎使病人恢复了听力，此后，他创立了整脊疗法学会，开始传授脊疗理论及治疗手法。此后，脊疗开始在美国、加拿大等国家广泛流传，并日益受到人们的重视。

中国的脊椎疗法

早在公元前200多年，中国的《五十二病方》就已经介绍了颈椎病的症状和治疗方法。此后，中国医师潜心研究脊疗，提出了许多卓有成效的疗法，李仲南的兜颈坐罂法和危亦林的悬吊牵引复位法就是比较重要的方法。

兜颈坐罂法

公元1331年，李仲南首次提出了兜颈坐罂法，比法国人的布带牵引颈椎疗法早400年。

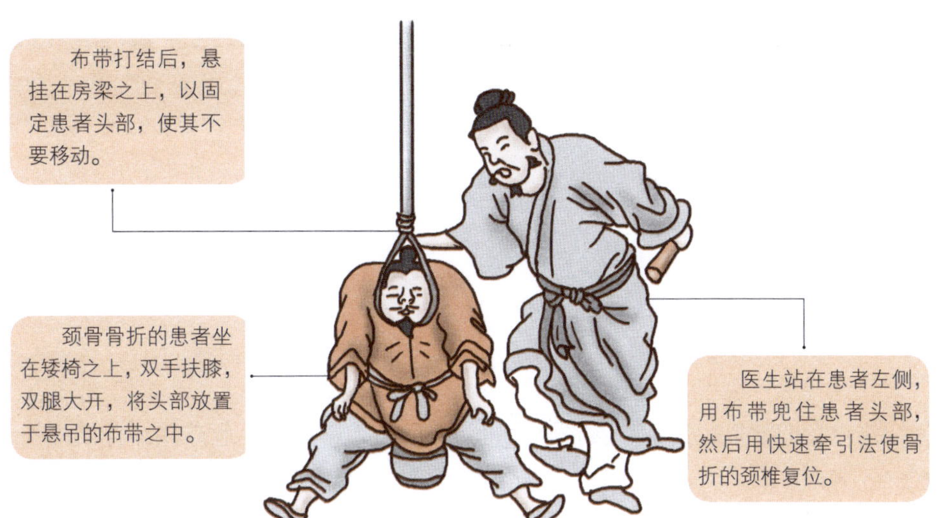

悬吊牵引复位法

公元1337年，危亦林首次提出悬吊牵引复位法，比美国人的悬吊复位疗法早600年。

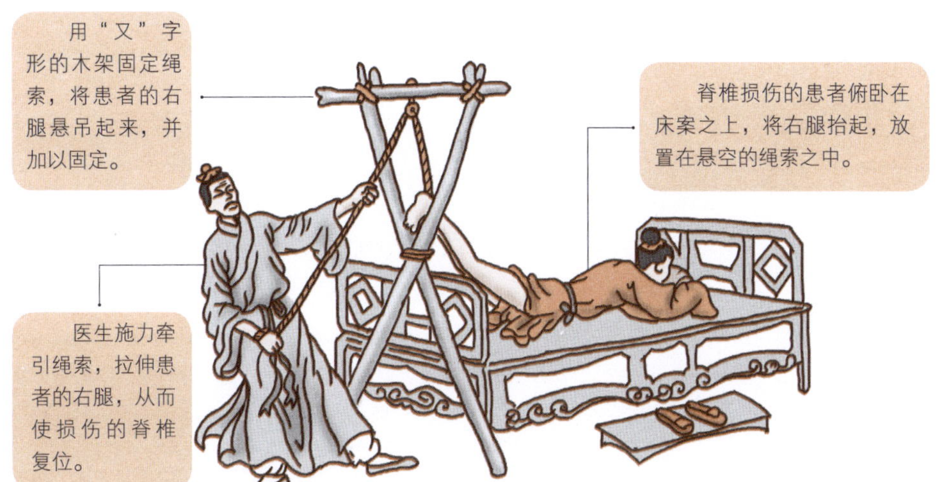

003 脊椎的构造 身体的栋梁

脊椎作为人体的支柱，其结构十分复杂，主要是由椎骨和椎间盘组成，这种结构不仅使身体能灵活运动，还承担了负重、减震、保护和运动等功能。

脊椎位于背部正中，主要由椎骨和椎间盘组成，其中 3/4 是椎骨，1/4 是椎间盘。在脊椎周围有韧带，并附有许多肌肉，能负荷重力、平衡肢体。当人体活动时，椎骨间的运动累计在一起，就可进行较大幅度的运动，使身体屈伸、侧屈、旋转和环转。此外，脊椎的四个生理弯曲，使脊椎如同一个弹簧，在剧烈运动或跳跃时能缓冲震荡，防止颅骨、大脑受损，保护胸腔和盆腔脏器。

椎骨

成年人的椎骨共有 24 块，自上而下有颈椎 7 块、胸椎 12 块、腰椎 5 块，如果加上骶骨 1 块、尾骨 1 块（骶骨由 5 块骶椎组成，尾骨由 4 块尾椎组成），椎骨的数量也可以说是 33 块。

椎骨主要由三部分组成，分别是椎体、椎弓和关节突。

椎体是椎骨的负重部分，呈中间略细、两端膨大的圆柱状，上、下面较平坦，周围稍隆起，椎间盘的纤维环环绕其上，由颈椎向下逐渐增大。

椎弓连接椎体的两后外侧，其形状为弓形，上、下缘各有一凹陷，分别称为椎上切迹和椎下切迹。在椎体和椎弓之间，形成椎孔，内有脊神经及血管通过。

关节突是椎弓上发出的一系列突起，共有 7 个，分别是棘突 1 个，横突、上关节突、下关节突各 1 对。其中棘突的末端可以在体表触及，是重要的骨性标志。

椎间盘

椎间盘为密封体，位于两锥体之间。人体除了第 1 颈椎和第 2 颈椎之间、骶椎之外，其他椎体之间都有椎间盘，共有 23 个椎间盘，占整个脊椎全长的 32.1%。由于各部位脊椎的生理要求不同，椎间盘的厚度也不相同，其中腰部的椎间盘最厚，约为 9 毫米。

椎间盘一般是由软骨板、纤维环、髓核组成，其中软骨板是覆盖于椎体上下面、环中间的骨面，纤维环由胶原纤维束的纤维软骨构成，两者包围着髓核，防止髓核向周围突出。髓核是一种有弹性的胶状物质，富含大量水分，它在滚动时，能将所受压力均匀地传递给纤维环和软骨板，产生强大的反抗性弹力，吸收脊椎的震荡。

脊椎的构成

脊椎主要由椎骨和椎间盘构成，其中椎骨共有 24 块，是脊椎的主体；而椎间盘共有 23 块，是连接椎骨的组织。

椎骨

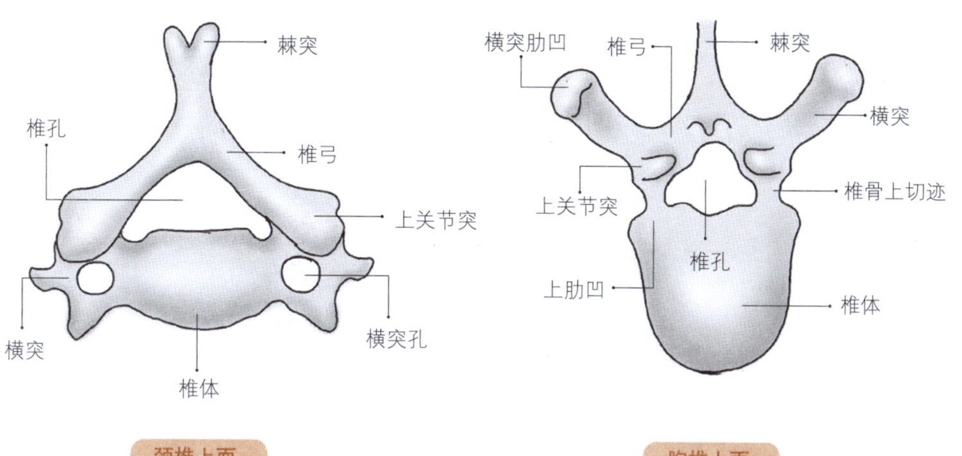

颈椎上面　　胸椎上面

椎间盘

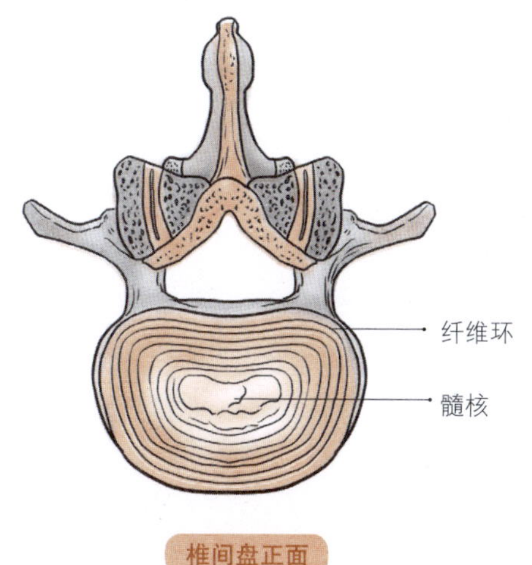

椎间盘正面

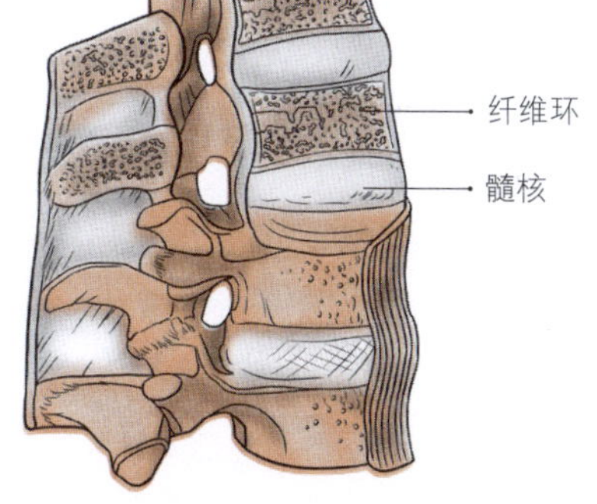

椎间盘侧面

004 脊髓与脊神经 神经的中枢

脊髓属于中枢神经的一部分，它的两旁发出许多成对的脊神经，并连接到全身的皮肤、肌肉和内脏器官，成为神经系统的重要组成部分。

脊髓

在椎骨组成的椎管之间，有着仅次于大脑的第二级神经中枢——脊髓。其形状为圆柱形，前后稍扁，上端在平齐枕骨大孔处与延髓相连，下端平齐第 1 腰椎下缘，长约 40 ~ 45 厘米。从脊髓的横切面来看，脊髓是由灰质和白质构成。灰质呈蝴蝶形，中心有中央管，将前后的横条灰质连合。白质由上行、下行纤维束和短的纤维束组成，可分为前索、侧索和后索三部分。通过白质和灰质，脊髓可以完成各种复杂的反射性活动。如来自四肢和躯干的各种感觉冲动，面部以外的痛觉、温度觉和触觉等，都可以通过脊髓的上行纤维束传达到脑，从而进行高级综合分析；而脑的活动，如调整肌张力、协调肌肉活动、维持姿势和习惯性动作等，可以通过脊髓的下行纤维束来调整脊髓神经元的活动，使动作更加协调、准确。

脊神经

在脊髓两旁，发出许多成对的神经，它们分布在躯干、腹侧面和四肢的肌肉中，主管颈部以下的感觉和运动，即为脊神经。成人的脊神经共有 31 对，分别是 8 对颈神经、12 对胸神经、5 对腰神经、5 对骶神经、1 对尾神经。

由于脊髓短而椎管长，所以各节段的脊神经根在椎管内走行的方向和长短也不相同。颈神经根较短，行程近乎水平，其中第 1 颈神经干通过寰椎与枕骨之间穿出椎管，第 2 ~ 7 颈神经干通过同序数颈椎上方的椎间孔穿出椎管，第 8 颈神经则通过第 7 颈椎下方的椎间孔穿出。

胸神经根斜行向下，12 对胸神经干和 5 对腰神经干都通过同序数椎骨下方的椎间孔穿出。

骶神经根较长，在椎管内近乎垂直下行，并形成马尾，其中第 1 ~ 4 骶神经通过同序数的骶前、后孔穿出，第 5 骶神经和尾神经由骶管裂孔穿出。

在椎间孔内，脊神经的前方是椎间盘和椎体，后方是椎间关节及黄韧带，一旦脊椎发生病变，就会影响到脊神经，造成感觉和运动障碍。

脊神经的分类

脊神经是脊髓与躯干、四肢相连的神经，共有 31 对。根据脊神经的分布和功能，可将其纤维成分分为 4 类，即脊膜支、交通支、后支、前支。

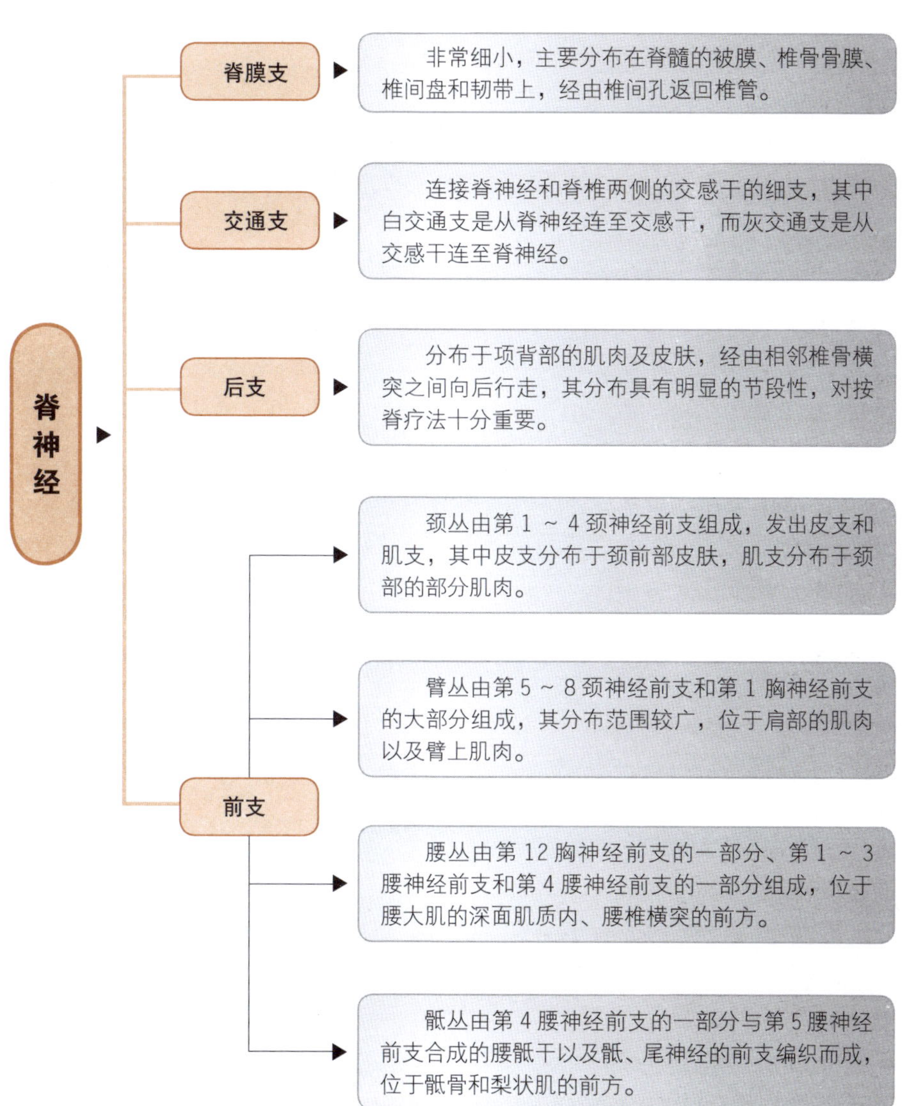

005 脊椎与疾病 健康的警讯

由于脊椎在人体中承担着重要的作用，所以当脊椎发生异常时，很容易影响其他器官，引发相应的疾病，为人们的生活和工作带来很多困扰。

如上文所述，脊椎作为人体的中轴，不仅具有负重、减震、保护和运动等功能，还能传递脑部所下达的命令，同时将身体各部位的信号传回脑部。如果人体姿势不当或受到外力撞击时，脊椎相应部位的椎骨位置很可能发生变动，从而引起小关节对合的紊乱、椎间孔形状和大小的改变、局部肌肉和韧带组织的损伤等，这些改变直接或间接地刺激、压迫脊神经根、椎动（静）脉、脊髓、交感和副交感神经、经络等信息通道，不仅使血液流通和神经感应不畅，还会伤害脊椎相关的器官，使其功能受到影响。相关资料显示，神经、循环、消化、呼吸、泌尿生殖、内分泌等系统都与脊椎有密切关系，目前已知的就有50余种疾病与脊椎病变有着相应的联系。

从临床发病和治疗效果来看，脊椎病变与疾病有较强的对应性。如颈椎主要负责植物神经、中枢神经、脑神经、末梢神经等重要的神经系统，特别是第1颈椎和第2颈椎是大脑和身体各部良性互动的重要关卡，当这两段神经受压迫时，就会引发神经衰弱、失眠、头痛、头晕、记忆力减退、植物神经失调、抑郁症、注意力不集中等诸多病症。而颈椎中任何一节移位，就会压迫椎动脉，使脑部缺氧及血液循环不良，导致高血压、脑血管阻塞及脑中风等症状。

又如第1至第4胸椎主要负责心脏、肺等胸腔器官，当其移位时，就会影响心脏神经丛，引发胸闷、心悸、呼吸困难、心脏病、气管炎、呼吸道疾病、肺炎、乳房病变等病症。而第5至第8胸椎主要负责肝、胃、胆、十二指肠及小肠等器官，当其移位时，就会影响腹腔，引起肝脏病变、胃病、十二指肠溃疡等病症。

另外，腰椎和骶椎主要负责大肠、小肠、肾脏、子宫、泌尿系统、肛门、生殖器等器官的运作，当第1至第5腰椎移位时，就会影响腿部神经，导致子宫、泌尿系统、生殖器官等运作异常，从而引起月经不调、痛经、不孕症、性功能障碍、坐骨神经痛、无力、酸麻、冰凉、膝痛、脚踝痛、尿频等病症。

脊椎对应的系统和病症

根据现代医学理论，脊椎与神经、循环、消化、呼吸、泌尿生殖、内分泌等系统都有着密切的关系，脊椎病变与疾病也有着较强的对应性，这也为脊椎相关疾病的诊断和治疗提供了理论依据。

对应系统

1. 神经
2. 神经
3. 神经
4. 神经
5. 肠胃
6. 消化
7. 消化
8. 消化
9. 荷尔蒙
10. 荷尔蒙
11. 泌尿
12. 泌尿
13. 呼吸
14. 肠胃
15. 呼吸
16. 脊椎底
17. 消化
18. 呼吸
19. 肠胃
20. 免疫
21. 荷尔蒙
22. 循环呼吸
23. 循环呼吸
24. 肠胃

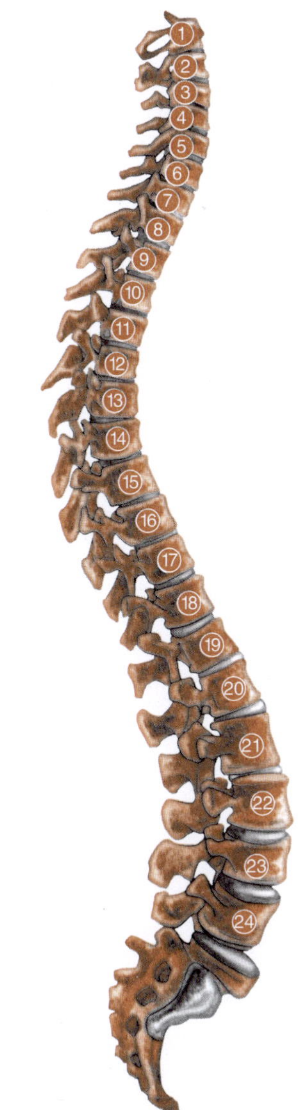

对应常见病症

1. 高血压、头痛
2. 眼疾、头晕
3. 神经痛、咳嗽
4. 鼻塞、失聪
5. 咽喉炎、哮喘
6. 肩周炎、气管炎
7. 阑尾炎、贫血
8. 气喘、气短
9. 心脏病、气滞
10. 感冒、肺炎
11. 多汗、手肿
12. 肝火、关节炎
13. 胃病、消化不良
14. 胃溃疡、胃下垂
15. 呕逆、糖尿病
16. 过敏、麻疹
17. 肾亏、风湿
18. 皮肤病、痔疮
19. 食欲不振
20. 便秘、腹泻
21. 阑尾炎、静脉曲张
22. 月经不调、小产
23. 坐骨神经痛、脚痛
24. 腿麻、小便不利

006 脊疗的原理 牵一发而动全身

如上所述，脊椎与许多疾病有着较强的对应性，因此通过按摩、推拿脊椎来治疗疾病也就具备了可能性，脊疗的理论依据也就由此而来。

从结构和功能来看，脊椎与人体的许多器官都有着密切的联系，而关于脊椎相关疾病的诊断及治疗，最早的依据应追溯到中华传统医学。早在2000多年前，中医在脊椎疾病方面就有了相关的论述，如《灵枢·本脏篇》就提到“视其外应，以知其内脏，则知所病矣”，意思是通过脊柱两侧的腧穴就可以看出五脏六腑的病变，如果在这些穴位上进行针刺、指压、按揉，就能对五脏六腑进行诊断和治疗。

此后，中国历代医学家更提出督脉的理论。所谓督脉，是人体十二经络之一，主要是指从百会到长强的28个穴位。在中医理论中，督脉被认为是阳脉之海，主掌人体的一身之气，是保身、延年的根本，而督脉的大多数穴位都位于脊椎附近，因此一旦脊椎发生错位，就会影响到气的运行，导致各种脏器的病变，如果对脊椎两侧的督脉进行调整，就能使气血正常运行，脊疗的中医原理也正是立足于此。

西方医学关于脊椎相关疾病的学说，是在100多年前，由美国医生率先创立的。在公元1885年，美国医生帕玛首先提出了“脊柱与疾病相关理论”，将因脊柱错位而引起的脊柱以外的相关系统功能紊乱的疾病称为“脊柱相关疾病”，其具体内容是指椎周软组织损伤、小关节错位、增生退变及脊柱周围组织的无菌性炎症，刺激和压迫了脊神经、内脏神经后的一系列症候群，但发生疾病的脏器或组织均与脊柱相互分离且有各自的功能。公元1895年，美国民间医生柏墨尔在治疗一位因外伤而丧失听力的打更人时，沿用一种源自2500年前希伯克拉底时代的自然疗法，将患者第4颈椎棘突复位，成功地使患者恢复了听力，从此拉开了脊椎矫正学的序幕。此后，前苏联的谢尔巴克及其学派深入研究节段反射理疗法，指出对颈交感神经区域进行电疗可以调节大脑及器官的营养。随着脊椎矫正医师在临床上的不断研究及实践，许多似乎与脊椎无关的内脏疾病都能通过脊椎矫正得到改善或治愈。

脊疗与督脉

督脉是阳脉及全身经脉之海，统督背部之阳脉及诸阳经，有调节阴阳、充养髓海等功用。在督脉的 28 个穴位中，有 14 个穴位都在脊椎附近，因此许多治疗内脏疾病的疗法也都在背部进行。

督脉

- **长强**，在尾骨端下，当尾骨端与肛门连线的中点处。
- **腰俞**，在骶部当后正中线上，恰对骶管裂孔。
- **腰阳关**，在腰部当后正中线上，第 4 腰椎棘突下凹陷处。
- **命门**，在腰部当后正中线上，第 2 腰椎棘突下凹陷处。
- **悬枢**，在腰部当后正中线上，第 1 腰椎棘突下凹陷处。
- **脊中**，在背部当后正中线上，第 11 胸椎棘突下凹陷处。
- **中枢**，在背部当后正中线上，第 10 胸椎棘突下凹陷处。
- **筋缩**，在背部当后正中线上，第 9 胸椎棘突下凹陷处。
- **至阳**，在背部当后正中线上，第 7 胸椎棘突下凹陷处。
- **灵台**，在背部当后正中线上，第 6 胸椎棘突下凹陷处。
- **神道**，在背部当后正中线上，第 5 胸椎棘突下凹陷处。
- **身柱**，在背部当后正中线上，第 3 胸椎棘突下凹陷处。
- **陶道**，在背部当后正中线上，第 1 胸椎棘突下凹陷处。
- **大椎**，在后正中线上第 7 颈椎棘突下凹陷处。
- **哑门**，在项部当后发际正中直上 0.5 寸，第 1 颈椎棘突下缘。

位于脊椎附近，在了解脊椎的构造后可以准确掌握位置，并可用之治疗脊椎及相关疾病。

- **风府**，在项部当后发际正中直上 1 寸，两侧斜方肌之间凹陷处。
- **脑户**，在头部后发际正中直上 2.5 寸，枕外隆突的上缘凹陷处。
- **强间**，在头部当后发际正中直上 4 寸，脑户上 1.5 寸。
- **后顶**，在头部当后发际正中直上 5.5 寸。
- **百会**，在头部当前发际正中直上 5 寸，或两耳尖连线的中点处。
- **前顶**，在头部当前发际正中直上 3.5 寸，百会前 1.5 寸。
- **囟会**，在头部当前发际正中直上 2 寸，百会前 3 寸。
- **上星**，在头部当前发际正中直上 1 寸。
- **神庭**，在头部当前发际正中直上 0.5 寸。
- **素髎**，在面部鼻尖的正中央。
- **水沟**，在面部人中沟的上 1/3 与中 1/3 交点处。
- **兑端**，在面部上唇的尖端，人中沟下端的皮肤与唇的移行部。
- **龈交**，在上唇内唇系带与上齿龈的相接处。

007 脊疗的功效 安全可靠的疗法

在诸多疗法中，脊疗在预防和治疗疾病方面很有功效，特别对于一些病因不明、反复发作、久治不愈的慢性病，脊疗更有着显著的疗效。

作为一门提倡自然的疗法，脊疗在疾病的预防和治疗方面都有着良好的疗效。

从疾病的预防来看，脊椎作为人体构造的中轴，不仅能保护内脏器官，还能连接大脑和人体各部，一旦脊椎发生病变，就会使其支配的部位发生异常，从而引发该部位的病变，若能及时地进行治疗，就会达到预防疾病的效果。特别是在儿童、少年时期，如果长期伏案时间过长、端坐姿势不良就会导致脊椎移位，形成脊柱侧弯，但是因为儿童的脊椎柔韧性较强，所以这些问题刚开始并未表现出明显的症状，而随着年龄的增长，脊椎不正常的移位就会引发疾病，如出现头痛、头晕、腰疼痛等。如果能在儿童、少年时期定期进行脊椎矫正，不仅会使孩子拥有一个健康的脊椎，而且能调整孩子的神经系统和内分泌系统，促进孩子的正常生长和发育。对成年人来说，如果定期进行脊椎矫正，则能及时使错位的脊椎得到矫正，进而调节内脏平衡，保证循环系统和消化系统的正常运转，起到预防疾病、延年益寿的功效。

从疾病的治疗来看，当脊椎移位引起疾病时，可以通过矫正脊椎而达到诊断、治疗疾病的目的。如颈椎的移位会引起颈椎的一系列病变，而腰椎的移位则会引起腰部和下肢的一系列病变，此时就可以采取脊疗来诊断疾病的病因，进而通过推拿、按摩、指压、按压等方法来调整脊椎、治疗疾病。特别对于一些病因不明、反复发作、久治不愈的慢性病，脊疗更有着良好的疗效，如女性在生产时，可能会造成关节紊乱，在进行脊椎矫正后，就会好转；而颈椎在劳损后，会在椎体边缘产生出血、水肿现象，当小血肿逐渐骨化并形成骨刺后，就有可能导致脊髓或神经根受压，产生一系列症状，而在进行脊椎治疗后，这些症状就会消失。据有关资料统计，患有颈、胸、腰椎疾病的患者中，约有 1/3 伴有植物神经功能紊乱和相应的内脏疾病，当他们的脊椎疾病好转后，相应器官的功能性疾病也会减少或痊愈。

脊椎相关的器官和疾病

脊椎相关的器官

通过神经中枢，一些内脏器官可以与脊椎相关联，这些器官的病变也是脊疗针对的主要对象。

脊椎	神经	器官
第 1 至第 3 颈椎	面部第七神经、第三动眼神经	睫毛、眼、泪腺、鼻黏膜
第 1 至第 3 颈椎	第七面神经	颌下腺、舌下膜
第 1 至第 3 颈椎	第九舌咽神经	舌下膜、口腔黏膜、腮腺
第 1 至第 3 胸椎	心肺神经	心、肺
第 5 至第 11 胸椎	大内脏神经、小内脏神经	胃、肝、胆囊、胰腺、肾上腺、小肠、大肠
第 12 胸椎、第 1 腰椎、第 2 腰椎	腰内脏神经节	大肠、直肠、肾脏、膀胱
骶椎	骨盆神经	直肠、肾脏、膀胱、外生殖器

脊椎相关的疾病

正因为脊椎与许多器官相连，所以通过脊疗，一些疾病可以得以好转或痊愈。

类别	疾病
亚健康	神经衰弱、眩晕、肝火、肾亏、多汗、尿频、消化不良、过敏气喘、近视。
脊椎本身的病症	脊椎侧弯、颈椎病、肩周炎、腰痛、风湿性关节炎、足跟痛、强直性脊柱炎、坐骨神经痛。
常见的疾病	感冒、头痛、神经衰弱、三叉神经痛、落枕、脑震荡后遗症、耳鸣、过敏性鼻炎、肥胖、近视、咽喉炎、咽部异物感、便秘、痔疮、网球肘、手肿、心脏病、高血压、糖尿病、脂肪瘤、慢性阑尾炎、慢性胃炎、慢性胆囊炎、胆结石、哮喘、咳嗽、肝火、结肠炎、荨麻疹。
妇科病症	月经不调、痛经、女性不孕、习惯性流产、子宫肌瘤、子宫下垂、静脉曲张。
幼儿疾病	小儿呕吐、小儿腹泻、小儿积食、小儿便秘、小儿脱肛、小儿厌食、小儿疳积、小儿惊风、小儿遗尿、小儿发热、小儿夜啼、百日咳、暑热症。

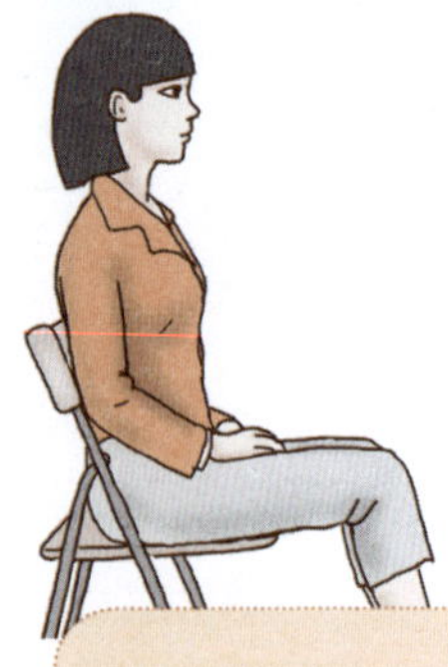

第二章

DIERZHANG

专家教你脊椎诊断

由于脊椎病变是一个比较缓慢的过程，所以表现并不明显，而一旦任由其发展，很容易影响到内脏器官，进而诱发疾病。为了能及时发现、治疗疾病，我们可以用一些简单的诊断法来观察脊椎的情况，从而达到防治疾病的目的。

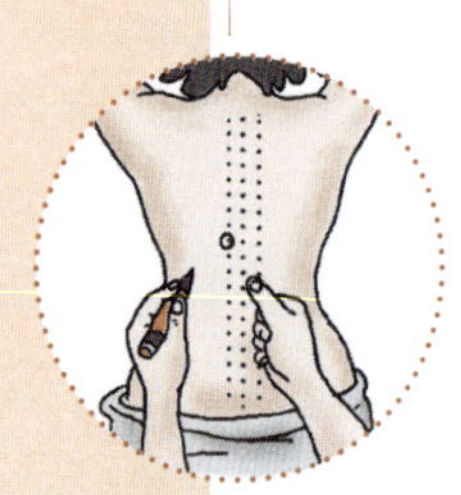

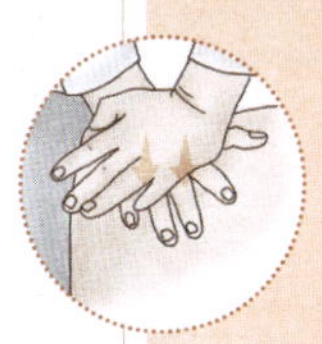

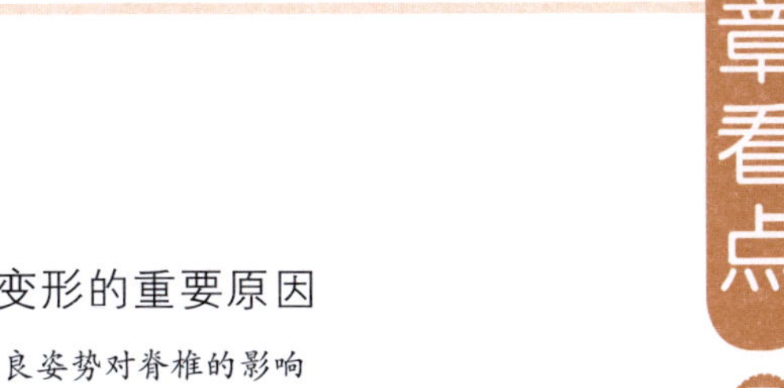

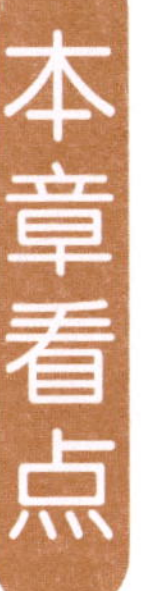

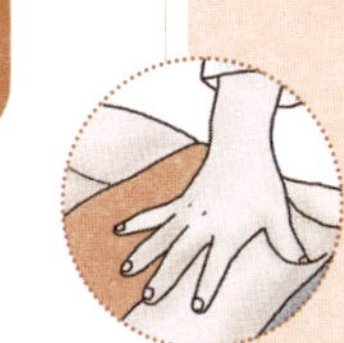

- 脊椎变形的重要原因

  介绍不良姿势对脊椎的影响

- 肉眼检查法

  用图解教你用肉眼检查脊椎变形的方法

- 腧穴诊病法

  用中医的腧穴诊病法帮你检测脊椎变形

- 指压检查法

  用图解教你用指压检查脊椎变形的方法

- 双肩水平诊病法

  用图解教你用肩膀检查脊椎变形的方法

- 肩胛骨诊病法

  用图解教你用肩胛骨检查脊椎变形的方法

- 长短腿诊病法

  用图解教你用双腿检查脊椎变形的方法

- 足部诊病法

  用图解教你用足相检查脊椎变形的方法

008 脊椎变形的重要原因 不良姿势的危害

引起脊椎变形的因素有很多，不良姿势就是其中之一，尤其是长时间维持不正确的姿势，很容易损伤脊椎，使其发生错位，进而引发其他疾病。

如第一章所述，人体的脊椎如同积木般排列成很自然的弧度，当积木偏离重心时，脊椎就会偏离正常位置，发生变形，而造成脊椎变形的原因有很多，如长期姿势不良就很可能导致脊椎病变。

以颈部和腰部为例，颈部是人体活动范围和方向较大的部位，当其长时间处于同一种姿势时，如在电脑前工作过久、歪头写字、枕头过高，就很容易出现颈椎代偿性增生等症状；而腰部则是日常生活和劳动中活动最多的部位之一，腰椎更是不断受到脊椎纵轴的挤压、牵拉，当弯腰搬重物、劳累过度时，就可能引起腰椎的损伤。

在现代社会，由于缺乏运动，一些本来在大龄人群才出现的脊椎问题也开始出现在年轻人的身上。特别是青少年，脊椎的生理弯曲还没有完全定型，一旦长期坐姿不正、习惯于用一侧肩负重或缺乏全面体育锻炼，就会导致脊椎的某一段持久地偏离身体中线，或是向两侧侧弯，或是两侧肋骨高低不对称，这种情况必然会造成肋骨和胸廓畸形，使胸、腹腔容积缩减，从而引发心悸、胸闷、胸痛等一系列综合征，严重影响孩子的身心发育和健康成长。

即使有些人平时的姿势尚好，但有时却很不注意，如喜欢将头靠在床栏上看小说、总是面对孩子偏睡一侧，这些特殊的强迫体位也很容易导致脊椎侧弯，长此以往就会引起椎间盘突出、背痛、腰痛、关节痛等症状。

此外，由于职业的需要，有些工作很容易损伤脊椎，如长期对着电脑的白领、经常低头工作的会计、长期伏案学习的学生很容易保持一个姿势，此时如果工作、学习的桌椅高度不合适，更容易发生颈肩劳损。而一些从事挑、抬、抛、掷等工作的体力劳动者，也很容易损伤颈、肩、腰背部软组织和脊椎。

姿势与脊椎

在日常生活和学习中，我们常说“坐有坐相，站有站相”，这也是保护脊椎的基本原则，只有保持正确的站姿和坐姿，才能预防脊椎的病变。

站姿

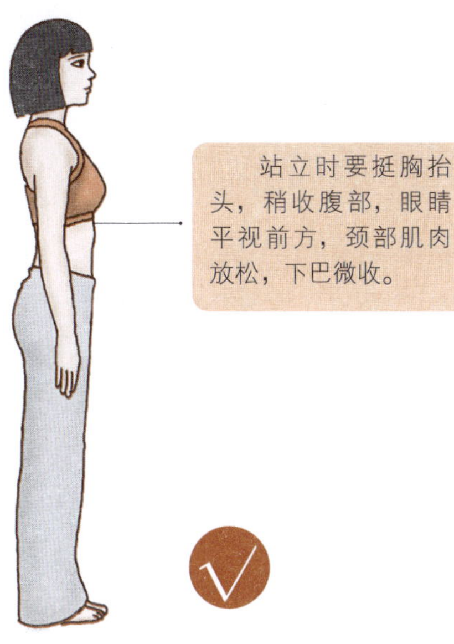

站立时要挺胸抬头，稍收腹部，眼睛平视前方，颈部肌肉放松，下巴微收。

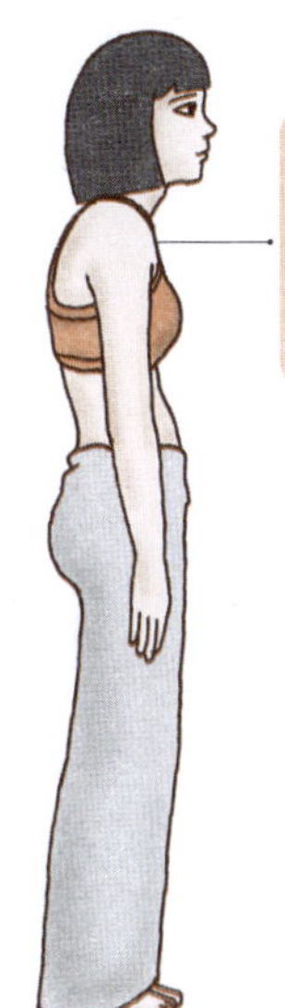

驼背凸腰会使头部前倾，压迫颈部后方肌肉，并造成脊椎不正常凹陷。

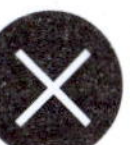

坐姿

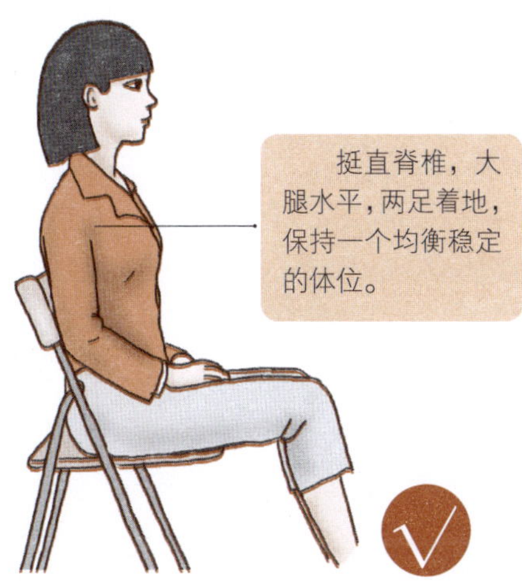

挺直脊椎，大腿水平，两足着地，保持一个均衡稳定的体位。

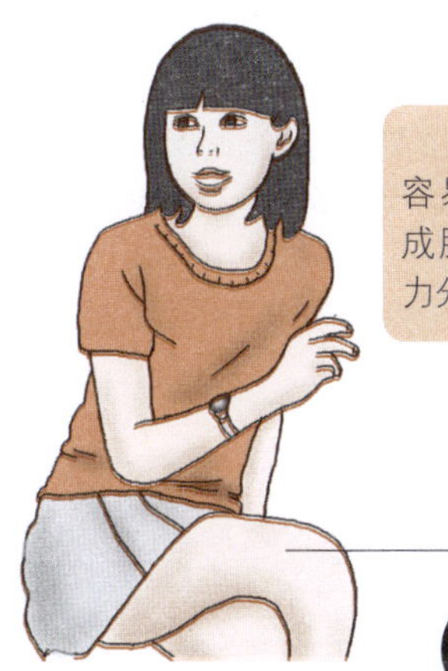

坐时翘二郎腿容易弯腰驼背，造成腰椎与胸椎的压力分布不均。

009 肉眼检查法 最简单的诊断法

当脊椎出现异常后，除了去医院检查外，在日常生活中，我们也可以通过一些小方法来检查脊椎的情况，其中肉眼检查法就是最简单的诊断法。

从身体的角度来看，任何部分都有其作用，如果经常使用某一部分，就会对全身的肌肉和骨骼产生影响，使脊椎向较强的一部分弯曲，因此通过对弯曲的脊椎的诊断，就可以从整体的角度观察身体的健康情况。在检测脊椎的诸多方法中，有些方法是可以用手、眼来进行，如肉眼检查法、腧穴诊病法、触压检查法、双肩诊病法、肩胛骨诊病法、双腿诊病法、足部诊病法，其中，肉眼检查法就是诊断脊椎是否变形的最简单的方法。

肉眼检查法就是用肉眼来检查脊椎，只需要一个帮忙的人和一只水性笔，主要有以下几个步骤：

首先，被诊断人要脱去上衣，俯卧在较硬的床上，然后让身体成一直线，此时切记不可左右扭曲，以免影响诊断结果。

其次，帮忙的人要用食指、中指和无名指的指尖找出被诊断人的棘突。所谓棘突，是指脊椎髓弓中央的刺状或棱鳞形的背部隆起，其触感是直立的椭圆形。在找到棘突后，帮忙的人要用水性笔将这些棘突标上小的记号。

从颈部到下标记棘突后，会在脊椎的中央连成一条点线。如果这条点线是笔直的，就表示被诊断人的脊椎没有问题；如果这条点线出现了扭曲、错开的情况，就表示被诊断人的脊椎有变形的迹象。若是扭曲的现象比较轻微，可以借由脊椎矫正运动来加以治疗；但若是扭曲的现象比较严重，且已经影响了日常生活，一定要找专业医生加以治疗，千万不能置之不理，以免演变为慢性疾病。

从操作方法来看，肉眼检查法的特点是简便易行，在家里就可以进行，不会产生任何危险，而从效果而言，这种方法可以对各种常见病进行诊断，不仅可以发现症状还不明确的慢性病，还能找出胃、肠等内脏器官中功能较差的部位。

专家提示

由于棘突是从颈椎往下经过胸椎移到腰椎，所以其形状会有所改变，如一时找不到不用着急，可慢慢往下寻找。另外，在用水性笔标记棘突后，会有一定的误差，不用过于较真，只要找出误差的重点就可以了。

脊椎的突起及其检测

脊椎的突起

在人体每节椎骨的椎弓上，都有一系列突起，如棘突、横突、上关节突、下关节突等。其中棘突的末端可在体表触及，是重要的骨性标志。

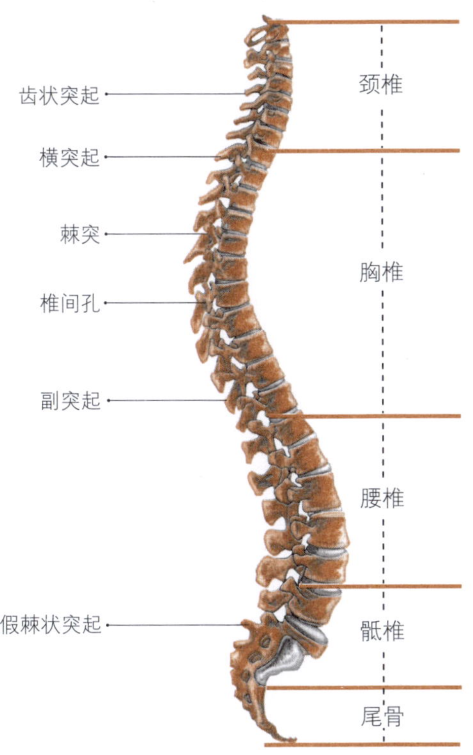

脊椎的突起检测

在脊椎的突起中，棘突可以用手触及到，如果沿棘突用笔画线，就可以检测脊椎的情况。

1 被诊断人脱去上衣，俯卧在较坚硬的床上，然后放松身体，让身体成一直线。

2 诊断人用食指、中指和无名指的指尖找出被诊断人的棘突，并用水墨笔将这些棘突标上小的记号。

010 腧穴诊病法 用指压发现异常

腧穴是背部连接脏腑的穴位，当脏腑发生病变时，腧穴就会出现异常，因此通过对腧穴的观察，我们可以诊断出许多疾病。

在脊椎诊病法中，腧穴诊病法是以中医理论为基础的检查法。所谓腧穴，是脏腑之气输注于背部的穴位。根据中医理论，人体的脏腑在脊椎两旁各有相通的穴位，其位置与本脏腑相近，并以本脏腑的名称命名。《灵枢·背腧》中说道："按其处，应在其中而痛解（懈），乃其俞也。"即指在按压背部时会出现一些特别敏感的所在，这些穴位就是与脏腑相通的腧穴，由于这些穴位都分布在背部，因此又称"背俞穴"。

正是因为脏腑之气直接输注于各自相应的背俞穴，所以当脏腑的功能正常时，腧穴也没有异常，而当脏腑发生病理变化时，就会影响到腧穴，产生压痛等反应。基于此点，中医学提出了"以痛为俞"的说法，即通过按压痛点来诊断和治疗脏腑的疾病。一般来说，腧穴的病变处会出现皮肤隆起、凹陷、色泽改变等状况，按压时则会有明显的压痛感，可触及圆形结节、扁平结节、梭形结节、椭圆形结节等硬块。

具体而言，当腧穴上出现点状或片状红晕、充血，并有光泽，其对应的脏腑就可能发生实证、热证或急性病；当腧穴上出现苍白或暗灰色，且晦暗无光，其对应的脏腑会发生虚证、寒证或慢性病变；当腧穴的边缘出现红色光晕，其对应的脏腑会有慢性病急性发作；当腧穴的边缘出现瘀斑，其对应的脏腑会气滞血瘀或热毒炽盛；当腧穴的边缘出现丘疹，其对应的脏腑会湿热凝滞；当腧穴的边缘出现脱屑或皮肤片状干黄，其对应的脏腑会阴虚内燥；当腧穴边缘的皮肤隆起、皱褶或增厚，其对应的脏腑会出现器官肿瘤、肿大、结核、痔疮或组织增生等慢性病；当腧穴边缘的皮肤凹陷、塌陷，其对应的脏腑则会正气虚损、精血亏耗。

从切按腧穴的状况来看，当切按时出现胀痛、灼热、针刺、触电的感觉时，其对应的脏腑常为急性或炎性病变；当切按时出现酸麻感时，其对应的脏腑常为慢性病变；当切按时出现麻木感时，其对应的脏腑常为顽固性疾病。

腧穴的位置及对应病症

腧穴的位置

腧穴是脏腑之气输注于背部的穴位，其位置与本肺腑相近。

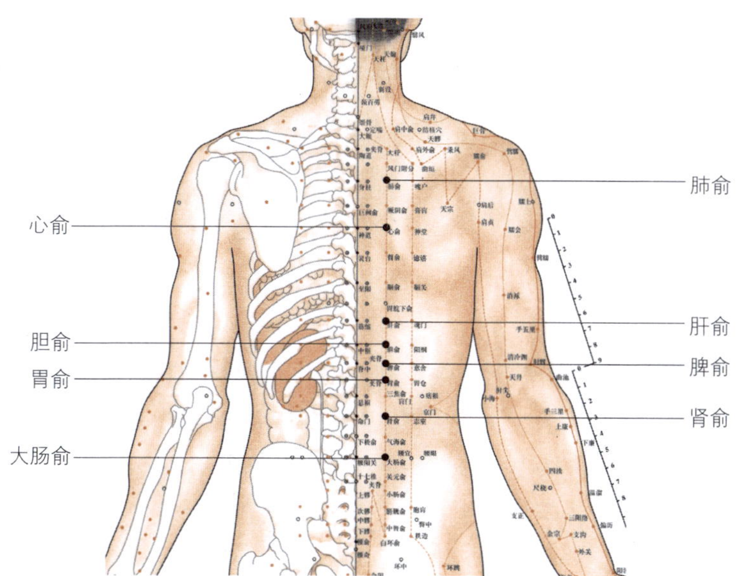

腧穴对应的病症

由于腧穴与各脏腑相通，所以当脏腑出现病变后，其对应的腧穴就会出现相应的症状。

肺俞	出现红晕、红点，并伴有丘疹、瘀斑，可能患有急性肺部炎症；若伴有脱屑、皮肤干黄，可能处于肺结核活动期。
胆俞	出现点片状红晕，伴有瘀斑、丘疹或皮肤隆起，可能患有胆囊炎、胆石症。
心俞	出现皮肤瘀点、隆起或皱褶，或苍白边有红晕，可能患有冠心病、心绞痛等心脏疾病。
肝俞	出现点片苍白，且皮肤晦暗无光，可能患有肝大等肝部疾病。
脾俞	出现片状苍白，且皮肤凹陷无光，可能患有消化不良、脾虚等疾病。
胃俞	出现点片状苍白或灰暗，并伴有皮肤凹陷，可能患有慢性胃炎、胃溃疡及十二指肠溃疡；若边有红晕，可能近期会出现急性发作。
肾俞	出现点片状苍白或灰暗，且皮肤塌陷，可能患有遗精、阳痿或妇科病。
大肠俞	出现点片状红晕，伴有光泽或丘疹，可能患有急性肠炎或痢疾。

011 指压检查法 用拇指找出痛点

除了切按腧穴外，我们也可以利用指压找出背部的病变，即用手指在脊椎的上方或两侧轻轻地按压，找出疼痛的部位，并予以诊断。

指压检查法是用手指触压诊病的方法，这种方法是基于背部发生病变后，周围的肌肉为了保护病变的部位就会变硬，当我们加以按压时，就会检测到背部的异常情况，进而诊断出内脏器官的健康情况。

在进行指压检查时，被诊断人要脱去上衣，俯卧在地上或较硬的床上，然后施术人用拇指在脊椎上轻轻地按压，并在被诊断人感觉疼痛的部分，用水性笔标上记号。在按压的同时，施术人应注意指压的强度，应以缓和力度来进行按压，切记不可太用力，否则即使是正常的部位也会感到疼痛，无法达到诊断的目的。

其次，施术人要以脊椎为中心，以右、左、右、左的顺序，由上往下地用拇指按压脊椎的两侧，检查是否有痛感或滑动的硬块。如果一次没有找到，可以进行多次检查。

在找到压痛点之后，施术人可以利用筷子的尖端或是铅笔的笔套，在疼痛的部分画出一个指尖大小的圆圈，再在 12 点、3 点、6 点、9 点方向依序轻轻地按压，仔细确定疼痛的部位，这样不仅可以确认之前找出的痛点，还能缩小疼痛的部位，对于脊椎及相关疾病的治疗都十分有效。

此外，在指压之前，应先了解背部和颈部肌肉的状态，如果肌肉不是均衡地发展，就表示内脏器官可能出现病变。

从右侧肩胛骨下方边缘到腰部上方，出现隆起或滚动的硬块，稍微按压就会感到疼痛，表示可能患有胆结石或肝脏疾病。

从左侧肩胛骨下方边缘到腰部上方，出现压痛或硬块，表示可能患有胃溃疡或胃炎。

左侧肩胛骨和脊椎间的肌肉出现不整齐的隆起，并有压痛或硬块，表示可能是心脏异常。

从左侧脑部到颈部出现肌肉隆起或压痛，可能患有神经衰弱、心脏疾病、高血压、肩膀僵硬、坐骨神经痛。

从右侧脑部到颈部出现肌肉隆起或压痛，可能患有肝脏疾病、胆结石、胃溃疡、十二指肠溃疡、胃痉挛。

指压的手法和常见病的压痛点

指压的手法

在脊椎诊断时，我们可以用指压找出痛点，并利用其治疗疾病。

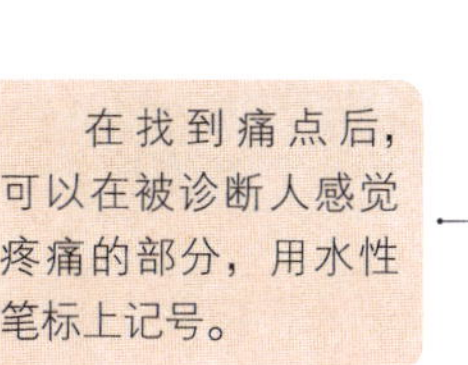

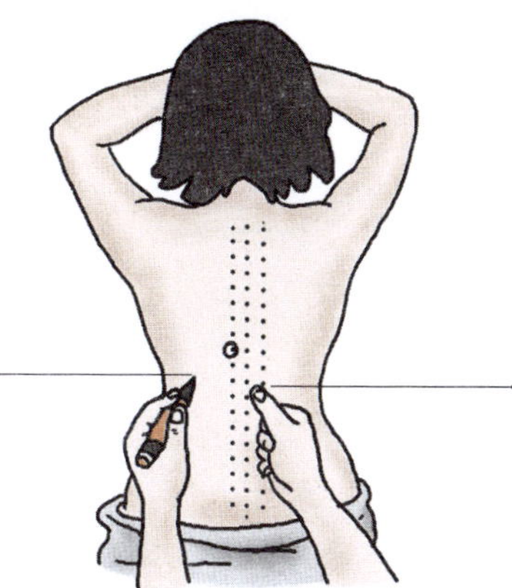

常见病的压痛点

一般而言，常见病症都有固定的压痛点，如能准确掌握，对诊断和治疗疾病很有好处。

病症	压痛点
头痛	头颊肌、头半棘肌止点、乳突下缘有压痛点。
感冒	第 2 颈椎棘突水平、双侧头颊肌外侧缘有肌肉紧张的明显压痛点；如伴有咽部疼痛的症状，在第 3 至第 4 颈椎横突有明显压痛点；如伴有咳嗽、多痰的症状，在第 7 颈椎棘突旁有压痛点。
面肌痉挛	多数患者在第 2、第 3 颈椎棘突旁有明显压痛点。
三叉神经痛	头半棘肌止点、乳突下方有压痛点。
颈椎病	头颊肌止点、头半棘肌止点、第 2 至第 3 颈椎棘突间、第 3 至第 6 颈椎横突等处有压痛点。
肩周炎	第 4 至第 6 颈椎横突、大圆肌与小圆肌之间有条索状的压痛感，冈上肌和冈下肌、肩胛提肌处有压痛点。
冠心病	第 4 胸椎棘突处有明显的压痛点。
哮喘	第 7 胸椎棘突两侧肌肉紧张，按拨有明显的痛感。
高血压	头颊肌、头半棘肌止点、第 4 颈椎、第 6 颈椎横突前有压痛点。
慢性胃炎	第 7 至第 9 胸椎棘突旁有压痛点，以左侧较为明显。
便秘	第 3 至第 4 腰椎棘突旁有明显的压痛点。
腰肌劳损	近脊椎侧的第 12 肋下缘、第 1 至第 5 腰椎棘突旁、第 3 腰椎横突、髂腰三角区、第 4 腰椎至骶椎棘突旁均有压痛点。

012 双肩水平诊病法 用双肩的高低检测脊椎

在检测脊椎活动情况时，较常见的就是肩膀水平的诊断，如果双肩不能保持水平，这就表明脊椎已经出现了异常，应及时进行矫正。

脊椎是人体的中轴，如果脊椎出现问题，与其活动相关的部位如肩膀、肩胛骨、双足、臀部也会出现功能性障碍，因而通过检测这些部位的平衡情况也有助于诊断脊椎的健康情况。

双肩水平诊病法主要对双肩的平衡进行诊断，对于人类而言，肩膀最理想的形状是保持水平，无论是站立还是步行，肩膀水平都是最好的状态，相反，如果在站立或步行时，肩膀不能保持水平，就表示脊椎出现了歪斜或扭曲，这种扭曲主要是因为双腿长度的差异。当个人的生活环境、运动职业上的体位或髋关节等出现问题时，双腿的长度就会出现差距，人在无意识中为了达到身体的平衡，往往会使上半身向相反的方向倾斜，这样一来，脊椎就会逐渐扭曲，从而不能使肩膀保持水平的状态。

一般而言，由于脊椎扭曲、肩膀水平异常所诊断出的症状，往往有好几个。如一边的肩膀严重下垂，往往引起哮喘、胸部疾病、内脏下垂；而一边的肩膀严重上扬，往往引起肩周炎、背痛、妇科病、坐骨神经痛等。

此外，当左肩下垂时，脊椎就会往右弯曲，从而使胃的出口到十二指肠的角度比正常人松弛，消化酶的分泌也比较旺盛，消化能力也比较强，所以食量较大，甚至会导致营养过剩，造成胃肠的负担。特别是幼儿的胃肠功能较弱，一旦多食很容易引起胃肠的过分运动，造成消化不良，从而引发下痢等病症。相反，当右肩下垂时，胃的出口到十二指肠的角度比正常人狭小，消化能力较弱，所以食量较小，缺乏活力和精气，幼儿则比较瘦弱，且胸部可能患有疾病。

专家提示

在检查肩膀水平时，帮助检测的人的身高最好要比被检查的人稍高些，这样会保证目测的准确性。如果两人身高相仿，可以借助凳子、椅子等物品来进行检测。当检测开始时，被检查者应放松身体，自然站立。一般习惯用右手的人，其左右手的用力程度不同，所以右肩会稍低一些，如果检测结果是左肩的高度比右肩低，就说明被检查者的体态并不平衡。

肩膀与脊椎

从医学的角度看，身体的平衡直接影响健康。一般而言，正常人的肩膀高低应该相同，如果高低不同，很可能引发其他疾病。

正常情况

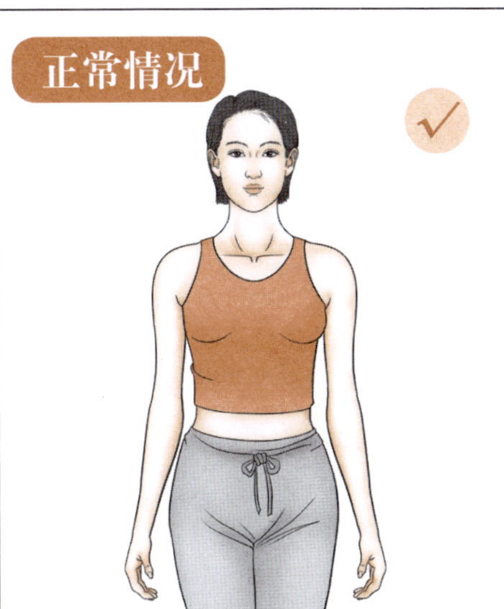

肩膀左右两边的高低相同，两侧肩线的斜度一致。

一边上扬

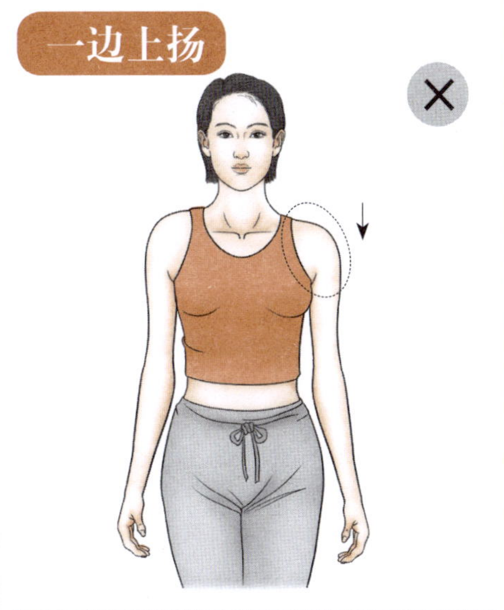

可能引发肩周炎、背痛、妇科病、坐骨神经痛。

右肩下垂

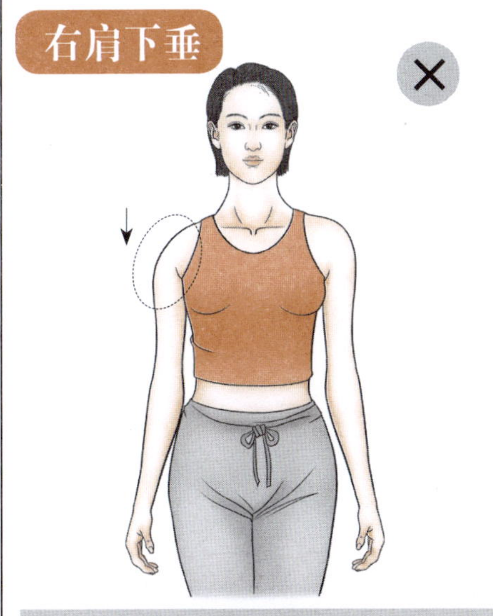

消化能力较弱，食量也比较小，容易造成胸部方面的疾病。

左肩下垂

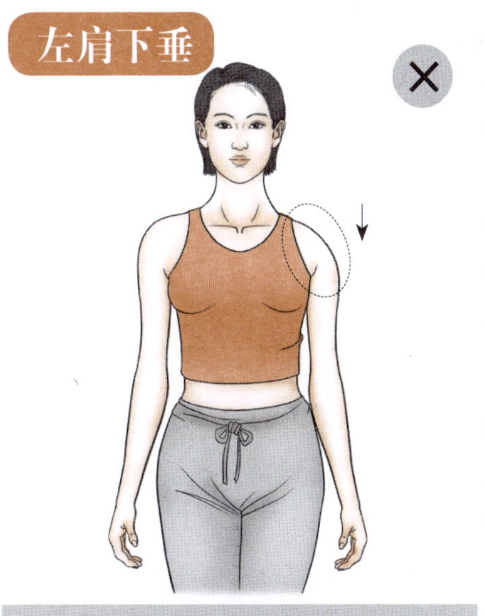

比普通人消化更好，食量也比较大，容易造成营养过剩。

013 肩胛骨诊病法 用肩胛骨的倾斜检查内脏

肩胛骨诊病法是通过肩胛骨的形状和位置来诊断疾病的方法，这种方法不仅可以判断脊椎是否出现异常，还能诊断出内脏的病变。

肩膀如果左右倾斜，那么通过外表就可以检测，但是如果前后倾斜，就需要通过肩胛骨的形状和位置来判断，这也是诊断内脏病变的重要方法之一。所谓通过肩胛骨诊断就是以头部稍往前倒的姿势站立，然后检查肩胛骨的水平情况。一般而言，最理想的状态是肩胛骨保持水平。

以水平的肩胛骨为基准，肩胛骨的形态可以分为六种。

两肩前屈型,即肩胛骨往前倾倒,俗称"落肩"。采取这种姿势会容易往前弯曲，从而压迫胸部，造成了肺部活动受限，阻碍了二氧化碳和氧气的顺利交换，对细胞的抵抗力也大大减弱，很容易患上感冒，且一旦感冒就很难治愈，甚至可能恶化为肺炎。此外，由于氧气的供给较少，所以这一型的人很容易疲劳，肤色也十分苍白。

两肩后伸型，即肩胛骨往后倾倒，俗称"鸡胸"。与前屈型相比，此类人的胸腔较为开展，但采取这种姿势会容易往后弯曲，当肩胛骨过度后伸时，就会影响到消化器官，容易患上肝脏、胰腺、脾脏等疾病。姿势良好的运动员，则有可能突然患上肝炎或糖尿病。

左侧前屈、右侧正常型，采取这种姿势会压迫到左侧的胸部，容易引发心脏疾病。如高血压的患者可能引发心脏合并症，而风湿病的患者可能引发心脏瓣膜。凡是肩胛骨属于此种类型的人，平时就应充分注意心脏方面的健康。

右侧前屈、左侧正常型，采取这种姿势会限制右肺的活动，容易引发胸部的疾病，且由于肺的活动不能与心脏保持平衡，皮肤也会缺乏营养，失去弹力，色泽不佳，所以看起来会比实际年龄要老。从生活习惯而言，无论是往左前屈，还是往右前屈，都是由于双脚长度的差异，睡眠时总是采取同一姿势的人，其肩膀就会向下面的方向前屈。

左侧后伸、右侧正常型，采取这种姿势很容易影响到自主神经系统，下半身会出现盗汗现象。

右侧后伸、左侧正常型，采取这种姿势很容易影响到自主神经系统，上半身会出现盗汗现象。

肩胛骨的类型

一般而言，正常人的肩胛骨应该是水平的，但是大部分人的肩胛骨都会出现倾斜。根据形态和位置，肩胛骨的倾斜主要有六种类型。

两肩前屈型

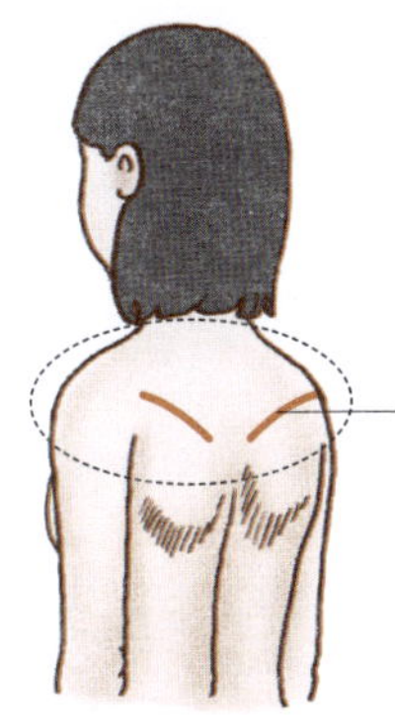

会使人体的胸部受到挤压，并影响到肺部，使人体的免疫力下降。

两肩后伸型

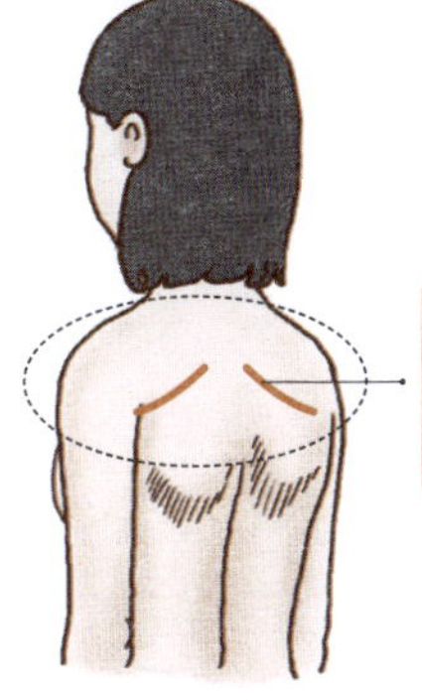

消化系统较弱，容易引起肝脏、胰腺、脾脏、糖尿病等疾病。

左侧前屈、右侧正常型

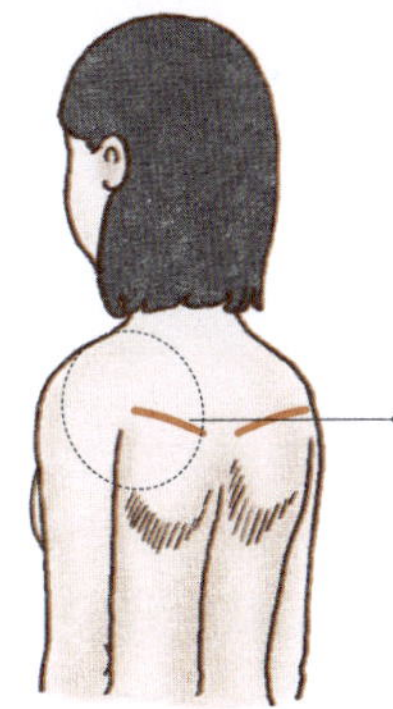

左侧前屈，使左胸受压，容易引发心脏并发症等心脏疾病。

右侧前屈、左侧正常型

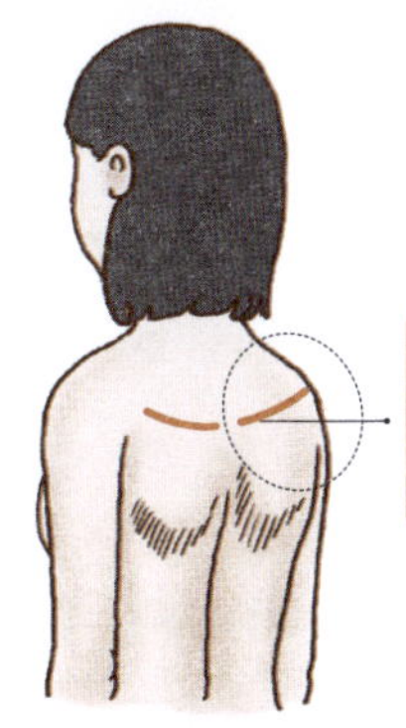

限制了右肺活动，皮肤的色泽会变差，容易引发胸部疾病。

左侧后伸、右侧正常型

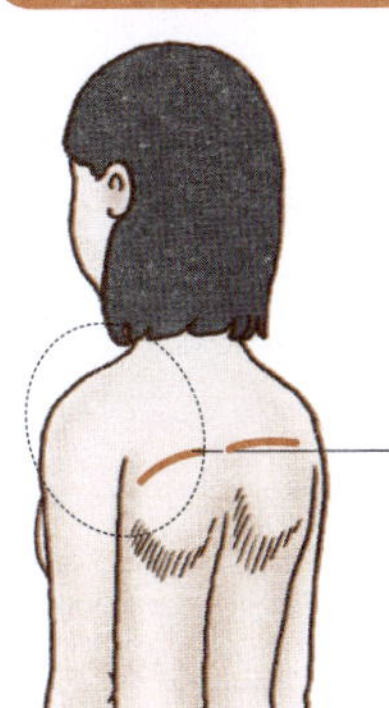

极易影响自主神经系统，下半身会出现盗汗等症状。

右侧后伸、左侧正常型

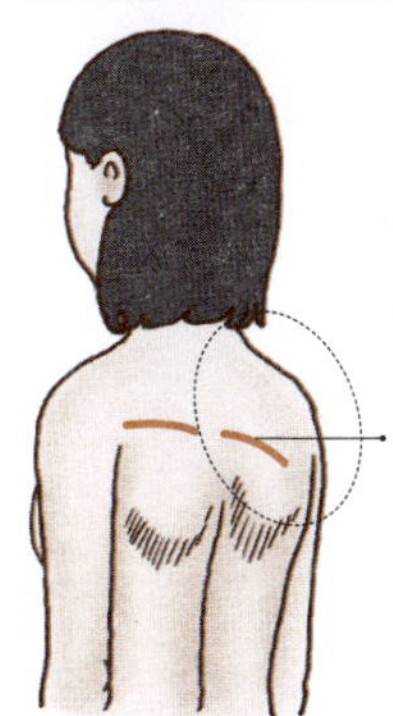

极易影响自主神经系统，上半身会出现盗汗等症状。

014 长短腿诊病法 用双腿的长度检查脊椎

在人体结构中，髋关节是连接下肢和骨盆的关键部位，当其发生异常时，会形成长短腿，进而影响脊椎，因此通过观察双腿长度，也能诊断出脊椎的异常。

在影响平衡的诸多因素中，双腿长度的差距十分重要。顾名思义，双腿长度的差距就是指左右腿的长度有差距，这主要是源于髋关节的异常。

髋关节是由下肢股骨的股骨头与容纳股骨头的髋臼构成。在人体关节中，髋关节是最吃重的关节，人类就是依赖髋关节来站立、活动、产生动作。如果股骨头和髋臼出现松弛，就会无法吻合，也就是俗称的"股骨头假移位"。推究其原因，除了先天的畸形、事故、疾病外，一些不良的习惯也会造成股骨头假移位，如长期用拖着脚、身体向前弯曲的方法走路时，就会使双腿的承重不均，进而让双腿的长度产生差异，甚至有时会相差 2 ～ 3 厘米。

一般而言，股骨头假移位并不会使人产生痛觉，但是当其发生后，就会使双腿的长度出现差异，长期持续这种状态，必然会使骨盆出现倾斜，随后就会使身体出现弯曲，并致使脊椎出现扭曲。如果这种扭曲出现在脊椎的上部，就会引发气喘、心脏疾病；当扭曲出现在脊椎的中部，就会对胃部进行压迫，引发胃部疾病；当扭曲出现在腰部，就会引发腰痛和坐骨神经痛，并对脊椎全体产生影响。

对于大多数人来说，股骨头假移位很难从外表发现，这是因为髋关节的感觉神经分布较少，就算有些异常，也不会感觉疼痛，只有经过 X 光的检查，才能正式确诊。但是值得庆幸的是，通过测量双腿的长度，就能及时发现股骨头假移位，如果能尽早纠正，就能预防脊椎的变形，避免疾病的发生。

在测量双腿长度时，被诊断人首先要放松身体，以伸展的姿势合并双腿，仰躺在床上，之后再观看左右脚的长度，如果双腿的长短差距非常明显，就可初步诊断为股骨头假移位。一般而言，长短腿并不是很难纠正，只要花些时间就能完全矫正，进而可以预防、控制脊椎的病变，在脊椎诊断、治疗方面有着深远的意义。

长短腿的测量及其危害

测量双腿的长度

在日常生活中，有些人经常拖着脚走路，这种方式会使双腿的长度产生差异，通过测量就能发现。

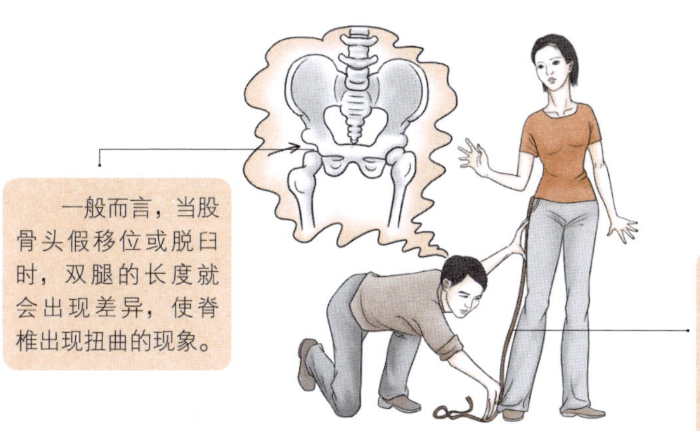

长短腿的危害

一旦人体双腿的长度不同，很容易造成脊椎歪斜，从而引发多种疾病。

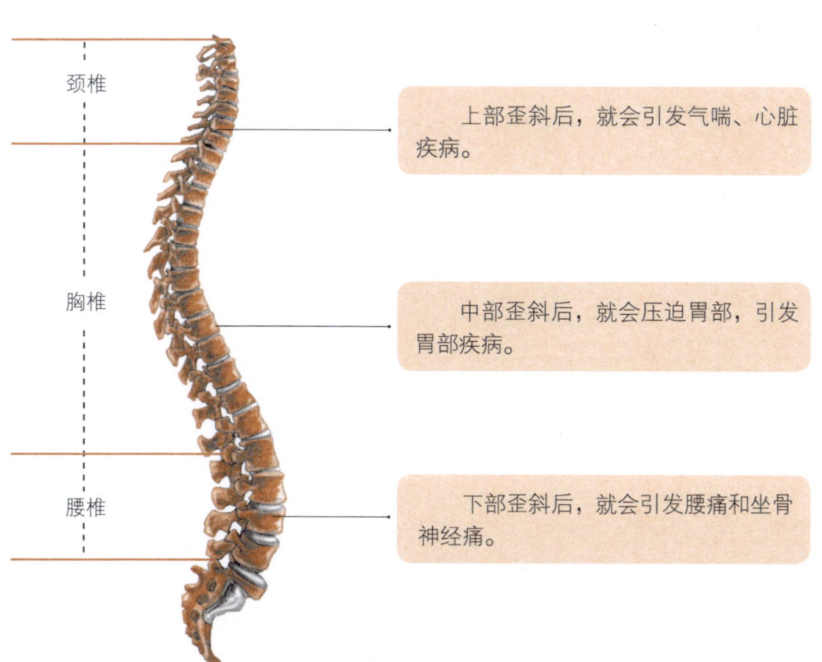

015 足部诊病法 用足相诊断疾病

除了长短腿的差异外，足底的方向也常被用来判断股骨头是否移位，如果足底的角度出现异常，就表明股骨头可能已经移位。

所谓足相，是指脚的指趾纹及跖纹。在中医理论中，足相被认为是全身内脏的缩影，从脚趾到足跟都有全身脏器的投射区，可以用来诊断疾病。而在脊椎诊断中，足相指的是足底的方向，主要被用来判断股骨头是否移位，一般可以分为正常足相、前后方移位的足相和足内移的足相。

● 正常足相

正常的足相应该是仰卧时，双足以脚底的中心线为基准，左右各 60 度，表示脊椎和骨盆都很正常。

● 前、后方移位

无论是左脚还是右脚，脚底与床面的夹角过小，脚好像要倒向床面，即为前方移位，表示股骨头从骨盆的髋臼处向身体的前方移动。相反地，后方移位则是脚底与床面的夹角过大，几乎接近直角，表示股骨头从骨盆的髋臼处向身体的后方移动。从移位的方向来看，只要有一只腿向前方移位，另一只腿就会向后方移位，一般都是向前方移位的腿比较长，而向后方移位的腿比较短。

● 足内移

当前方移位比较严重时，脚就会往外转，脚踝的位置就会往内侧弯，以致于出现 O 型腿，俗称“罗圈腿”。此时两腿之间会出现巨大的缝隙，会使小腿显得较短，上下肢比例失调。在走路时，O 型腿患者会使身体重量过多集中于膝关节内，容易会形成鸭子步，久之还会引起膝关节行走疼痛，进而导致骨性膝关节炎。

当后方移位比较严重时，移位的脚就会往内侧转，脚踝的位置就会往外侧弯，使两只脚踝无法并拢，以致于出现 X 型脚，俗称“外八字脚”。在走路时，X 型腿患者只用脚掌一侧着力，走起路来一摇一摆，后蹬力和弹跳力也会随之减弱，不仅影响姿势的优美，也影响跑跳的速度和高度，久之更会影响血液循环，导致肝脏、脾脏、肾脏血流不畅。

足相的类型

在脊椎诊断中，我们可以通过足相来检查脊椎。当脚出现移位的现象时，就有可能是髋关节发生了异常。根据脚底移位的方向，足相可以分为正常足相、前方移位、后方移位和足内移。

正常足相

向上仰卧时，双足以脚底的中心线为基准，左右都是 60 度。

前方移位

脚底与床面的夹角过小，表示股骨头向身体的前方移动。

后方移位

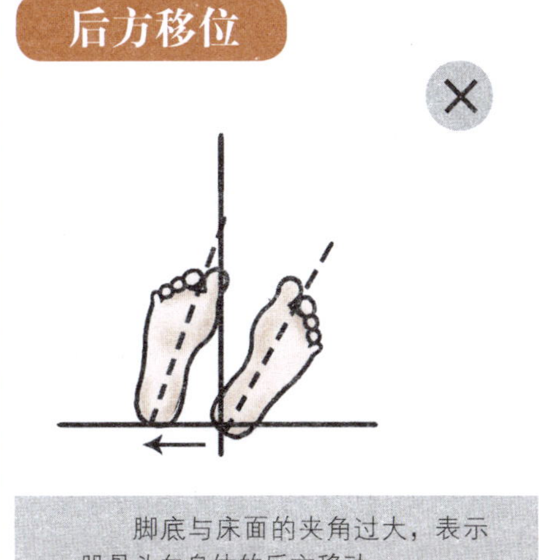

脚底与床面的夹角过大，表示股骨头向身体的后方移动。

足内移

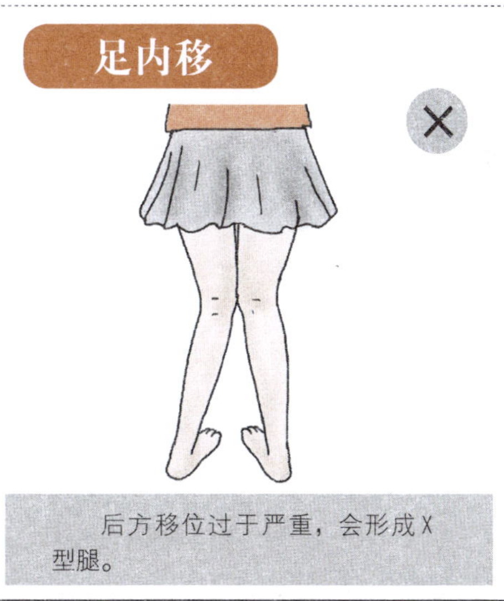

后方移位过于严重，会形成 X 型腿。

专家提示

除了上述的脊椎诊断外，我们也可以通过臀部的对称情况来检测脊椎。如果臀部左右不对称，就有可能是脊椎出现了问题，这时应及时就医。如果想知道自己的脊椎是否侧弯，可以双手合十做弯腰的动作，如果腰背一高一低，可能就有脊椎侧弯的倾向。

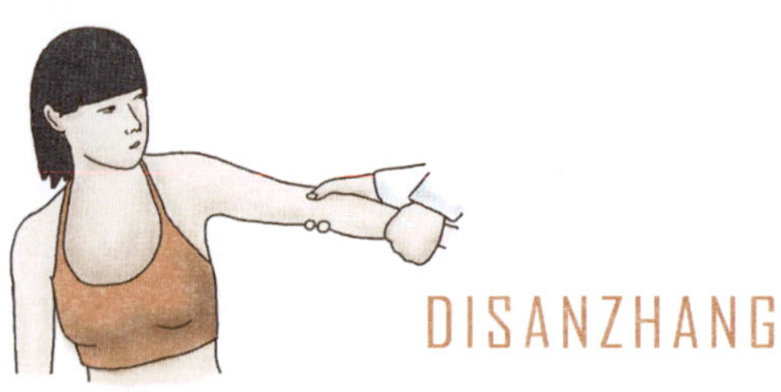

DISANZHANG

第三章

脊疗的基本手法

在针对脊椎的病变进行治疗时，我们可以根据患者的病症而使用多种手法，这样不仅能对症施治，也能取得较好的治疗效果，帮助患者早日摆脱疾病的困扰。

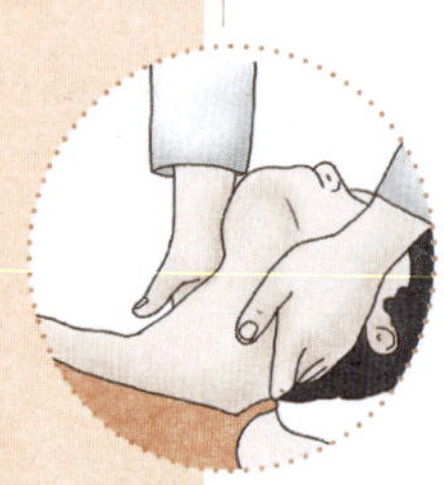

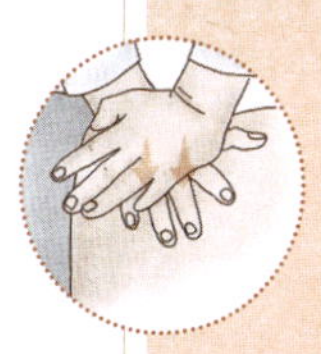

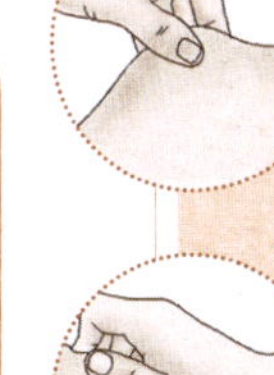

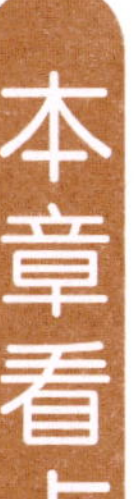

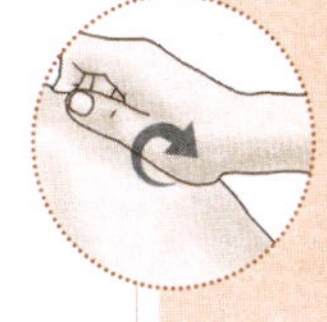

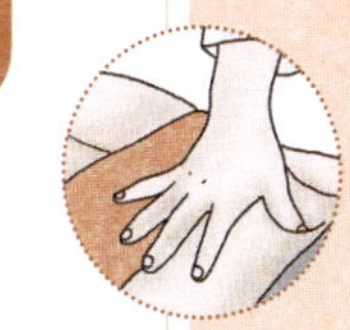

- 脊疗的常用手法

  用通俗的语言，使你了解脊疗常用的手法

- 捏脊疗法

  用图解使你学会中国传统的捏脊疗法

- 指拨疗法

  用图解使你学会中国传统的指拨疗法

- 按脊疗法

  用图解使你学会调理内脏的按脊疗法

- 整脊疗法

  用图解使你学会牵引复位的整脊疗法

016 脊疗的常用手法

在脊椎治疗中，有许多颇具特色的手法，其中捏脊疗法、指拨脊背疗法、按脊疗法、整脊疗法是比较常用的四种手法。

脊疗是一门历史悠久的医学，在其发展的过程中，产生了多种手法，如脊背点穴疗法、捏脊疗法、按脊疗法、指拨脊背疗法、美式指压脊背疗法、中医药疗法等。在诸多脊疗手法中，捏脊疗法、指拨脊背疗法、按脊疗法、整脊疗法都比较流行，也各有特色。

捏脊疗法是在中医的阴阳五行学说、脏腑经络学说的基础上产生的，是一种较为古老的脊背疗法，对治疗消化系统疾病，尤其是小儿消化系统疾病有显著的疗效。另外，此疗法直接刺激脊背，能加强胸廓的呼吸肌功能，进而可以调整肺部和胸部、胸膈的整体功能，对于咳嗽、哮喘等肺部疾病的治疗也颇有功效。

指拨脊背疗法主要针对的是软组织损伤，尤其对常见的背部疾病，如扭伤、腰腿痛都有较好的疗效，操作也十分简单。

按脊疗法在很多古代文献中有记载，在中医中属于推拿的手法，在日本和美国也较为流行。由于此疗法主要按压脊椎及其两旁的穴位，所以可以刺激肌肉本身及相应的支配神经，并能对内脏进行调理，尤其对胸腹部急性疼痛有着明显的止痛功效。

整脊疗法在世界范围内更为流行，特别在美国颇为盛行。由于此疗法直接施术于脊椎病变节段，所以对一些损失性脊椎病变，如颈椎病、腰椎间盘突出症等都有很好的疗效。此外，此疗法通过脊椎整复，对一些脊椎病变引起的相关性疾病，如高血压、心率失常、外伤后头晕、腹泻、大小便障碍等也有显著的效果，有些患者甚至整复一次后就能收到立竿见影的疗效。

通过这几种手法，我们可以对一些与脊椎有关的疾病进行治疗，并可以针对不同疾病采取不同的手法，以获得较好的疗效。但是采用这几种手法治疗时，也要注意它们的禁忌和施治力度，以免影响治疗效果。

脊疗常用的四种手法

在脊疗中，有几种手法是较常使用的，它们分别是捏脊疗法、指拨脊背疗法、按脊疗法和整脊疗法。

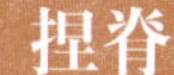

捏脊

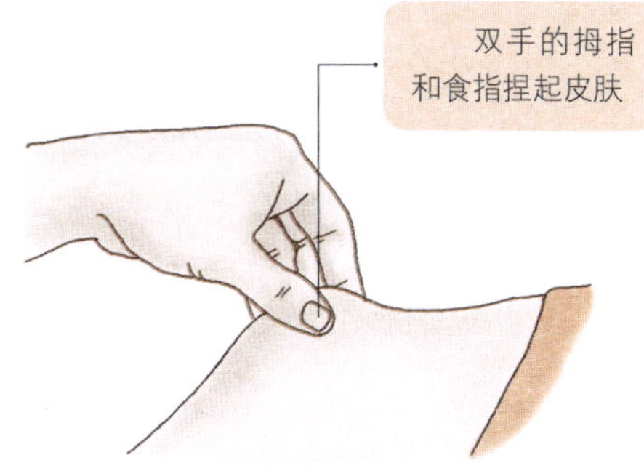

捏脊主要侧重于捏拿肌肤，对消化系统疾病的治疗很有功效。

指拨

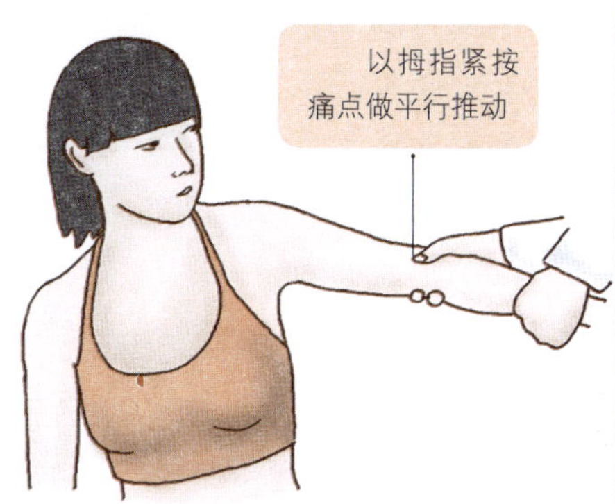

指拨主要侧重于按压痛点，对软组织损伤等病症的治疗很有功效。

按脊

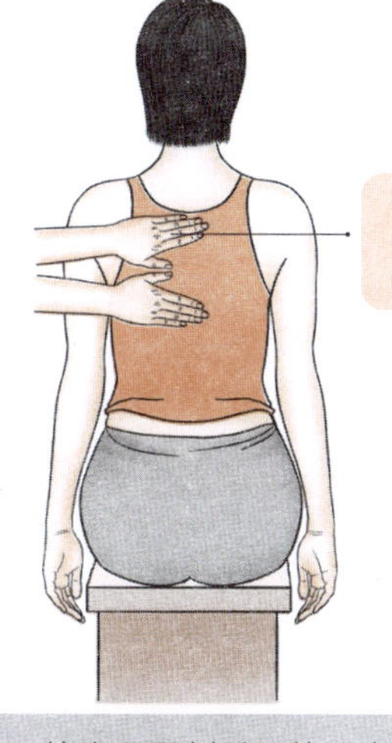

按脊主要侧重于按压脊背穴位，对脏腑疾病的治疗很有功效。

整脊

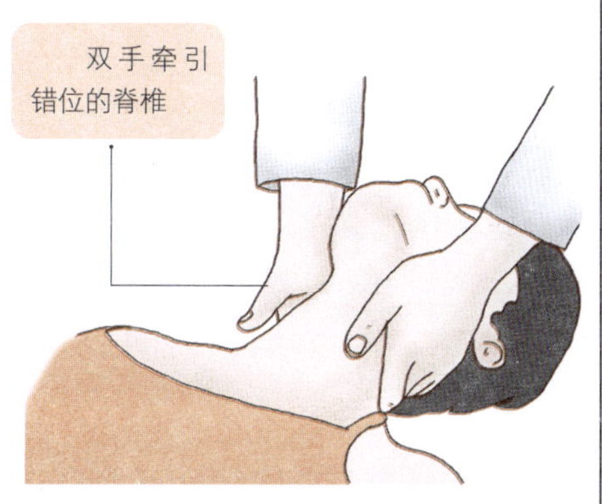

整脊主要侧重于脊椎整复，对脊椎病变及相关疾病的治疗很有功效。

017 捏脊疗法 中国传统的医术

捏脊是一种连续捏拿脊柱部肌肤以防治疾病的治疗术，尤其对脏腑器官有很好的调节作用，常被用来治疗儿科疾病。

捏脊又称“捏积”，是连续捏拿脊柱部位的肌肤、以防治疾病的治疗术，属于中国传统的治病方法之一。早到晋代，葛洪就在《肘后备急方·治卒腹痛方》中记载：“拈取其脊骨皮，深取痛引之，从龟尾至顶乃止，未愈更为之。”指出用手指捏起脊背上的皮肉，从尾椎一直捏到颈椎的捏脊法，这也是捏脊见诸文献的最早记录。此后，捏脊术经过历代医家不断的临床实践，得以不断发展，并出现了许多名扬天下的名医。

从理论基础和治疗原则而言，捏脊主要是以中医的阴阳五行、卫气营血、脏腑经络学说为指导，并以中医的辨证施治为原则，通过对督脉和背俞穴的刺激，来达到防病治病的目的。在捏脊时，医师通过推捏脊柱部位的肌肤，对脊背的神经进行刺激，来整体调整内脏功能，以疏通经络、调整阴阳、促进气血运行、增强机体抗病能力为目的，尤其在健脾和胃方面更有显著的功效，临床时常用于治疗小儿疳积、食积、厌食、腹泻、便秘、咳喘、夜啼等，对成人的失眠、神经衰弱、胃肠疾病以及月经不调、痛经等病症也有一定疗效。

在捏脊时，两手要沿脊柱两旁，由下而上连续地捏提肌肤，一般从尾骶部开始，捏到项枕部为止，这是第1遍捏脊。然后再由下往上进行第2遍，在重复3～6遍后，再按揉腧穴3～5次。如果想要加强疗效，可以使用“捏三提一法”，即在捏3遍后，再提拉1遍。

一般而言，捏脊的具体操作姿势主要有两种：一种是双手的中指、无名指、小指握成半拳状，拇指横抵于皮肤，以三指捏拿肌肤，将皮肤捏起交替前进；另一种则是用拇指置于食指前方的皮肤处，以中指、食指捏拿皮肤，边捏边交替前进。

在脊疗的诸多手法中，捏脊疗法对脏腑器官有很好的调节作用，不仅简单易行，而且疗效确切，痛苦较小，因而深受欢迎。特别在治疗儿科疾病时，此疗法针对儿童的实际情况，采用不同手法来刺激儿童的经脉和腧穴，能较有效地治疗儿科疾病，又不会给患儿带来很大的痛苦，因此深受家长的喜爱。

捏脊的常用穴位、注意事项及禁忌

捏脊的常用穴位

在运用捏脊疗法时，施术人常使用一些固定穴位来治疗常见病症，以加强针对性的治疗效果。

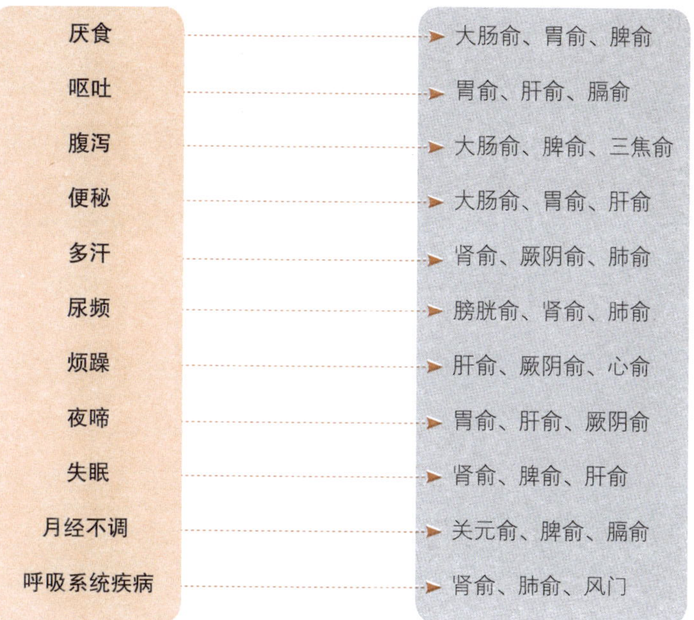

捏脊的注意事项

在捏脊过程中，有一些需要注意的事项，如果对这些问题不多加注意，很可能影响捏脊的疗效。

1. 捏脊宜在室内进行，应注意室温适中。在冷天捏脊，室内的温度应该要暖一些，以免着凉；在热天捏脊，则应注意通风，但不能使风对着患者。
2. 捏脊一般要在空腹时进行，最好的时间是早晨，捏脊后不宜马上进食，而饭后也不宜立即捏拿。
3. 在捏脊中，两手用力要均匀，捏拿肌肤要松紧适度，沿直线从下往上捏。
4. 捏脊时，小儿和年老体弱者手法宜轻，体质较好的年轻人手法可略重。

捏脊的禁忌

脊柱部位的皮肤破损，或患有疖肿、皮肤病者，不可使用本疗法。有高热、心脏病或有出血倾向者慎用。

集众家之长——捏脊八法

在脊疗的常用方法中，捏脊是以手法取胜，其常用手法有捏、拿、推、捻、滚、放、按、揉八种，如能正确运用，就能顺利完成捏脊的操作过程，取得良好的治疗效果。

捏法

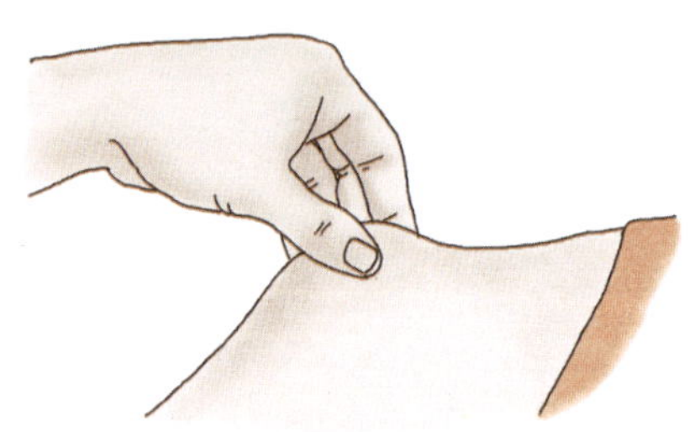

用拇指和食指提捏起皮肤，然后逐步向前推进。所提皮肤要适量，提捏过多不易推进，提捏过少不易用力。

拿法

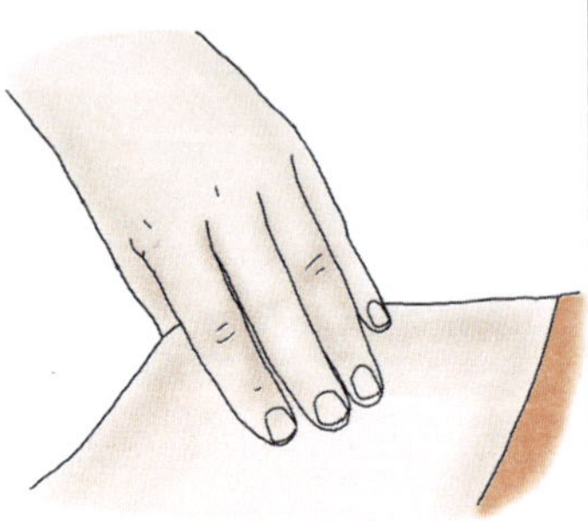

捏法的进一步动作。当拇指用力下压时，食指要向前推进，用两指揉捏起皮肤，一般与捏法相互配合而进行。

推法

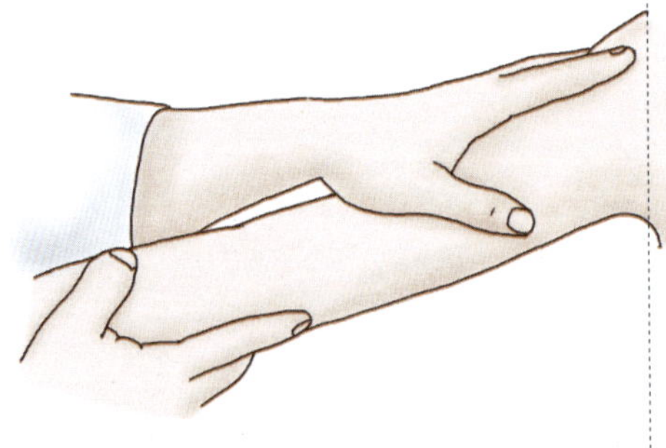

食指的第二、三节紧贴皮肤，与拇指配合，均匀地向前推动。推进速度应适当，过快容易滑脱，过慢则不易推进。

捻法

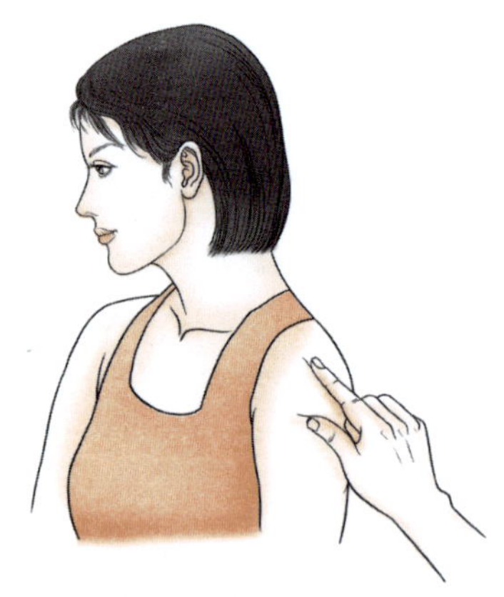

食指向前上用力，拇指向后下拿捏，然后从内前向外后捻动皮肤，一般与推法相互配合，使皮肤在手中不断地通过。

放法

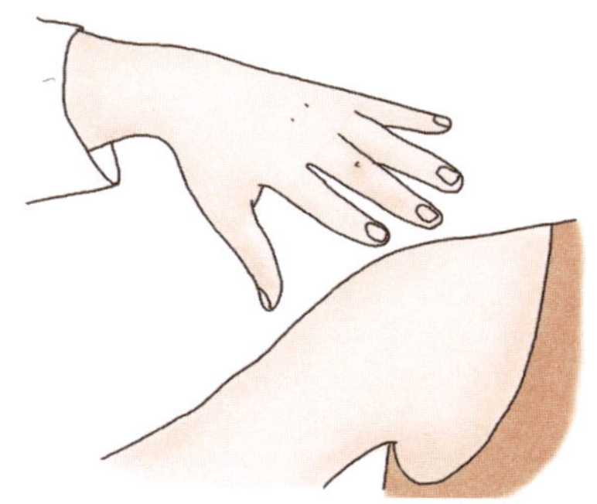

提起皮肤后，然后轻轻放松。在捏、拿、提、捻手法中，都有松放的动作，通过一放一捏，才能呈波浪形推进。

揉法

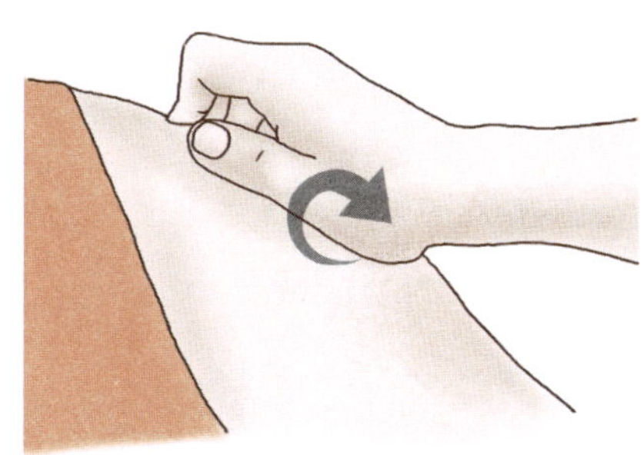

用双手拇指按压腧穴或皮肤之后，然后进行适当的揉动。一般而言，揉、按持续 8 至 10 秒钟，然后起手。

按法

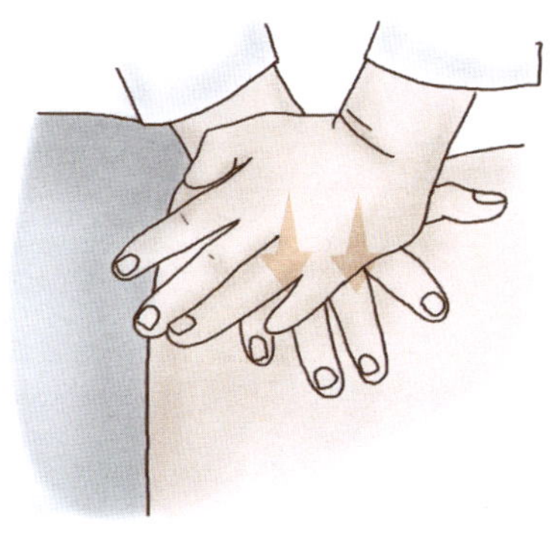

用双手在腧穴按压，通过适当的压力来刺激腧穴。在实际操作时，常与揉法一起进行。

滚法

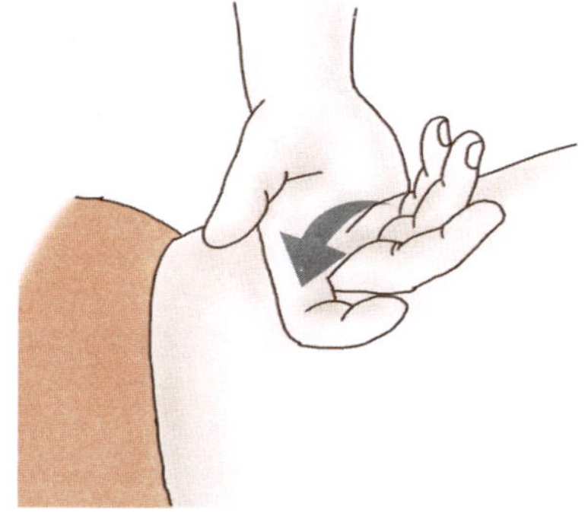

手臂连续做旋前、旋后动作，使手背在施术部位连续往返滚动。

健康贴士

除了常见的八种手法外，捏脊的手法还有推脊法和按脊法，其中推脊法是用食指和中指从大椎穴直推，由上往下推时有清热败火的效果，由下往上推时有滋补的效果；按脊则是捏脊八法中按法的单独运用，其主要功效是刺激脏腑。

018 指拨疗法 简便易学的手法

指拨疗法是依照“以痛为腧、不痛为力”的原则，在穴位上进行手指平推扣拨法，以治疗疾病的一种治疗方法，对一些常见的脊背部疾病有着明显的疗效。

“以痛为腧”是中国传统医学的重要理论之一。根据中医学原理，当人们因外力损伤、用力体位不当、局部肢体过度疲劳时，就会使经络循行受阻、气滞血瘀，身体某些部位也会产生痛觉，以致于运动受到一定程度的限制。基于这一理论，历代医师在长期医疗实践中总结出“以痛为腧”的原则，即在患者的疼痛点施行推拿、针灸等治疗方法，化不通为通，变痛为不痛。由于这种治疗方法是在痛处施术，并通过被动的拨伸、旋转等运动改变纤维和肌腱的方向和位置，使痉挛、错位和交叉的症状得以改善，疗效十分显著。但是，这种在痛点施力的方法也存在一些问题，如施术时会有明显的痛觉，有的患者会感到剧烈的疼痛，一些年老体弱者和痛觉过敏者甚至不得不中止治疗。针对这种情况，中国医师经过反复实践，终于提出了指拨疗法，不仅减轻了患者的痛苦，也满足了医学发展的需要。

在“以痛为腧”的基础上，“不痛用力”的指拨法得以出现。当医者用拇指螺纹面按压患者某一体位最疼痛的一点后，可同时转动患部肢体，在这一运动过程中，医者需要找到指面下的痛点由痛变为不痛的新体位，并要以轻柔、均匀的指力，平推或扣拨原痛点，从而达到减轻或消除疼痛的效果。这是因为患者的软组织损伤之后，会使患部的肢体保持着一种被动的体位，进而使病灶周围的各种正常组织如肌肉、韧带等，也保持着一定的被动状态，而“不痛用力”则是针对这一问题，抓住运动过程的薄弱环节，克服病灶周围的阻力，减轻了治疗中的不利因素，最终达到花力少、收效快的效果。

正在“以痛为腧、不痛为力”原则的指导下，指拨疗法以平缓的方式减轻了患者的痛苦，而且对一些常见的脊背部疾病，如扭伤、落枕、腰腿痛等软组织损伤的病症有明显的疗效。尤其与针灸等疗法相比，指拨疗法不仅简便易学，而且痛苦较小，日益为患者所接受。

指拨疗法的操作示范

在脊疗中，指拨疗法主要侧重于按压痛点，因此对一些软组织损伤的病症颇有疗效，如踝关节扭伤就可以用此疗法来进行治疗。

step1

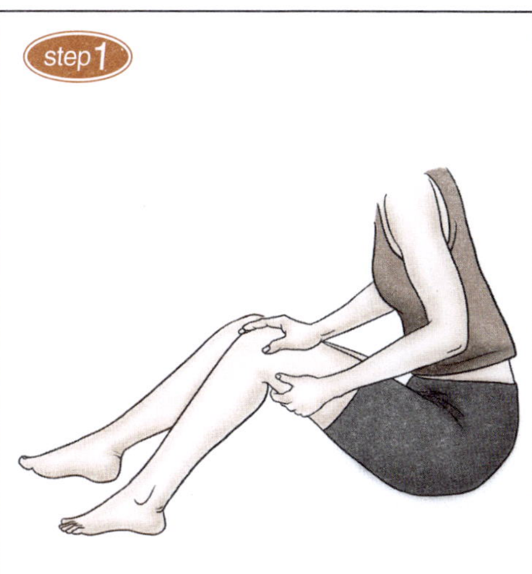
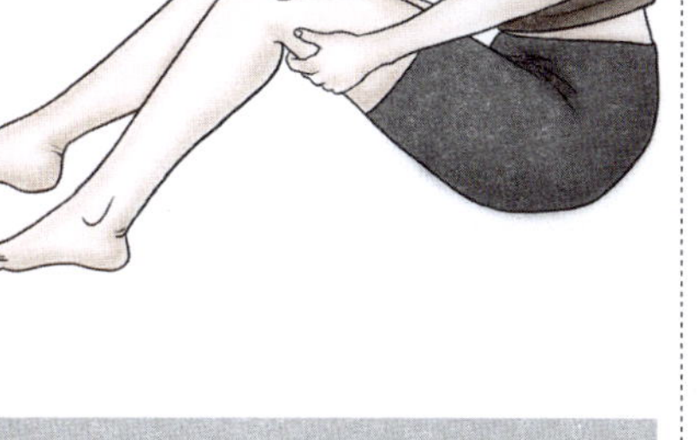

踝关节扭伤者取坐位，医者嘱咐患者做踝关节活动。

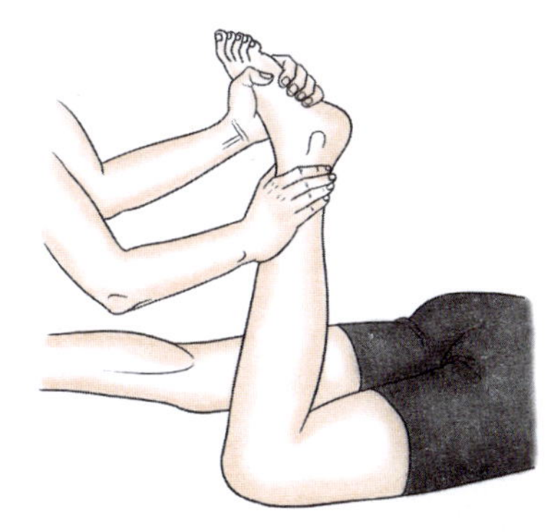

至疼痛明显时，医者用手指按压患者踝关节的痛点。

step3

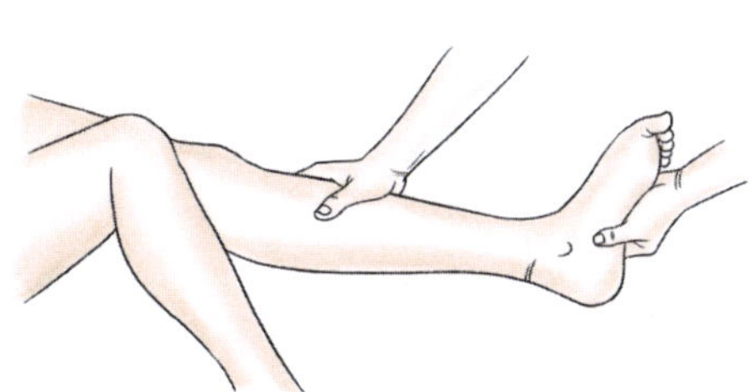

医者拨伸患者的脚掌，至痛点不痛为止。

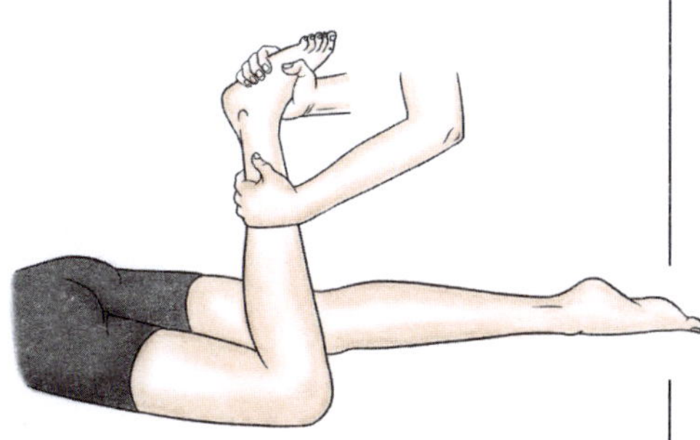

医者要在原痛点做向外、向下方向的拇指平推，以减轻患者的疼痛。

辨证施治——指拨两法

在指拨施术中，医者都遵循着固定的步骤，其具体内容主要是：首先询问患者的痛处，然后医者用一手手指指腹按住患者的痛点，另一手则握住患者的肢体做拨伸、旋转等活动。当患者的痛感转轻或不痛后，医者用按住原痛点的手指做向下、向外轻柔的平推或扣拨，再嘱咐患者稍微活动一下，之后再按照前法继续施术，继续找出新的痛点，如此反复数次，直至患者的疼痛减轻、活动障碍消失为止。目前，经过实践证明，这种治疗方法是行之有效的，无论是从中医还是西医的角度也都有一定的依据。

从中医的角度来看，当人们受到外力损伤后，经络循行会受到阻碍，气血会积滞化瘀，从而不能正常循环，而在指拨治疗后，患者的经络得以疏通，气血也得以正常循环，特别在痛点转变成不痛时，如果对局部进行指拨推拿，更能行气活血，取得良好的治疗效果。

从西医的角度看，当人们患有损伤性疾病后，其肌肉、韧带纤维就会出现痉挛、肌腱错位，或保护膜的牵拉、压迫现象，从而使身体某些部分产生疼痛、麻木等感觉，而在指拨治疗后，痉挛会减轻，痛点会转移或消失，其保护膜也会被破坏，疼痛也就得到了缓解，炎症、痉挛也就会好转。

在指拨的操作中，会出现痛点向四周转移的现象，一般这种移位是在体表呈带状分布的区域内发生，大多不会超过 5 ~ 6 厘米。如能及时观察、利用转移的痛点，因势利导地进行治疗，会有显著的疗效。

在进行指拨治疗后，应对原痛点进行固定，同时应嘱咐患者减少局部活动，切忌再用外力随意按压原痛点，否则可能会使经指拨解除后的软组织痉挛再度回复，已消失的疼痛也易复发。但是对于保护膜形成的患者，则应嘱咐患者做必要、适量的活动，以加速保护膜的进一步破坏。

专家提示

在指拨推拿后，应坚持不增加局部活动、不按压局部病灶的原则，也不应在局部加用其他疗法，以免影响指拨推拿的疗效。

指拨的常用手法

在指拨疗法中，有一些手法经常被使用，其中最重要的手法有两种，分别是拇指平推法和扣拨法。

拇指平推法

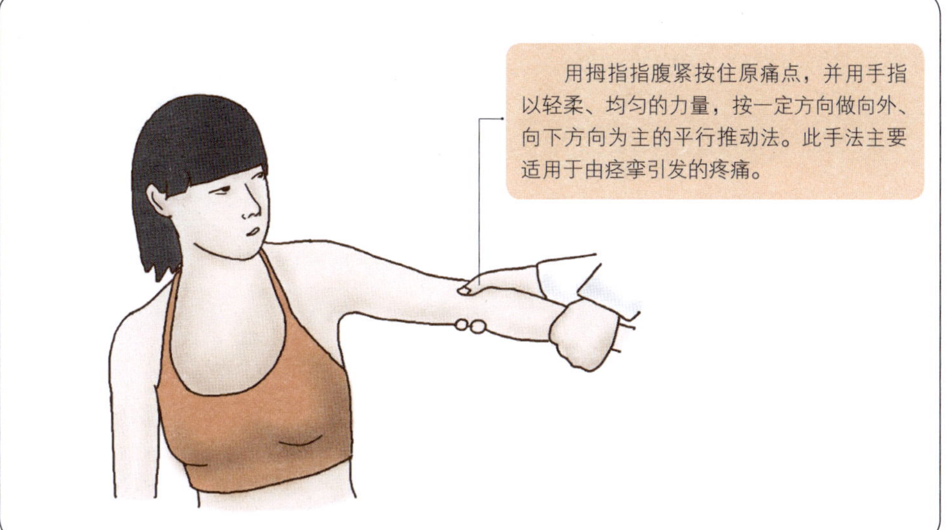

用拇指指腹紧按住原痛点，并用手指以轻柔、均匀的力量，按一定方向做向外、向下方向为主的平行推动法。此手法主要适用于由痉挛引发的疼痛。

扣拨法

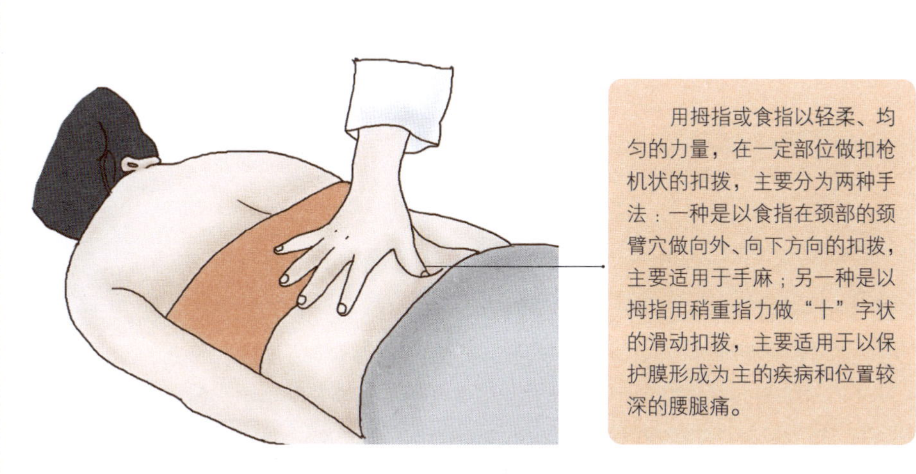

用拇指或食指以轻柔、均匀的力量，在一定部位做扣枪机状的扣拨，主要分为两种手法：一种是以食指在颈部的颈臂穴做向外、向下方向的扣拨，主要适用于手麻；另一种是以拇指用稍重指力做“十”字状的滑动扣拨，主要适用于以保护膜形成为主的疾病和位置较深的腰腿痛。

019 按脊疗法 调理内脏的手法

按脊疗法是以手指按压脊椎及其两旁的督脉、夹脊等穴位，以治疗疾病的一种疗法，在中国有着悠久的历史，目前则在日本、美国十分流行。

在中国古代文献中，曾有按脊疗法的许多记载。如清代沈金鳌在《杂病源流犀烛·痧胀源流》中说道："若犯痧，先循其七节骨缝中，将大指甲重掐入，候骨节响方止。"提出了以手指按压脊背穴位来治疗犯痧。

从治疗原理来看，按脊疗法与捏脊疗法的理论基础大致相同，都是通过对督脉和背俞穴的刺激，来调整内脏功能，进而达到疏通经络、调整阴阳、促进气血运行的目的，尤其对胸腹部急性疼痛有明显的止痛效果，施术者一般都是在与疼痛部位相平或稍高的脊椎部位取穴治疗，待疼痛缓解后则停止按压。

在中国，按脊疗法多被列入推拿按摩术之中，并没有独立的体系。近些年来，按脊疗法虽在中国有所发展，但在日本、美国却更为流行。尤其在日本，医师创立了日式按脊疗法，成立了专门的按压疗法协会，并举办了广泛的培训活动，使按脊疗法在日本广为流传。

日式按脊疗法是指施术者用单手或双手的手指、手掌面，按压患者机体的背部，以治疗疾病的一种疗法。通过一系列的按压手法，施术者可以矫正患者异常的骨关节，刺激其脊背的神经、肌肉，使肌肉的强直、硬结、萎缩、迟缓症状得到好转，并影响组织、血液和淋巴液的循环，促进组织细胞的新陈代谢，最终使人体身心的功能达到调和。一般说来，除了不明原因的疾病，日式按脊疗法的适应症很多，几乎包括了所有的常见病，但是从其按压部位来看，此疗法几乎涉及到背部的所有腧穴，其源流仍是中国古代的推拿按摩术。

◆ **夹脊** 名词解释

脊椎两旁的穴位，其位置在第1胸椎至第5腰椎的棘突下旁开0.5寸，一侧有17个穴位，左右共有34个穴位。根据医学研究，夹脊穴有调节植物神经的功能，故多用于治疗与植物神经功能相关的病症，如血管性头痛、肢端感觉异常症、植物神经功能紊乱、脑血管病、红斑性肢痛、高血压等。

按脊疗法的适应症、注意事项及禁忌

按脊疗法的适应症

按脊疗法一般是在脊椎及其两侧的穴位进行，如果掌握脊椎两侧穴位的对应病症，就能准确地进行按压，对一些疾病颇有疗效。

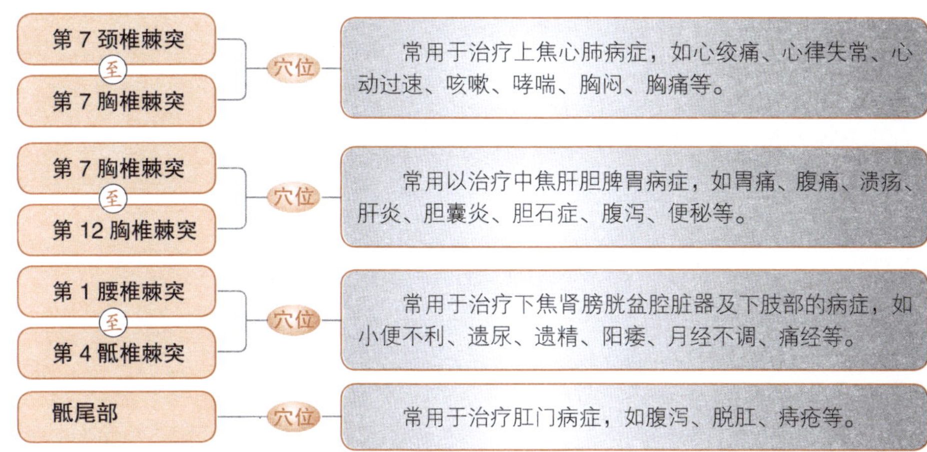

按脊疗法的注意事项及禁忌

在按脊过程中，有一些需要注意的事项，如果对这些问题不多加注意，很可能影响按脊的疗效。

注意事项：按脊时需控制按压的力度，当重则重，当轻则轻，否则过重会损伤皮肤，过轻则没有功效。

禁忌：对感染性疾病、肿瘤疾病，以及肌肤破损、烫伤、正在出血的部位，不宜采用按脊疗法。

健康贴士

上焦、中焦、下焦合称三焦，是中医划分人体部位及内脏的特殊概念。

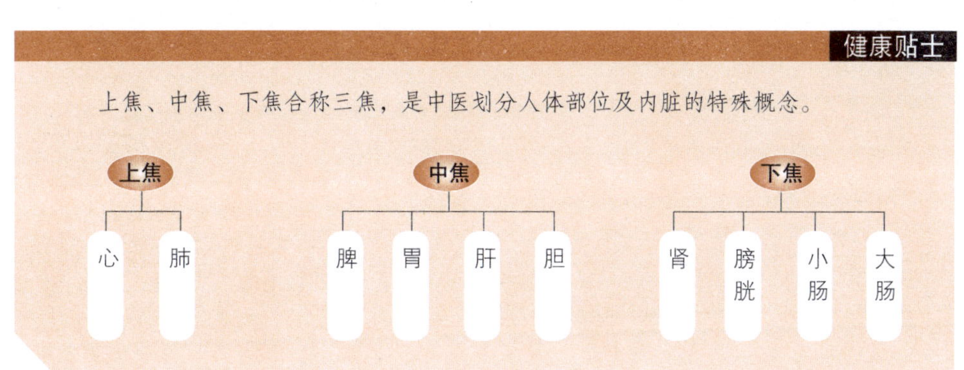

按压推拿术——按脊手法

按脊疗法的基本手法就是按压脊背，无论是中国传统的按脊疗法，还是日式按脊疗法，都是以指压为基本。此外，在日本，还有一种利用淋巴液流向的按脊手法，即绀野式淋巴按压法。

中国传统的按脊疗法

中国传统的按脊疗法的主要手法是指按，即用手指指端或螺纹面按压督脉经穴和夹脊穴，或静止不动，或左右拨动，或轻轻揉动，或微微颤动，或滑行移动，都属于此法。

爪掐，用指甲掐切穴位，达到刺激的功效。

肘压，以肘尖为着力点对穴位进行按压，作用力较强。

叩点，将手指微曲，食指按于中指背，拇指抵住中指掌侧面的远端指间关节，然后握紧小指及无名指，使用腕臂的力量，用指端快速地反复叩点穴位。

日式按脊疗法

日式按脊疗法的主要手法属于传统按摩手法的按压法，大致分为六种。

单手大拇指压法，一般用右手的大拇指按压。

双手大拇指压法，用双手的大拇指按压，多在脊椎两侧、头颈部进行。

单手 4 指压法，用单手的 4 指按压。

双手 4 指压法，用双手的 4 指同时按压。

单手掌压法，用单手按压，力量较大。

双手掌压法，用双手按压，多在背部和腰部进行。

绀野式淋巴按压法

绀野式淋巴按压法是利用淋巴液的流向原理，用按摩使身上的硬结部分变为柔软的一种按压疗法。

淋巴液是在淋巴管内流动的透明无色液体，是组织液进入淋巴管而成，其成分和血浆很相似，主要功能是向细胞提供营养、排除废物。在正常情况下，淋巴液的流动速度是固定的，而当人体某个部分产生病变时，该部位淋巴液的流动就会变慢，使局部组织变得僵硬，造成肩膀僵硬、腰部肿胀等病变。针对这些症状，日本肌肉医学研究所的绀野义雄提出按照淋巴液流动的方向，将食指、中指、无名指 3 指并拢，按压皮肤及相关肌肉，使之变得柔软，进而减轻肩膀僵硬、腰部肿胀等症状，在临床实践方面取得了一定的效果。

中国传统的按脊手法

在中国传统的按脊疗法中，有一些经常使用的手法，其主要手法有四种，分别是指按压法、爪掐、肘压、叩点。

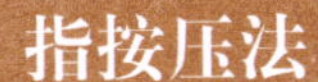

指按压法

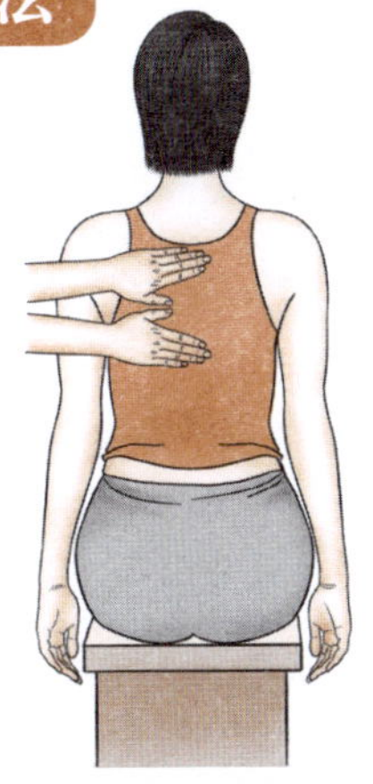

用手指指端或螺纹面按压督脉经穴和夹脊穴，可采取拨动、揉动、颤动、滑行移动等多种方式进行指压。

叩点

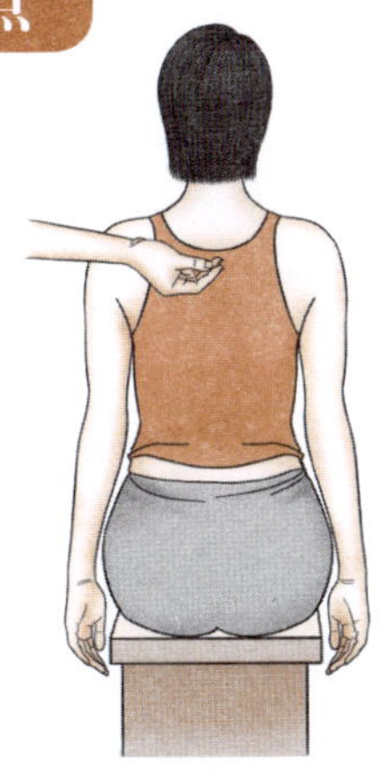

将手指微曲，食指按于中指背，拇指抵住中指掌侧面的远端指间关节，然后握紧小指及无名指，使用腕臂的力量，用指端快速地反复叩点穴位。

肘压

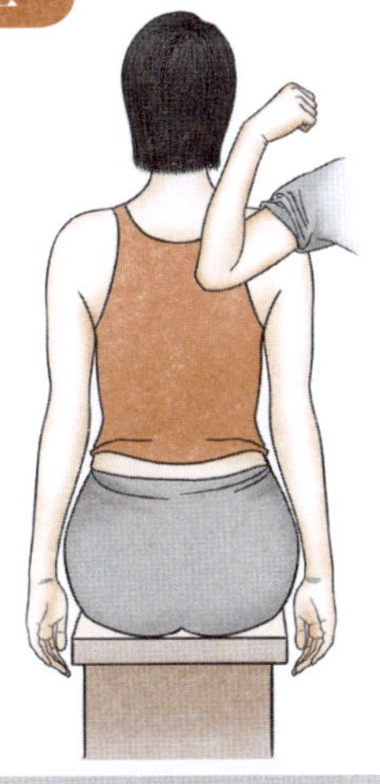

以肘尖为着力点对穴位进行按压，作用力较强。

爪掐

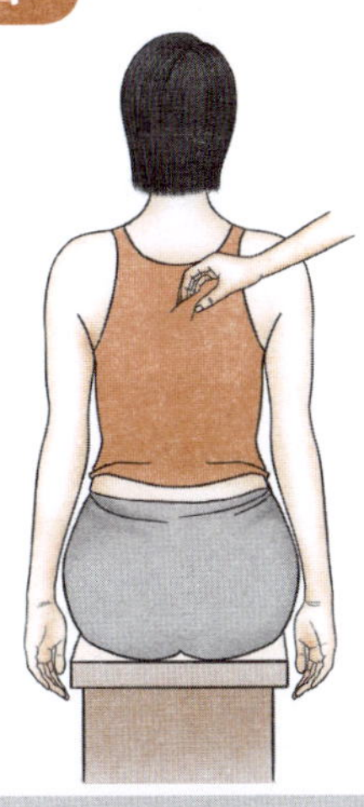

用指甲掐切穴位，以刺激穴位进行治疗。

020 整脊疗法 牵引复位的手法

整脊疗法是以分筋弹拨、按压梳理等整复手法施术于脊椎及其两侧，使患椎恢复正常，并促进督脉气血和畅，从而治疗脊椎损伤等疾病的一种方法。

在中国，整脊疗法很早就被医家所用，名医巢元方、孙思邈、李仲南、危亦林、胡延光等人在著作中都对此疗法有所记载，清代的《医宗金鉴·正骨心法要旨》更明确地指出："脊梁骨……先受风寒，后被跌打损伤者，瘀聚凝结。若脊筋陇起，骨缝必错，则成伛偻之形。当先揉筋，令其和软；再按其骨，徐徐合缝，背膂始直。"

虽然整脊疗法在中国有着悠久的历史，但其兴起却在美国、加拿大、法国、英国等国。自从公元 1897 年，柏默尔在美国创立整脊疗法学会后，整脊疗法就在美国、加拿大等国广泛流传，如在美国，已有 5 万名注册的整脊医师，牵引、旋转、屈伸等手法已机械化和计算机化，形成了规划化、科学化的体系；在加拿大和澳大利亚等国，整脊疗法已被归入医疗保险范畴以内的独立治疗方法之中。

作为一门传统医学与现代医学结合的疗法，整脊疗法有着独特的手法。此疗法主要是通过脊椎（定点）旋转复位手法，使患椎椎间隙及纤维环、椎间韧带发生旋转、牵拉，从而对突出的髓核产生了周边压力，使突出物易于回纳。此外，整脊疗法可以拨正偏歪的棘突，使椎体关节恢复正常的解剖位置，并能在一定程度上解除神经根对关节囊、黄韧带的压迫，改善椎动脉血液循环。

由于整脊疗法主要侧重于对变形脊椎的复位，所以对一些骨骼肌肉疾病，如肩颈痛、腰痛、头痛、椎骨变形等，都有着显著的效果，而对于一些损伤性脊椎病变，如颈椎综合征、腰椎间盘突出症、某些损伤性截瘫等也都有很好的疗效，一些患有颈椎综合征、腰椎间盘突出症等疾病的患者施治本疗法四、五次后即可缓解部分症状。此外，在进行整脊疗法后，一些由脊椎病引起的高血压、心律失常、脑外伤后综合征、视力减弱或失明、耳聋等疾病也能获得一定程度的改善。

整脊疗法的适应病症、注意事项及禁忌

整脊疗法的适应病症

在脊椎治疗中，整脊疗法比较注重对脊椎的整复，因此常被用于治疗损伤性脊椎病变及其引起的某些疾病，均有较好的疗效。

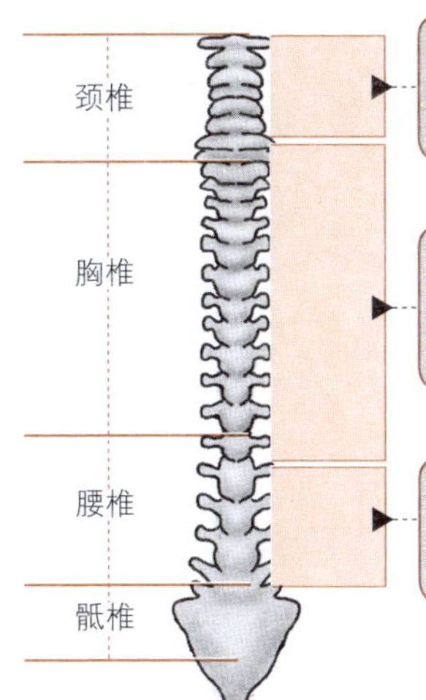

对颈椎病等表现为头、面、颈、臂部位症状为主者，应在颈椎段检查和确定病椎部位，并施以相应的整复手法。

对心律失常、胃脘痛、肋间神经痛、腹泻等表现为胸、腹部症状为主者，应在胸椎段检查和确定病椎部位，并施以相应的整复手法。

对腰痛、下肢疼痛麻木、大小便障碍等表现为腰部症状为主者，应在腰椎段检查，并施以相应的整复手法。

整脊疗法的注意事项

在整脊过程中，有一些需要注意的事项，如果对这些问题不多加注意，很可能影响整脊的疗效。

1. 在整脊之前，应准确定位病椎，如果患椎定位不准，或偏歪棘突方向判断错误，会影响整脊的疗效，甚至加重病情。

2. 在整脊时，应柔和用力，手法娴熟。当一次整复不能拨正偏歪棘突时，不宜连续施治，需用分筋疏理、拿点摩揉等推拿手法解除痉挛后，才能施以整复手法。对某些病人治疗时，应间隔数日施治 1 次，连续 4 至 5 次治疗才能拨正偏歪棘突，不能急于求成。

3. 在颈椎部位施用整脊疗法时，手法应慎重，如手法不当可能会刺激椎动脉而使患者虚脱，甚至导致医源性脊椎损伤。

禁忌

对于年老体弱者，妇女妊娠、月经期，伴有急性感染性疾病或严重心肺肝肾等器质性疾患、肿瘤及骨结核等患者，应慎用整脊疗法。

整复之术——整脊手法

一般而言，在进行整脊之前，施术者都要使用触按检查方法来检测脊椎的情况。其具体内容是：施术者用两手拇指指腹桡侧按于患者的脊椎两侧，然后用“八”字形由上至下、左右分拨按摸患者的脊椎，以判断椎旁筋肉有无变厚、挛缩、钝厚及条索样剥离等病变。在此之后，施术者可一手触按脊椎，另一手扶持其躯体，使患者身体前屈后仰，然后用拇指触按患者的脊椎棘突，确认其是否偏歪。在正常情况下，人体的棘突侧缘连线应与脊椎中心线成平行线，各脊椎棘突上下角的连线和各棘突上下角尖的连线应能与脊椎中心线重叠。而当棘突偏歪时，各患椎棘突上下角的连线就会偏离脊椎的中心线，患椎棘突的上下角尖与其上下棘突的角尖连线同中心线呈相交斜线，棘突的侧缘向外成角，如果按压患椎棘突还会有明显的压痛。

在确诊后，施术者可对患者进行整脊治疗，其具体步骤主要是：施术者用左（右）手拇指顶住患椎偏歪的棘突，并用力向对侧推按，以拨正偏歪的棘突；左（右）手扶持患者躯体，使其脊椎逐渐屈曲，此时棘突也会偏歪一侧侧弯，然后使其做顺时针或逆时针方向旋转。在两手协同动作时，应用一手先顶住患者的患椎棘突，在旋转的最后几次用力推按，使偏歪棘突复位，并用手指感知弹跳感。另外，为了加强疗效，施术者可在施行复位手法前后，根据患椎筋肉损伤及病变情况，对患者进行分筋梳理、拿点摩揉，以达到舒筋活血的效果。

与捏脊、指拨、按脊等疗法相比，整脊疗法的手法所需力量较大，往往使患者的躯体大幅度地扭曲，因此有人认为有一定的危险性。但是从临床效果来看，正确的整脊疗法很少发生并发症。根据美国健康政策及研究局的调查，颈椎治疗的并发症的机率是 100 万分之一，腰椎治疗为 1 亿分之一。一般来说，只要选择专业的医师，使用了正规的手法，整脊疗法是不易发生并发症的。即使是初学者，只要严格掌握了整脊疗法的适应症和治疗手法，在应用本疗法时，也基本不会给患者造成医源性损伤。

整脊疗法的常用手法

在整脊疗法中，有一些经常使用的手法，其主要手法有三种，分别是俯卧摇腿揉腰法、牵引复位法、俯卧双向分压法。

俯卧摇腿揉腰法

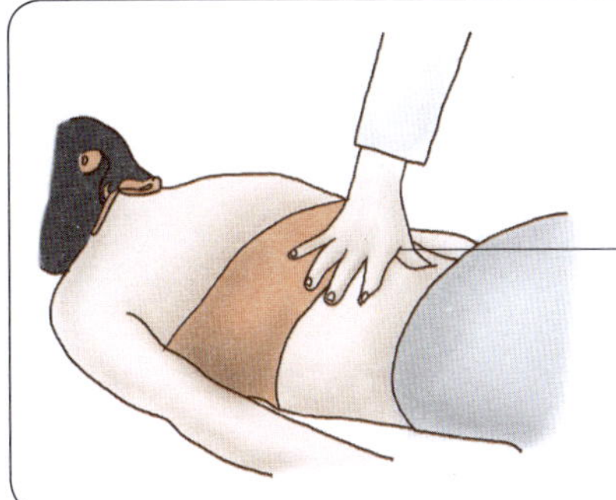

患者取俯卧位，医者用左手握住患者的腰部作推拉运动，使患者的臀部左右摇动，右手则定位在患者的偏歪棘突上，制造阻力。本手法每次进行5～8分钟，主要利用肌肉的生物力学来整复偏歪棘突。

牵引复位法

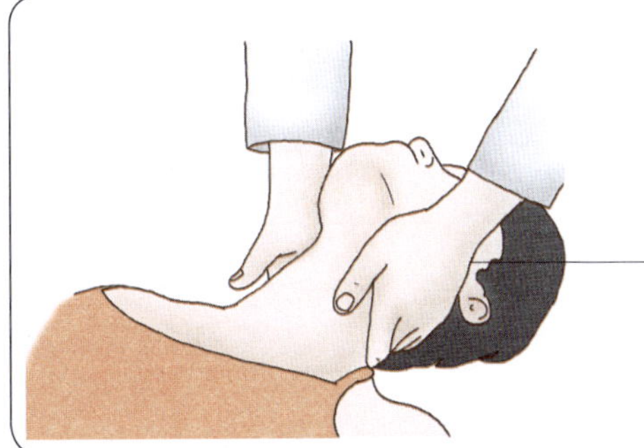

患者平枕，取仰卧位，医者用双手托住患者的颈部，然后用一手中指紧扣后突的棘突，向头顶方向牵引。在牵引时，患者可深呼吸，在其呼气时，医者紧扣棘突的中指可同时上顶，会产生滑动感或关节的弹响。

俯卧双向分压法

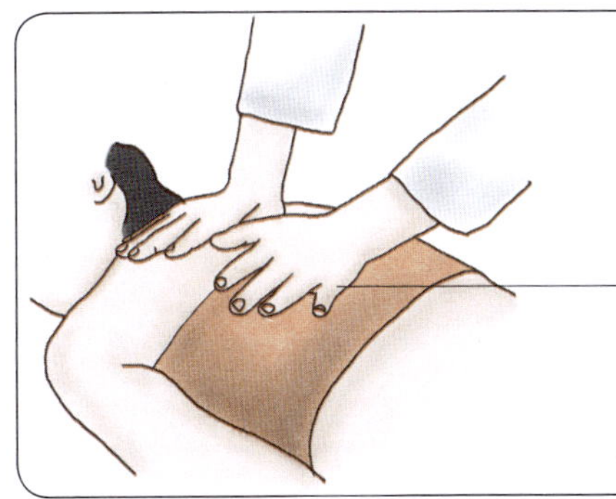

患者取俯卧位，医者在其胸前放置高枕，使其成驼背状。医者在右侧站立，以掌根部分别置于凹陷病椎的上下二椎棘突处，然后配合患者的呼吸由轻到重地冲压，用反作用力将凹陷的脊椎复原。

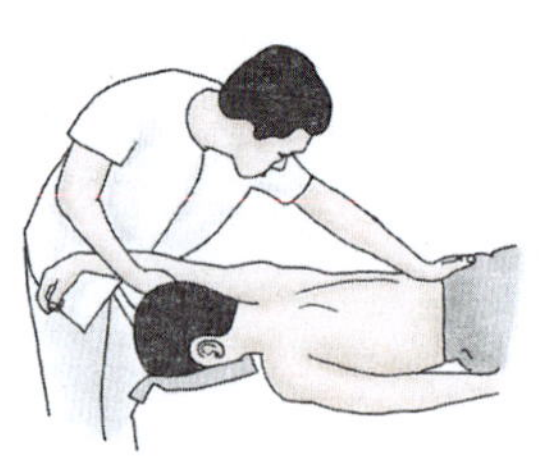

DISIZHANG

第四章

脊疗专家教你远离亚健康

现代人由于生活紧张，身体经常超负荷运动，长此以往就会出现一些疲劳倦怠甚至不舒服的信号，如果不能及时调整，很有可能引发疾病。为了避免小毛病变为大毛病，我们可以用脊疗来改善不健康的状态。

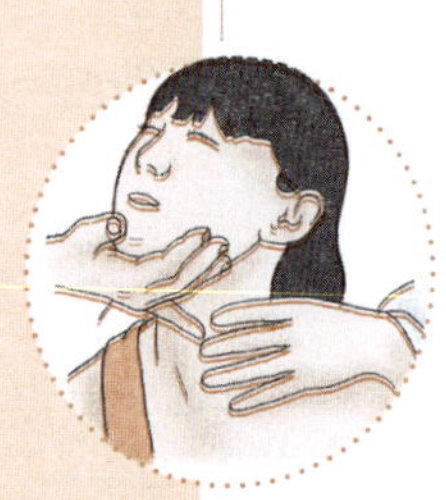

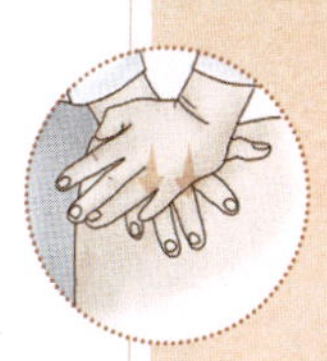

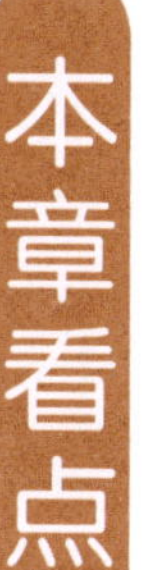

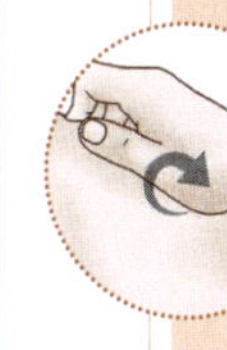

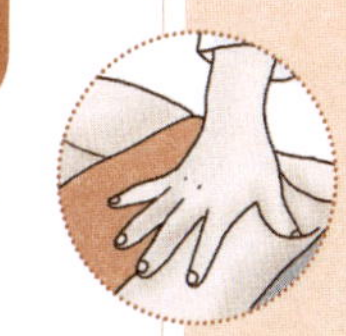

- 神经衰弱

  用脊疗帮你矫正错位、精神愉悦

- 眩晕

  用脊疗帮你调整气血、安定心神

- 多汗

  用脊疗帮你减少汗液、通调水道

- 功能性消化不良

  用脊疗帮你健脾和胃、疏肝理气

- 电脑并发症

  用脊疗帮你放松身体、恢复健康

- 肥胖

  用脊疗帮你消耗脂肪、成功瘦身

021 神经衰弱 矫正错位，精神愉悦

神经衰弱是指精神容易兴奋和脑力容易疲乏、常有情绪烦躁等心理症状的神经性障碍，一般都由神经因素引起。此外，第 1 颈椎至第 3 颈椎的错位也可能损伤颈上交感神经节，造成神经衰弱。

病症概述

神经衰弱是一种常见的疾病，多见于青年人和中年人，其表现主要为头痛、头晕、睡眠不好、记忆力减退、疲惫无力等。

诊断

1. 神经系统：如头痛、头晕、脑胀、耳鸣、眼花、记忆力减退、思想不能集中、容易激动等。此外，在工作或学习时提不起精神来，睡眠不好或整夜睡不着，白天就疲劳，出现脚软无力和全身各部分含糊不清的似有似无的感觉等。

2. 循环系统：如心跳、气急、胸痛和出汗等。以这些症状为主的称心血管神经官能症。

3. 消化系统：如胃口不好、胃部胀痛、呕吐、胸闷、腹泻和便秘等。以这些症状为主的称胃肠神经官能症。

4. 生殖系统：如阳痿、早泄和遗精等。以这些症状为主的称性神经官能症。

病因病理

神经衰弱的病因不明，但是通常认为精神因素是造成神经衰弱的主因。高级神经过度紧张后，神经活动处于相对疲乏的一种状态。当过度疲劳而又得不到休息，或经常改变生活环境而又不适应，都有可能使神经活动过程处于强烈而持久的紧张状态，如果超过神经系统张力的承受限度，就会发生神经衰弱。

从脊椎病因来看，第 1 颈椎至第 3 颈椎的错位可损伤颈上交感神经节，而患者在卧位时会牵扯受损的神经节，使之保持兴奋，从而使患者不能安眠，进而出现头晕、精神疲惫等症状。

专家提示

为了预防及治疗神经衰弱，应该保持良好的情绪，提高自己的心理素质，避免长期处于悲观失望、消极厌世、愁闷忧虑等消极情绪，平时则应加强体育锻炼，注意睡眠卫生，保证睡眠时间，按时睡眠，克服不规律睡眠。

神经衰弱的脊疗

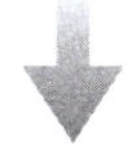

患者体位：坐位
治疗部位：肩部
治疗手法：按揉
治疗目的：松弛肌肉

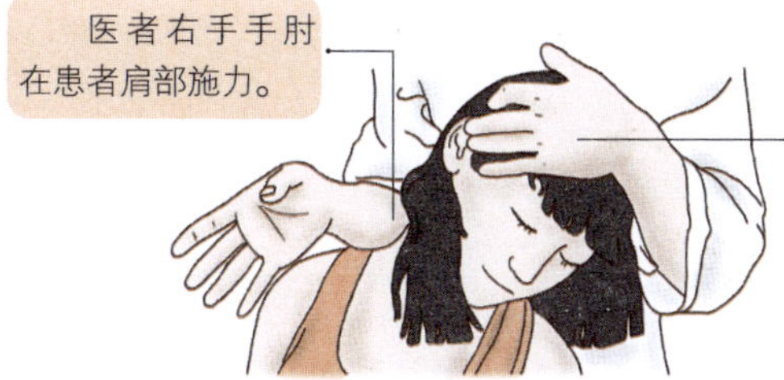

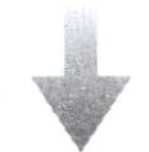

患者体位：卧位
治疗部位：背部
治疗手法：按压
治疗目的：松弛肌肉

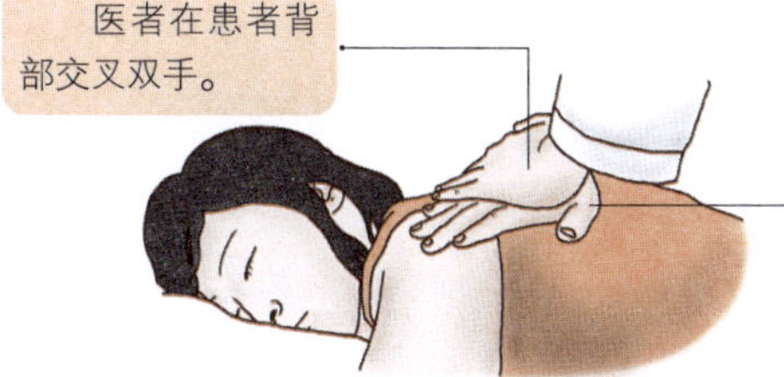

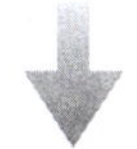

患者体位：坐位
治疗部位：颈部
治疗手法：牵引
治疗目的：颈椎复位

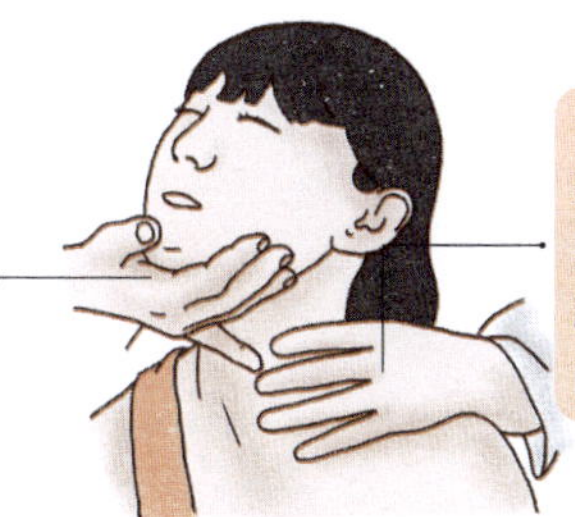

step4

患者体位：坐位
治疗部位：颈部
治疗手法：按揉
治疗目的：巩固疗效

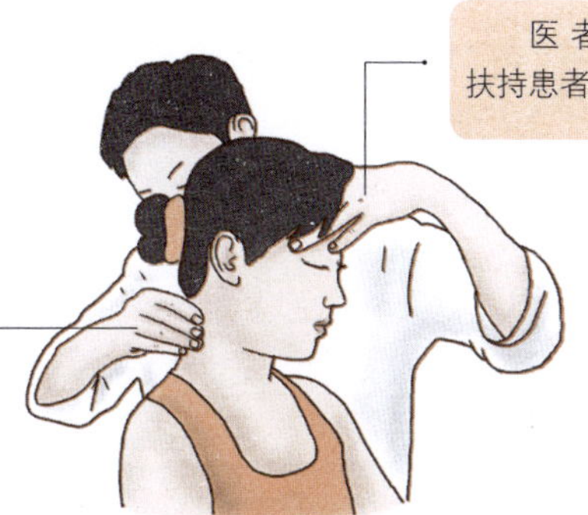

022 眩晕 伸展转动，气血两足

眩晕是目眩和头晕的总称，是脑神经失调的一种表现。除了脑组织、脑神经疾病、耳部疾病的影响外，当颈部受损引起椎动脉系统供血不足时，也会导致眩晕。

病症概述

眩晕是目眩和头晕的总称，也就是感觉自身或外界的东西在旋转运动，通常会使人站立不稳、头昏眼花。

诊断

1. 眩晕与环境的关系：长期生活在嘈杂的环境中，耳源性眩晕的可能最大；在坐船或乘车时发生眩晕，运动病的可能性较大。

2. 眩晕发生的情况：感觉到自身及周围环境在旋转，常见于脑部疾病；没有感觉外物及自身在旋转，只是站立不稳，常见于心血管疾病。

3. 眩晕伴有的症状：伴有恶心呕吐、眼球震颤，应考虑耳源性眩晕；伴有口吐白沫、抽搐等，应考虑癫痫；情绪激动时头晕加重，应考虑高血压或动脉硬化。

病因病理

头昏目眩是脑神经失调的一种表现，引起眩晕的疾病种类很多。如果只是偶然发生，那可能是因熬夜、用脑过度、室内空气太闷，造成脑缺氧所致。但若是一再发生，则要考虑贫血、低血糖、直立性低血压、高血压、颅内压降低、神经衰弱、午睡不当、鼻炎、贫血、药物副作用等原因。

从脊椎病因来看，颈部受损引起椎动脉系统供血不足时，也会导致眩晕。椎动脉由锁骨下动脉第 1 段发出，向上穿行于第 6 颈椎至第 1 颈椎的横突孔，经枕骨大孔上升至颅内。而当颈部外伤、劳损、自然老化时，颈椎椎间板会生成骨刺，或发生小关节脱位，这些问题不仅会引起颈周围软组织痉挛，还会造成椎动脉受压、变形，以致脑部的供血不足，进而诱发脑内微循环障碍而导致眩晕的发生。

专家提示

提高自己的心理素质，保持良好的情绪，避免长期处于悲观失望、消极厌世、愁闷忧虑等消极情绪。平时加强体育锻炼，注意劳逸结合。

眩晕的脊疗

step1

患者体位：俯卧
治疗部位：背部
治疗手法：按压
治疗目的：松弛肌肉

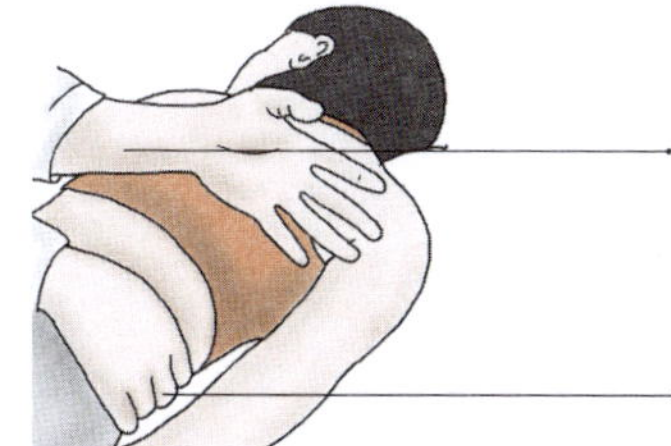

医者左手手肘在患者背部施力，松弛背部软组织。

医者右手扶持患者腰部。

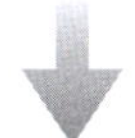

step2

患者体位：坐位
治疗部位：颈部
治疗手法：按揉
治疗目的：松弛肌肉

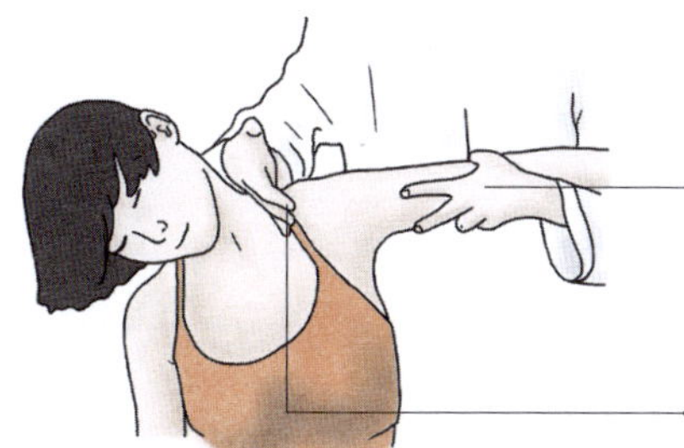

医者左手扶持患者左手。

医者右手掌根在患者颈部施力按揉。

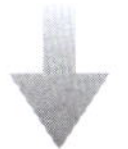

step3

患者体位：坐位
治疗部位：右肩
治疗手法：按揉
治疗目的：松弛肌肉

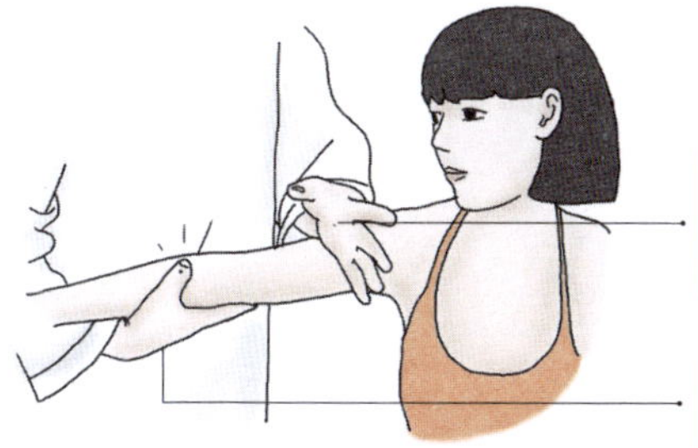

医者左手掌根沿患者手臂施力，以松弛上肢肌肉软组织。

医者右手扶持患者右手。

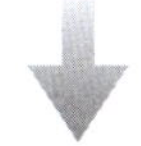

step4

患者体位：仰卧
治疗部位：颈部
治疗手法：牵拉
治疗目的：颈椎整复

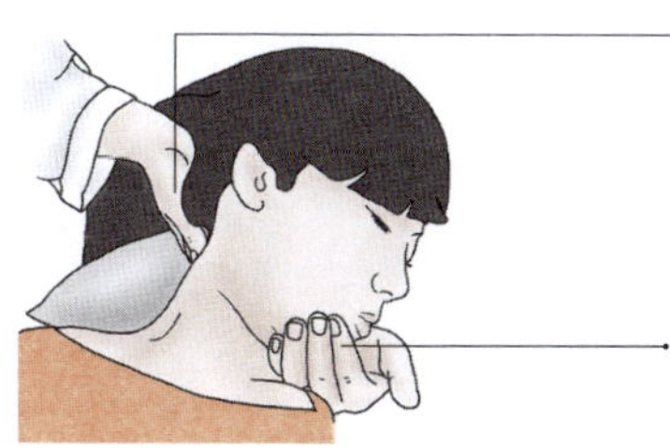

医者右手托持患者枕部，起支撑作用。

医者左手托持患者下颌，使其头部上仰侧转，待转到较大幅度时，施以有限度的闪动力。

023 多汗 减少汗液，通调水道

多汗主要表现为身体很容易流汗，与外界温度、气候、季节以及情感变化都有一定关系。此外，第 5 腰椎和第 11 胸椎发生病变后，也有可能引起多汗。

病症概述

多汗即汗腺分泌过多，是指排除天热、厚衣、运动、服药等正常因素而出汗增多的病症。一般而言，多汗具有突然性和间断性的特点，每次发作持续时间多为 5 ~ 30 分钟，发作次数则不定。

诊断

临床上观察到的许多病例为多部位同时出汗，如面部、手掌、足底、腋窝等。

1. 面部多汗：出汗部位多集中在前额，汗液自上向下流入眼框和颈部，必须不断地擦拭。多数患者还伴有面部潮红，严重者面部甚至呈紫红色。

2. 手掌多汗：出汗部位集中在手掌，症状较轻者手掌湿润；症状较重者手掌可分泌出肉眼可见的汗珠，并伴有手掌冰凉的现象。

3. 腋窝多汗：出汗部位集中在腋窝，很容易在腋下部位呈大片汗斑状，症状较重者容易引起腋窝皮肤细菌或真菌感染，严重时会出现皮肤糜烂的情况。

4. 足底多汗：出汗部位集中在足部，汗液容易蓄积，引起皮肤继发性病变，如皮炎、足癣、皮肤角化脱落、皮肤疱疹等。

病因病理

多汗的出现与剧烈活动等诸多因素有关，但也可能没有任何诱发因素，大多数患者在夏天症状较重，冬季症状较轻。

从中医理论来看，人体的排汗功能主要由脾俞管辖，而在人体经络中，脾俞属于膀胱经，负责控制体内湿气和水分的排出，如在此穴位进行治疗，有助于促进气血流通和水分的蒸发，减轻大量出汗的困扰。

专家提示

多汗患者可以选择一些散步、快走、游泳等平和的运动来强化心脏功能，但不宜进行竞争性的运动，以免流汗过多。此外，患者可以经常食用清凉、退火、止渴的食物，如西瓜汁、当归等，最好少吃辛辣和刺激性食物。

多汗的脊疗

step1

患者体位：俯卧
治疗部位：背部
治疗手法：按压
治疗目的：松弛肌肉

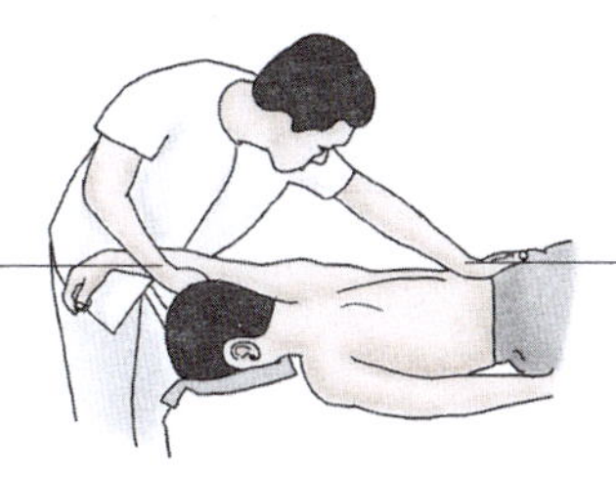

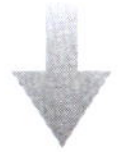

step2

患者体位：俯卧
治疗部位：足部
治疗手法：转动
治疗目的：松弛肌肉

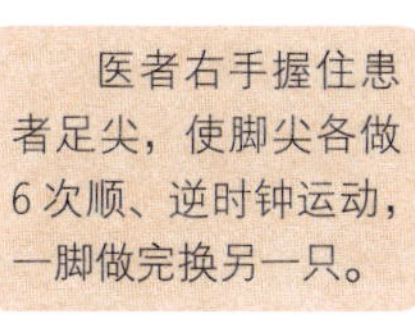

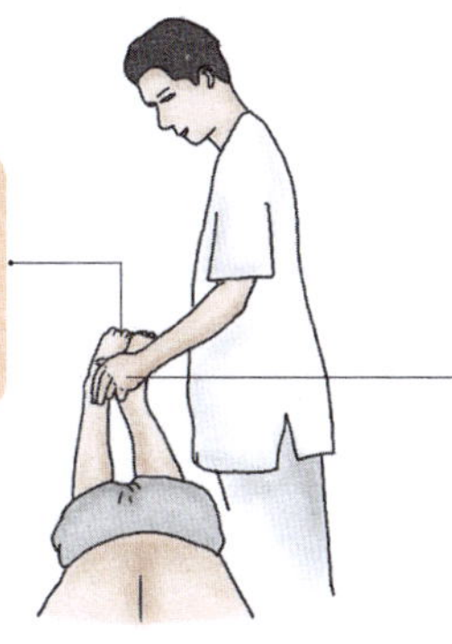

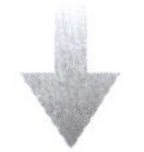

step3

患者体位：俯卧
治疗部位：臀部
治疗手法：推压
治疗目的：脊椎复位

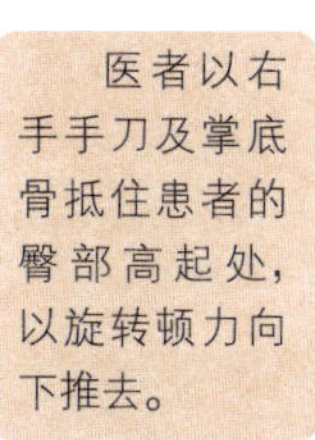

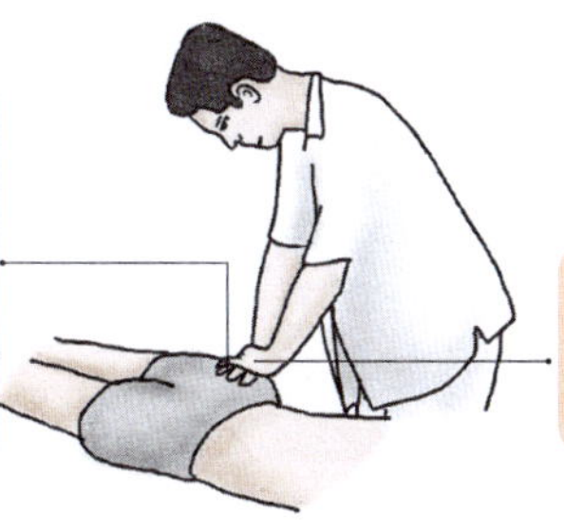

对症食疗

【当归黄芪汤】

材料：当归、黄芪、芍药各30克，生姜75克。

制作：将当归、黄芪锉焙，芍药切焙，然后与生姜一起粗捣筛，分作八份，每20克加400毫升水，煎至150毫升，然后去渣饮用。

024 功能性消化不良 健脾和胃，疏肝理气

功能性消化不良是胃肠神经紊乱的表现之一，多因胃肠动力障碍而引发。此外，胸椎扭伤、外伤或慢性劳损后也会压迫脊神经，引起功能性消化不良。

病症概述

功能性消化不良的主要症状包括上腹痛、上腹胀、早饱、嗳气、食欲不振、恶心、呕吐等，是患者经检查排除引起这些症状的器质疾病的一组临床综合征，症状可持续或反复发作，病程一般为超过四周或在十二月中累计超过十二周。

诊断

1. 有上腹痛，伴有腹胀、早饱、嗳气、恶心、呕吐等上腹不适症状，至少持续四周或十二月中累计超过十二周。

2. 内镜检查未发现胃及十二指肠溃疡、糜烂、肿瘤等器质性病变，未发现食管炎，也无上述疾病病史。

3. 检查排除肝胆、胰腺疾病；无糖尿病、肾脏病、结缔组织病及精神病。

4. 无腹部手术史。对科研病例选择还需将伴有肠易激综合征者除外，以免影响研究的可比性；经定期随访未发现新的器质性病变，随访时间一年以上。

病因病理

功能性消化不良的病因至今尚未清楚，大量研究提示可能与多种因素有关，其中胃肠动力障碍是功能性消化不良的主要病理生理学基础，而胃感觉过敏、精神因素和应激因素也能引起功能性消化不良。中医理论则认为肝郁气滞、饮食不节会伤及脾胃，导致消化功能减弱，出现功能性消化不良的症状。

从脊椎病因来看，当胸椎扭伤、外伤或慢性劳损后，会使椎体发生错位或小关节紊乱，这些错位的椎体、小关节和继发性的骨赘会挤压胸段的脊神经，引起功能性消化不良，日久还会引发胃炎、溃疡等器质性病变。

专家提示

功能性消化不良患者就餐时不要穿束紧腰部的衣裤，进餐则应定时，不可匆促进食、囫囵吞食、边走边食。在食物的选择上，不要过冷或过烫，不要吃泡饭，也不要和水进食，饭前饭后都不要马上大量饮用液体，更不要饮酒，还应避免大吃大喝，尤其是辛辣和富含脂肪的饮食。

功能性消化不良的脊疗

step1

患者体位：俯卧
治疗部位：背部
治疗手法：按揉
治疗目的：松弛肌肉

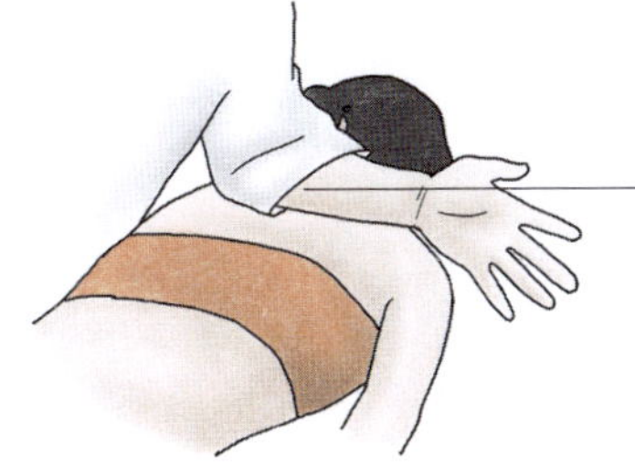

医者右手手肘在患者背部施力。

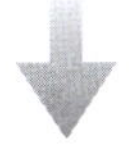

step2

患者体位：俯卧
治疗部位：背部
治疗手法：按压
治疗目的：松弛肌肉

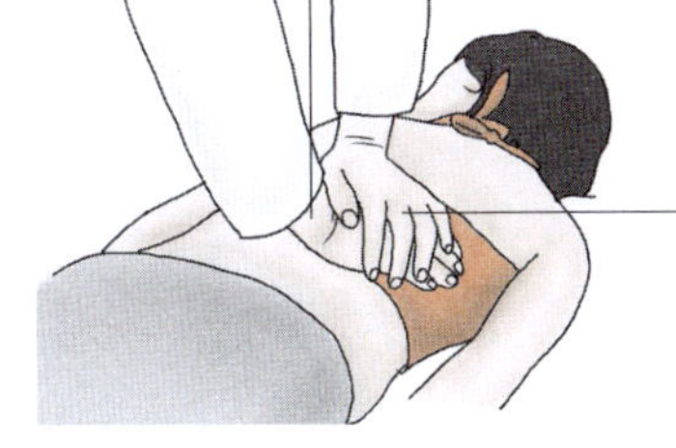

医者在患者背部交叉双手。

医者施力按压患者背部，松弛背部软组织。

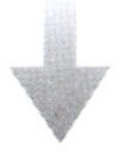

step3

患者体位：俯卧
治疗部位：背部
治疗手法：牵引
治疗目的：胸椎复位

医者右掌根置于患者第 4、第 5 胸椎棘突右旁。

医者左掌根置于患者第 7、第 8 胸椎棘突左旁，当患者呼气时，用适度的冲击力，旋转第 6、第 7 胸椎，使其复位。

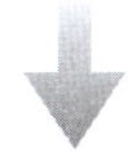

step4

患者体位：俯卧
治疗部位：背部
治疗手法：按压
治疗目的：胸椎复位

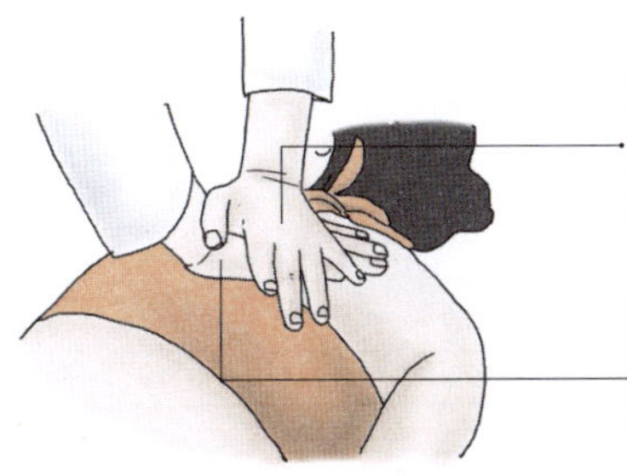

医者双手重叠，左手压在右手背上，右手掌根置于患者后凸棘突上。

医者在患者呼气时，用有限度的冲击力往下压，重复 2 ~ 4 次。

025 电脑综合征 拨筋推拿，改善血液循环

电脑综合征是指因沉迷电脑而出现的失眠、耳鸣、视力退化、腰酸背痛等系列症状，多是长时间使用电脑所致，是近年比较常见的病症之一。

病症概述

电脑综合征是近些年来出现的一种病症，是指电脑爱好者因长期久坐、缺乏运动、经常熬夜而引起的失眠、耳鸣、视力退化、腰酸背痛等系列症状。症状轻者会出现手指、手肘、肩关节发炎现象，严重者还曾出现颈部无法自转、下肢麻痹的病例。患有此病者，大多只要暂时休息就会改善，但严重时必须就医治疗。

诊断

1. 因长期手握鼠标，出现肩膀、颈椎、手臂的酸痛，年纪轻轻就开始腰骨不适。

2. 因长时间盯着屏幕，如沉迷网络游戏会受到强烈声光的轰炸，出现耳鸣、视力退化、散光、流泪、多梦、恶心等症状。

病因病理

患者由于长时间使用电脑，很少起身运动，容易使脑部持续处于兴奋状态，等到要睡觉时，脑细胞无法安静，即使睡着也会不停做梦。此外，长时间面对电脑，支撑性的活动持续过久，很容易给颈椎造成过度负担，久之可出现颈椎生理曲线消失、颈椎后小关节、椎后缘骨质增生等病症。

此外，在颈椎中，第 1、第 2 颈椎的活动度较其他颈椎更大，这两节颈椎若发生异常，就会压迫、扭转枕大神经，造成枕大神经的疼痛，而据实验调查，此因素在头痛发病率中居第 3 位，即使是对正常人不起反应的微弱刺激也会引发明显的头痛。

使用电脑的正确姿势

使用电脑时，应采取正确的操作姿势，首先端正坐姿，眼睛与屏幕的距离应在 40 ~ 50 厘米，上臂自然放直，前臂与上臂垂直或略向上 10 ~ 20 度，腕部与前臂保持同一水平，大腿应与椅面成水平，小腿与大腿成 90 度。

专家提示

使用电脑时间不宜过长，使用1小时后要休息15分钟左右，让眼睛和身体都得到休息。

电脑综合征的脊疗

step1

患者体位：俯卧
治疗部位：颈部
治疗手法：按压
治疗目的：颈椎复位

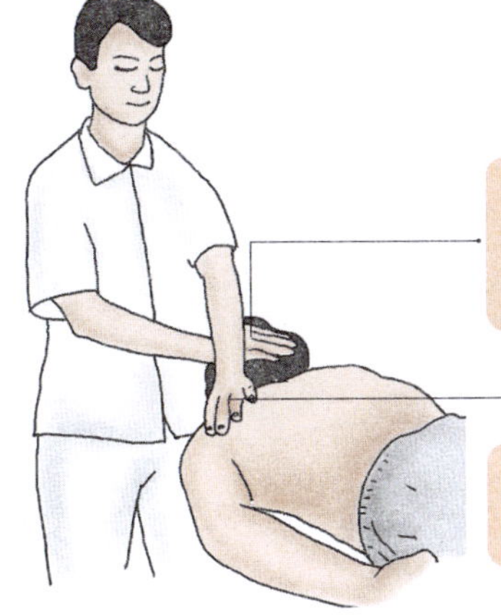

医者右手扶按住患者头部上方，使患者的脸部左转，然后施力按压。

医者左手按住患者肩膀，与右手同时按压。

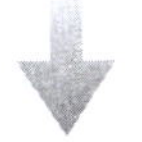

step2

患者体位：俯卧
治疗部位：肩胛骨
治疗手法：按压
治疗目的：肩胛复位

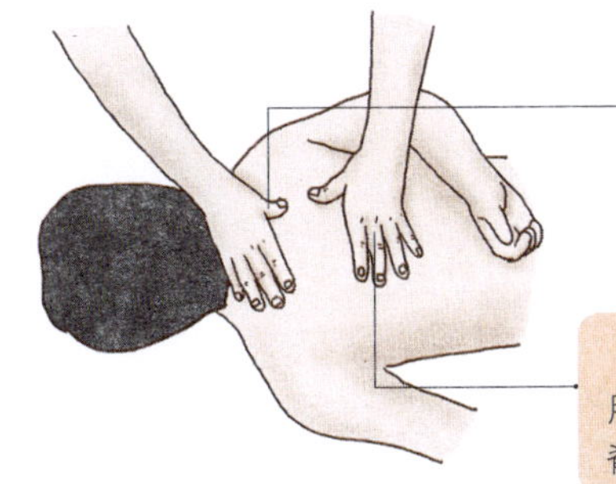

医者将患者的手臂往后弯曲，右手放在患者肩胛骨附近。

医者左手和右手一起用力，用拨筋法按压推拿脊椎沿线。

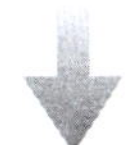

step3

患者体位：俯卧
治疗部位：肩胛骨
治疗手法：推压
治疗目的：肩胛复位

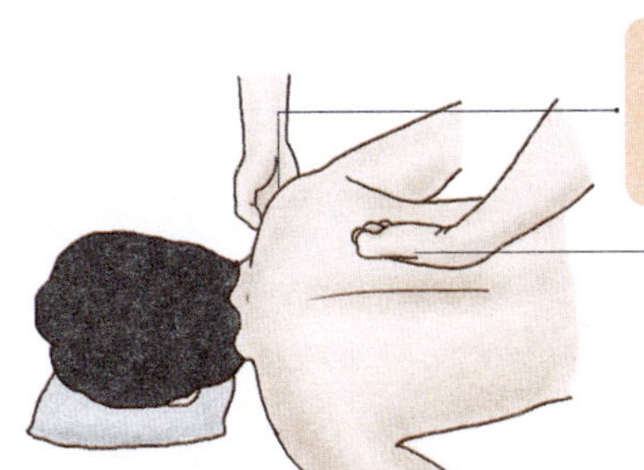

医者左手以手刀推压患者右肩，两手同时向中间推挤施压。

医者右手插入患者右侧的曲手凹陷肩胛骨中。

026 肥胖 消耗脂肪，成功瘦身

肥胖是指体内脂肪摄入量超过消耗量，主要是由过度饮食、内分泌混乱引起。此外，脊椎的病变也会阻碍体液的正常循环，进而造成肥胖。

病症概述

肥胖是一种社会性慢性疾病，是指机体内热量的摄入量高于消耗，导致体重超标、体态臃肿，通俗讲就是体内脂肪堆积过多。根据类型，肥胖可以分为单纯性肥胖、过食性肥胖、继发性肥胖等。

诊断

1. 成年人标准体重：(身高厘米 −100 厘米) ×90%= 标准体重 (千克)。一般说来，超重是指体重超过标准体重的 10%；而体重超出标准体重的 20%，称为轻度肥胖；超出标准体重的 30%，称为中度肥胖；当超过 50%，称为重度肥胖。

2. 儿童标准体重：(年龄 ×2) +8= 标准体重 (千克)。一般说来，超重是指体重超过标准体重的 10%；超出标准体重的 20%，称为轻度肥胖；超出标准体重的 30%，称为中度肥胖；当超过 50%，称为重度肥胖。

病理病因

单纯性肥胖就是非疾病引起的肥胖。过食性肥胖是由于人成年后过度饮食，使摄入的热量大大超过身体生长和活动的需要而造成肥胖。继发性肥胖是由内分泌混乱或代谢障碍引起的一类疾病。其他造成肥胖的因素包括肥胖家族史 (遗传因素)、摄入热量过多 (营养因素) 和药物副作用。

从脊椎病因来看，肥胖与脊椎病变也有一定的关系。如果脊椎歪斜、偏位，那么体液循环、淋巴液的回流也会受到阻碍，当它们在受阻处堆积时，就会形成肥胖。

专家提示

坚持合理的饮食计划，每日总热量应控制在1200千卡以下、蛋白质60克左右，少吃油煎食物和甜品，增加蔬菜量，主食应控制在每日150克。

对于单纯性肥胖的人，要减少热量的摄入，从事各种体力劳动和体育运动来增加机体对热量的消耗。

肥胖的脊疗

下半身肥胖

step1

患者体位：仰卧
治疗部位：腿部
治疗手法：推压
治疗目的：矫正两足

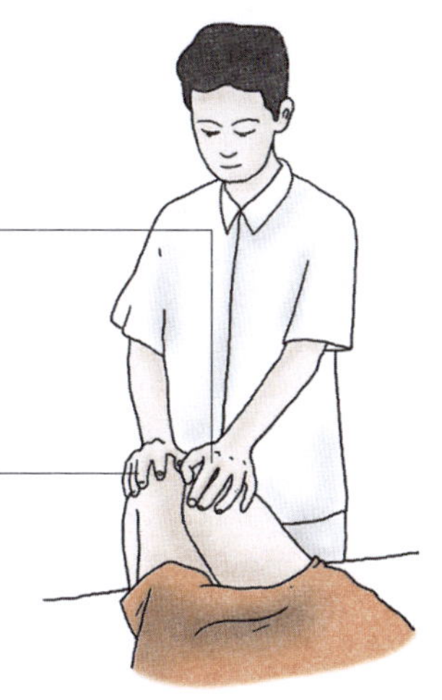

对右腿较长的患者，医者抬起其右膝，用左手向患者左膝上方推压。

医者右手固定患者左膝，若是左腿较长的患者，反向进行整复。

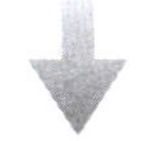

step2

患者体位：俯卧
治疗部位：臀部
治疗手法：推压
治疗目的：骨盆复位

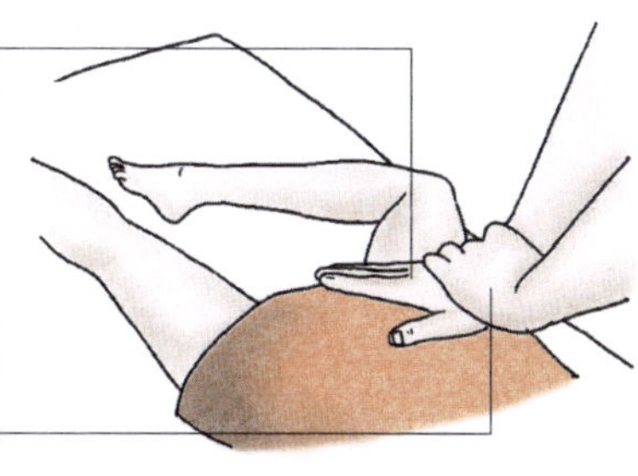

对左臀较低的患者，医者拉起其左膝，用右手按压患者左臀。

医者左手按在右手背上，运用瞬间的力量调正臀部。若是右臀较低的患者，反向进行整复。

肥胖自疗法

除了矫正脊椎外，肥胖症患者还可以用自疗法来改善。

1 **三餐定时**：首先注意饮食问题，特别是要吃早餐，否则会使胃部饥饿过久，午饭会被快速吸收，引起脂肪堆积，因此要坚持三餐定时，尽量少吃或不吃油炸食物和速食，饭后也尽量不吃零食。

2 **注意运动**：平时也要注意运动，多流汗，多喝水，以促进身体的新陈代谢。如果要避免大腿肥胖及臀部下垂，可以先面对桌子站立，然后用两手扶住桌子，往后做抬腿运动 20 次，或可以在床上侧卧，稍抬起下半身做侧抬腿运动。

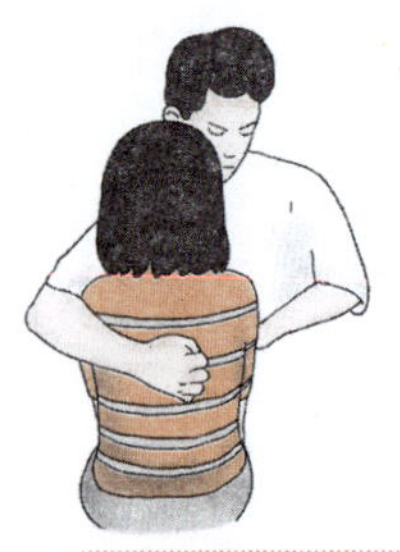

第五章

DIWUZHANG

脊椎本身疾病的治疗

在身体构造中，脊椎是比较容易受损的部位，当其发生错位后，很容易影响到肌肉和内脏器官，造成功能性紊乱，此时，我们可以通过脊疗来使受损的脊椎回复原位，以防治疾病的发生。

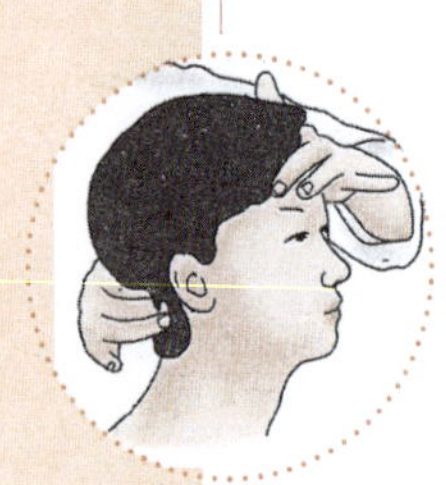

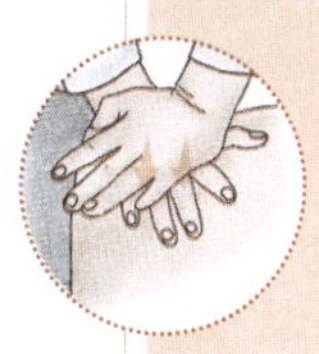

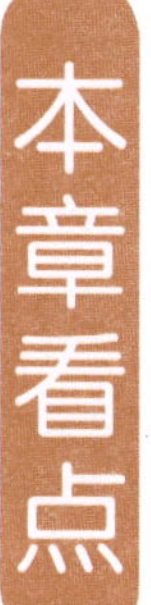

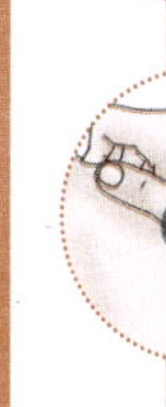

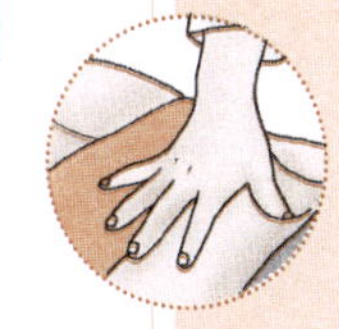

- 脊椎侧弯

  用脊疗帮你矫正脊椎、恢复健康

- 颈椎病

  用脊疗帮你通调气血、轻松运动

- 肩周炎

  用脊疗帮你松弛肌肉、缓解疼痛

- 急性腰扭伤

  用脊疗帮你扭正腰椎、活络关节

- 腰椎间盘突出症

  用脊疗帮你减除疼痛、轻松运动

- 足跟痛

  用脊疗帮你矫正错位、减轻压力

- 强直性脊柱炎

  用脊疗帮你疏通关节、行气活血

- 坐骨神经痛

  用脊疗帮你除风祛湿、散寒止痛

027 脊椎侧弯 施以顿力，矫正复原

脊椎侧弯是指脊椎的椎体偏离身体中线，通常是由先天、不适当的运动或外伤引起，这种异常不仅会导致许多生理问题，甚至还会影响到人际关系和未来的人格发展。

病症概述

脊椎侧弯是指脊椎的一个或数个节段偏离身体中线向侧方弯曲，形成一个带有弧度的脊柱畸形的病症，通常还伴有脊椎的旋转、矢状面上后突或前突的增加或减少、骨盆的旋转倾斜畸形等病变。一般而言，脊椎侧弯常发生于颈椎、胸椎，侧弯的部位如在脊椎一侧，呈“C”形型；如在双侧则呈“S”形。

诊断

1. 部分脊椎棘突偏离身体中线为脊椎侧弯，有左侧弯、右侧弯、“S”形弯、“C”形弯。轻度脊椎侧弯时，患者会出现站立时躯干不对称等表现；中度以上脊椎侧弯的患者常会出现侧弯一侧的后弯异常，俗称为“剃刀背”；而重度脊椎侧弯的患者会出现胸廓塌陷、躯干不平衡、躯干缩短等表现，甚至会因此引起肺功能障碍、气促、心悸等。如侧弯超过 100 度后，部分患者还会出现神经症状，轻者下肢麻木、无力、肌肉萎缩；重者甚至出现截瘫。

2. 胸段脊椎后凸超过生理正常曲线为脊椎后凸。

3. 脊椎局部椎体向后凸起称“鞍背”，整个脊椎像弓一样向后凸起称“圆背”。

4. 胸骨往前凸起或向后凹陷称“畸胸”。

病理病因

从临床上而言，脊椎侧弯的病因可以分为遗传性因素和后天因素两大类。遗传性是指先天的脊椎侧弯，如接生不当对婴儿脊椎造成的损伤、早产等先天禀赋不足造成的骨骼发育缓慢等。后天因素则有多种，如不适当的运动和外伤对脊椎的损伤，长期姿势不当、缺乏体育锻炼也都会导致脊椎侧弯。

专家提示

脊椎侧弯患者应经常做一些自我矫正运动。如果有腰酸背痛的症状，可以在起床后或睡觉前在硬板床上仰卧，接着向上高举双手、双脚，并轻微地抖动30秒，然后放下休息一会，重复做10~15次，以协调脊椎两侧的自律神经。

在饮食方面，脊椎侧弯患者应多摄取蛋白质和高钙食品，如豆类、豆浆等。

脊椎侧弯的脊疗

step1

患者体位：坐位
治疗部位：背部
目的：找出基准线

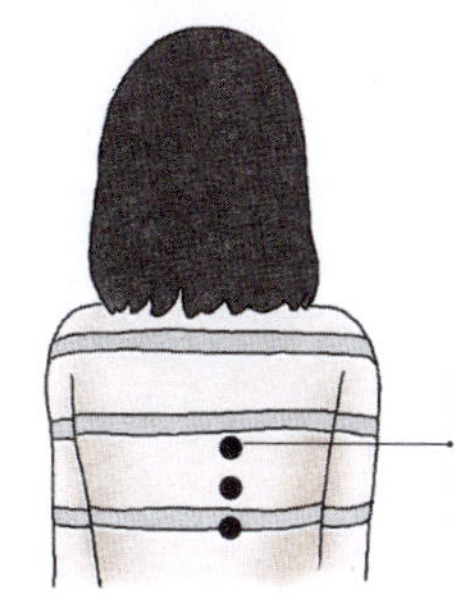

医者找出患者背部的正确的基准线。

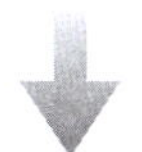

step2

患者体位：坐位
治疗部位：背部
治疗手法：推压
治疗目的：胸椎复位

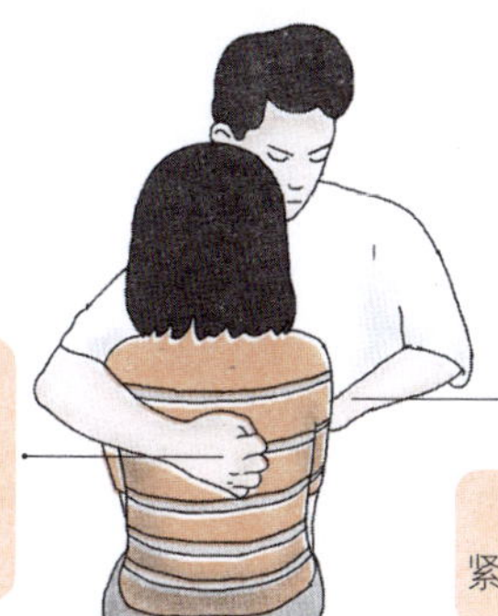

医者右手抵住患者背后的胸椎变位处，自后面推压胸椎变位处。

医者左手自前方紧握患者交叉的双臂。

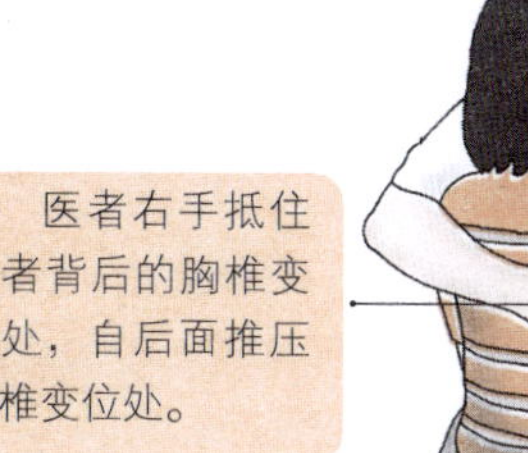

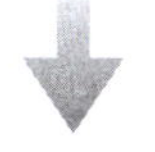

step3

患者体位：仰卧
治疗部位：背部
治疗手法：牵引
治疗目的：胸椎复位

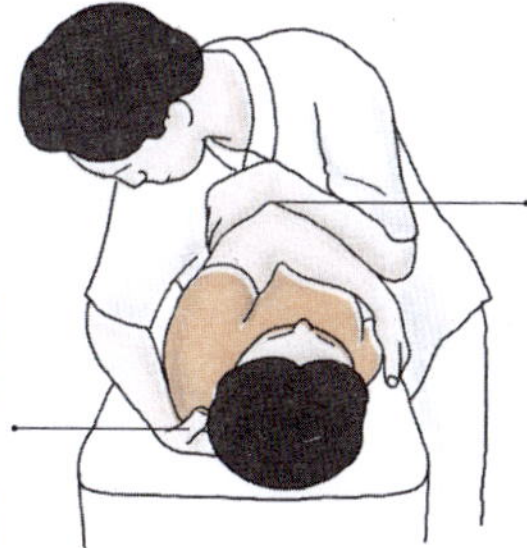

医者用左手抓牢患者交叉的双臂，稍用力往自己的方向拉伸。

医者右手掌根按住患者背后的胸椎变位处，并施力推压。

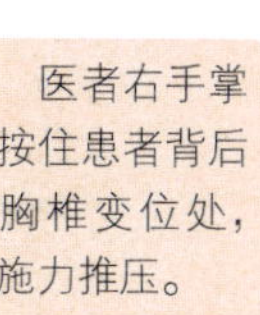

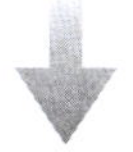

step4

患者体位：侧卧
治疗部位：背部
治疗手法：推压
治疗目的：胸椎复位

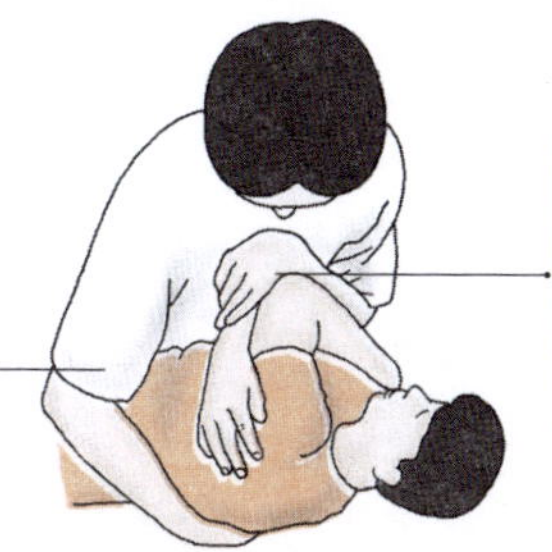

医者右手掌根按住患者背后的胸椎变位处，并施力推压，多用于侧弯面积较大的患者。

医者用左手抓牢患者交叉的双臂，稍用力往自己的方向拉伸。

028 颈椎病 引导推动，松弛肌肉

颈椎病是一种以退行性病理改变为基础的疾病，主要由颈椎长期劳损、骨质增生，或椎间盘突出、韧带增厚而引发，多发生于长期伏案工作者之中。

病症概述

颈椎病又称“颈椎综合征”，是一种以退行性病理改变为基础的疾病，是颈椎骨关节炎、增生性颈椎炎、颈神经根综合征、颈椎间盘突出症的总称。

诊断

1. 颈椎病单纯的类型少，大多是几个类型混合在一起。所以说，此病的症状是多样而复杂的。大多数患者开始症状较轻，以后逐渐加重。

2. 颈椎病的主要症状是头、颈、肩、背、手臂酸痛，脖子僵硬，活动受限。颈肩酸痛可放射至头枕部和上肢，有的伴有头晕，重者伴有恶心呕吐。有的一侧面部发热，有时出汗异常。肩背部有沉重感，上肢无力，手指发麻，肢体皮肤感觉减退，手握物无力，有时不自觉地握物落地。另一些病人下肢无力，行走不稳，双脚麻木，行走时有踏棉花的感觉。

3. 当颈椎病累及交感神经时，可出现头晕、头痛、视力模糊、双眼发胀发干、双眼张不开、耳鸣、耳堵、平衡失调、心动过速、心慌、胸部紧束感，有的甚至出现胃肠胀气等症状。有少数人出现大、小便失控，性功能障碍，甚至四肢瘫痪，也有吞咽困难、发音困难等症状。

病因病理

颈椎病是神经根受到刺激和压迫而引发的疾病。从中医上讲，属于颈部“伤筋”，主要是积劳成伤、气血阻滞、损伤肝肾，使经脉失养、筋骨失利所致。

而从脊椎病因来看，由于人体的颈部日常活动频繁，活动度较大，所以中年以后很容易发生劳损。此外，长期低头工作，如会计、缝纫、刺绣，以及姿势不当或者急速冲撞，都有可能伤害到颈椎。

专家提示

患有颈椎病者不要在颈部过于劳累的状态下工作、看书、上网等；纠正不适当的坐姿，使用合理的睡眠姿势，选用高低合适的枕头；防止颈部受风受寒，积极治疗颈部疾病。

颈椎病的脊疗

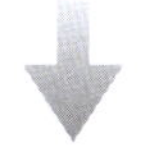

患者体位：坐位
治疗部位：肩部
治疗手法：按揉
治疗目的：松弛肌肉

医者右手手肘在患者肩部施力，以松弛肩部。

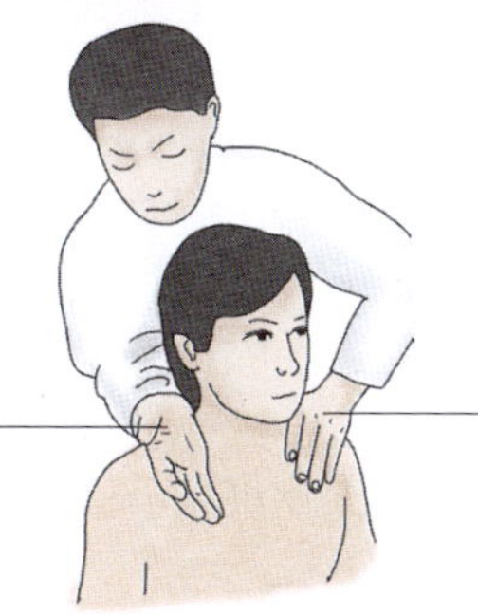

医者左手扶持患者肩部。

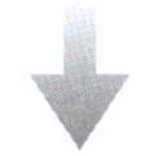

患者体位：坐位
治疗部位：颈部
治疗手法：推压
治疗目的：整复颈椎

医者右手扶持患者下颌，使患者的头部向左右两侧缓缓转动。

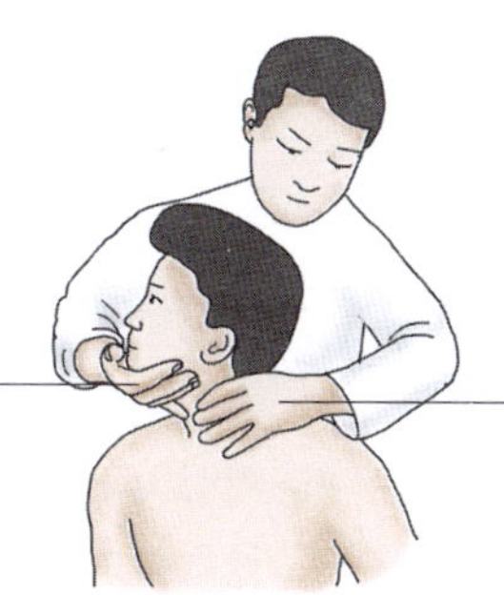

医者左手拇指按住患者偏歪的棘突，当感到指下有松弛感时，稍用力向一侧推动。

患者体位：坐位
治疗部位：颈部
治疗手法：按揉
治疗目的：整复颈椎

医者右手拇指沿棘突，自上而下轻轻按揉，使颈韧带贴附在棘突上。

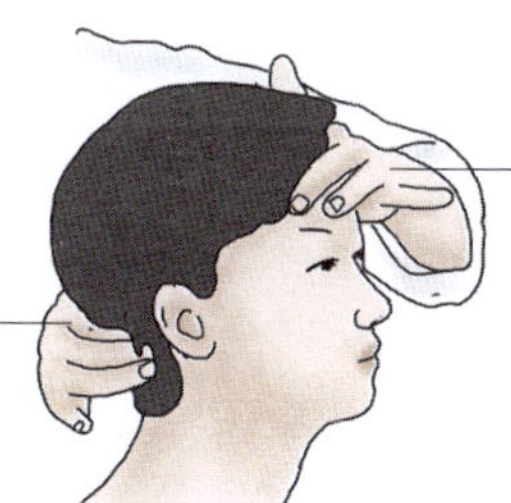

医者左手扶持患者额头，固定其头部。

step4

患者体位：坐位
治疗部位：颈部
治疗手法：按压
治疗目的：巩固疗效

医者右手将患者颈部往右侧推压，重复5次，然后换手交替进行，每侧做15次。

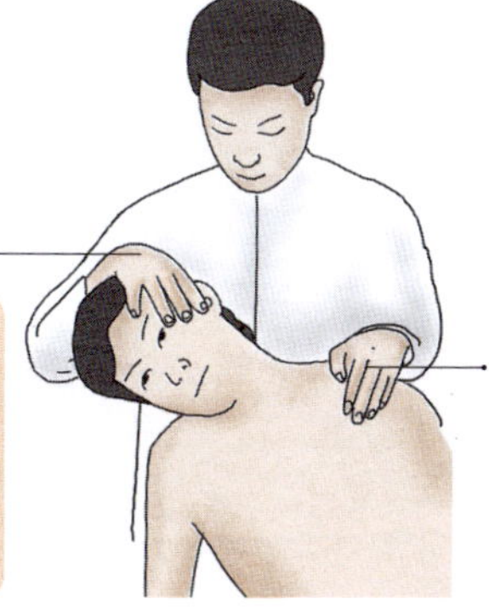

医者左手按住患者肩部，使其保持固定。

029 肩周炎 指压推拿，活络关节

肩周炎是老年人常见病症之一，多因神经受到压迫而引发，而日常生活姿势不正确或遭受外力时，也容易发生肩周炎，为生活带来很多不便。

病症概述

肩周炎全称为“肩关节周围炎”，是一种以肩关节疼痛和活动不便为主要症状的常见病症。由于本病多发于50岁左右的人，故又称“五十肩”。患病以后，肩关节不能运动，仿佛被冻结或凝固，故称“冻结肩”、“肩凝症”。

诊断

1. 本病患者多为中、老年，左侧多于右侧，也有人两侧先后发病。肩周炎的发病年龄与肩关节产生严重退变的年龄相一致。

2. 肩部疼痛是本病最明显的症状。开始时，肩部某一处出现疼痛，并与动作、姿势有明显关系。随病程延长，疼痛范围逐渐扩大，并牵涉到上臂中段，同时伴有肩关节活动受限，严重时患肢不能梳头、洗脸。这种疼痛可引起持续性肌肉痉挛，多局限在肩关节，也可向上放射至后头部、向下可达腕及手指，也有的向后放射到肩胛骨、向前到胸部。

3. 三角肌有轻度萎缩，斜方肌痉挛。岗上肌腱、肱二头肌长、短头肌腱及三角肌前、后缘均可有明显压痛。肩关节以外展、外旋、后伸受限最明显，少数人内收、内旋亦受限，但前屈受限较少。

4. 年龄较大或病程较长者，X光可见到肩部骨质疏松，或岗上肌腱、肩峰下滑囊钙化。

病因病理

肩关节的活动减少，尤其是上肢长期靠在身旁，垂于体侧，被认为是肩周炎最主要的诱发因素。

从脊椎病因来看，当姿势不正确或遭受外力攻击时，就会破坏肩膀和颈椎的平衡，使肩关节及其周围出现障碍，进而引起活动受限，甚至会出现胸闷、呼吸不顺等症状。

专家提示

患者平时应适当做体育锻炼，比如练太极拳或者做甩手动作，增强肩关节的运动。注意保暖，睡觉时应穿内衣，肩部不要露在被子外面，避免肩部受寒着凉而加重病情。

肩周炎的脊疗

step1

患者体位：侧卧
治疗部位：肩部
治疗手法：按揉
治疗目的：松弛肌肉

医者右手蜷起，用指背按揉患者肩部肌肉，松弛软组织。

医者左手按压患者手臂，以固定肩部肌肉。

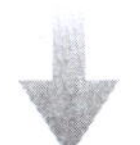

step2

患者体位：侧卧
治疗部位：颈部
治疗手法：按压
治疗目的：整复颈椎

医者右手扶持患者面颊，转动患者的头部至最大角度，用闪动力按压。

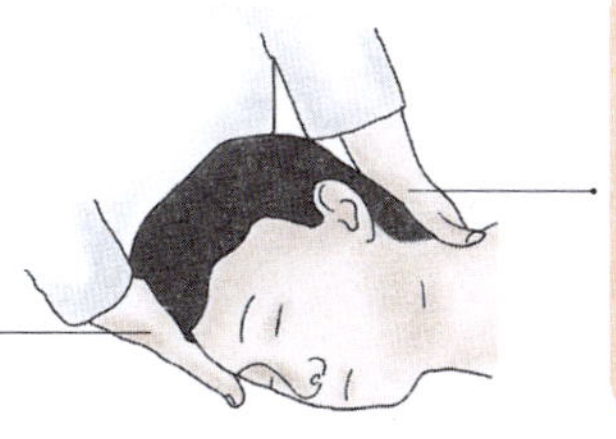

医者左手拇指按住患者错位横突隆起处，当患者头部摇动至最大角度时，拇指加力按压。

step3

患者体位：仰卧
治疗部位：颈部
治疗手法：按压
治疗目的：整复颈椎

医者右手手指按住患者错位横突隆起处，并施力按压。

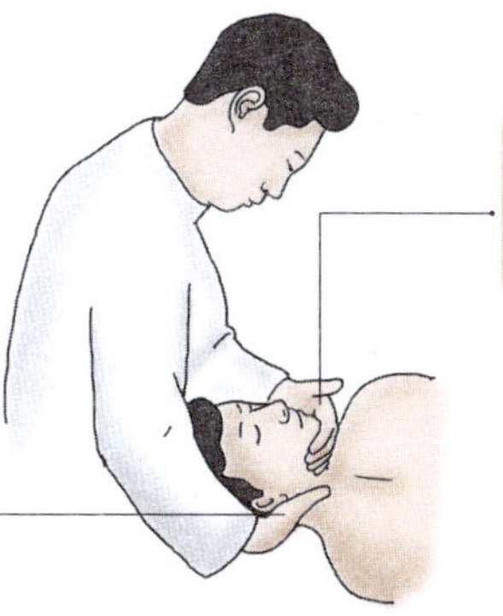

医者左手扶持患者下颌，引导患者头部移动。

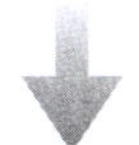

step4

患者体位：立位
治疗部位：肩部
治疗手法：转动
治疗目的：巩固疗效

医者左手按住患者肩部，使其保持固定。

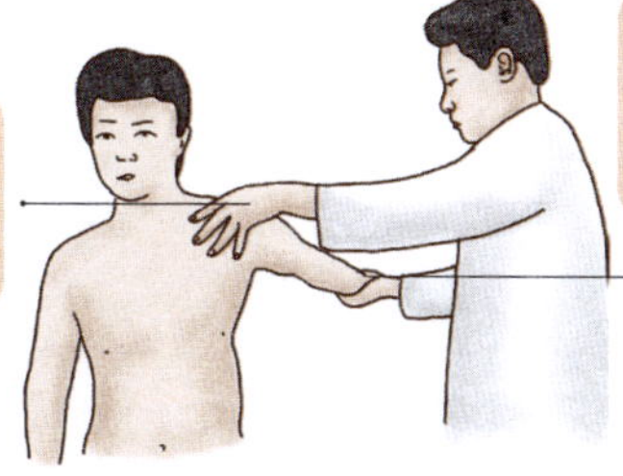

医者右手抓住患者手腕，使患者做上内收运动。

030 急性腰扭伤 扳按复位，消除疼痛

急性腰扭伤是腰部肌肉、筋膜、韧带等软组织突然受到过度牵拉而引起的急性撕裂伤，多因搬抬重物、跌倒、撞击而造成，是腰椎病变的常见病症。

病症概述

急性腰扭伤是腰部肌肉、筋膜、韧带等软组织因外力作用突然受到过度牵拉而引起的急性撕裂伤，常发生于搬抬重物、腰部肌肉强力收缩时。急性腰扭伤可使腰骶部肌肉的附着点、骨膜、筋膜和韧带等组织撕裂。

诊断

1. 在患此病之前，患者往往曾搬抬重物，有的患者甚至能听到清脆的响声。

2. 轻者尚能工作，但休息后或次日疼痛加重，其疼痛呈持续性、刀割样或撕裂样，咳嗽、大声说话、腹部用力时均可使疼痛加重，甚至不能起床。

3. 伤后患者疼痛剧烈，当即不能活动。

4. 检查时见患者腰部僵硬，腰前凸消失，可有脊椎侧弯及骶棘肌痉挛。

5. 在损伤部位可找到明显压痛点。

病理病因

当身体搬抬重物的时候，如动作不协调或某一人突然失足，此时重物的重量会忽然加在其他人身上，进而造成跌扑、撞击，使腰部强力扭转。有时走在路上不小心滑倒、迅速闪避或转身时，使得腰部前屈、下肢伸直，或用力咳嗽、喷嚏时姿势不正确，拉扯到腰部的组织，以上都均可能发生急性腰扭伤。

从脊椎结构来看，腰骶和骶髂是脊椎运动的枢纽和桥梁，体重的压力和外来的冲击力多集中在这些部位。脊椎半屈时，两侧的伸脊肌会收缩，以抵抗和维持躯干，此时若负重过大，就会损伤肌纤维、腰背筋膜，发生急性腰扭伤。

专家提示

掌握正确的劳动姿势，在扛、抬重物时要尽量使胸、腰部挺直，髋膝部屈曲，起身要以下肢用力为主，站稳后再迈步，搬、提重物时，应采用半蹲位，让物体尽量贴近身体。

加强劳动保护，在进行扛、抬、搬、提等重体力劳动时，尽量使用护腰带，来协助稳定腰椎，增强腹压，增强肌肉工作效能。在寒冷潮湿环境中工作后，最好洗热水澡以祛除寒湿、消除疲劳。

尽量避免长时间以弯腰性强迫姿势工作。

急性腰扭伤的脊疗

step1

患者体位：俯卧
治疗部位：腰骶部
治疗手法：按揉
治疗目的：松弛肌肉

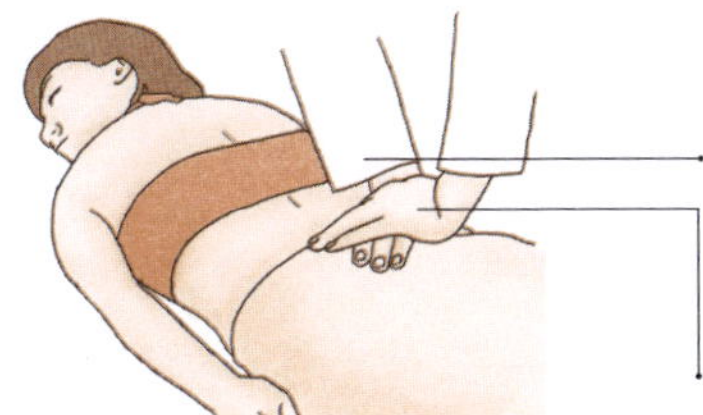

医者右手按在患者腰骶部，并施力按揉。

医者左手按在右手手背，辅助右手施力。

step2

患者体位：俯卧
治疗部位：腰骶部
治疗手法：按压
治疗目的：整复腰椎

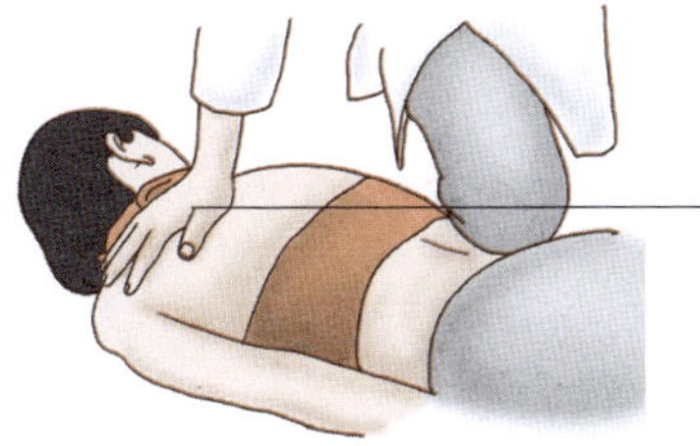

医者右手按在患者左肩，用右腿膝盖顶住患者右侧肩背部，从患者的肩背点压到腰骶部。

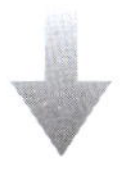

step3

患者体位：左侧卧
治疗部位：腰骶部
治疗手法：扭动推摇
治疗目的：整复腰椎

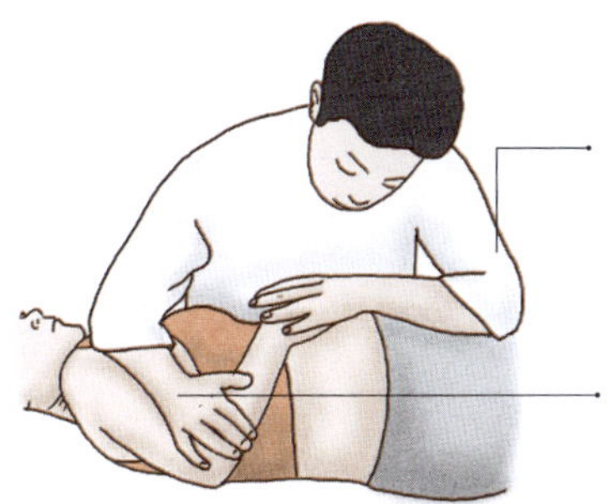

医者左肘固定患者腰部。

医者用右肘按压患者的右肩，将其推向后并加以固定，在臀部转至最大角度，施以闪动力。

健康贴士

在整脊的同时，医者也应注意一些重要事项：

1. 对于急性腰扭伤的患者应仔细检查，注意是否骨折、肾脏损伤，避免漏诊。

2. 对一些未伤骨质的患者也要加以重视，应及时、有效加以治疗，避免症状缠绵或引起退行性病变。

3. 在治疗时，医者应注意手法的力度，不宜过重，防止因用力过猛而造成不必要的损伤。

031 腰椎间盘突出症 扭转推摇，轻松运动

腰椎间盘突出症是临床上常见的引起腰痛和腿痛的病症之一，主要因椎间盘退行性变、外在的损伤及受寒着凉而引发，不良的坐姿、站姿也会导致腰椎间盘突出症。

病症概述

腰椎间盘突出症，亦称“腰椎间盘纤维环破裂症”，系指由于腰椎间盘髓核突出压迫其周围神经组织而引起的一系列症状，根据髓核突出的方向可分为单侧型腰椎间盘突出症、双侧型腰椎间盘突出症和中央型腰椎间盘突出症。

诊断

1. 放射痛沿坐骨神经传导直达小腿外侧足背或足趾，如第 3、第 4 腰椎间隙突出，神经根受压迫，产生向大腿前方的放射痛。

2. 所有使脑脊液压力增高的动作，如咳嗽、喷嚏和排便等都可加重腰痛和放射痛。

3. 活动时疼痛加剧，休息后减轻，呈卧床体位，多数患者采用侧卧位并屈曲患肢；个别严重病例在各种体位均疼痛，只能屈髋屈膝跪在床上以缓解症状；合并腰椎管狭窄者常有间歇性跛行。

病理病因

人体除了第 1 颈椎和第 2 颈椎之间、骶椎之外，其他椎体之间都有椎间盘，它们是脊椎活动的枢纽，负责连接椎体，承担了稳定脊椎、缓冲震荡等任务。由于椎间盘纤维环在后外侧比较薄弱，在第 4 腰椎、第 5 腰椎、第 1 骶椎处宽度更为狭窄，所以比较容易受到损伤，大多数的椎间盘突出症也发生在这些间隙。

一般而言，腰椎间盘突出症发生的原因是内在的椎间盘退行性变、外在的损失及受寒着凉等。中医理论则认为人到中老年，肝肾就会精血不足，久之就容易发生腰椎间盘突出症等骨关节病。

专家提示

改善工作姿势，注意劳逸结合。避免长期做反复单调的动作，从事长时间弯腰或长期伏案工作的人员，可以通过调整坐椅和桌面的高度来改变坐姿，建议坐位工作45分钟后起立活动15分钟，使疲劳的肌肉得以恢复。

腰椎间盘突出症的脊疗

step1

患者体位：俯卧
治疗部位：腰骶部
治疗手法：按揉
治疗目的：松弛肌肉

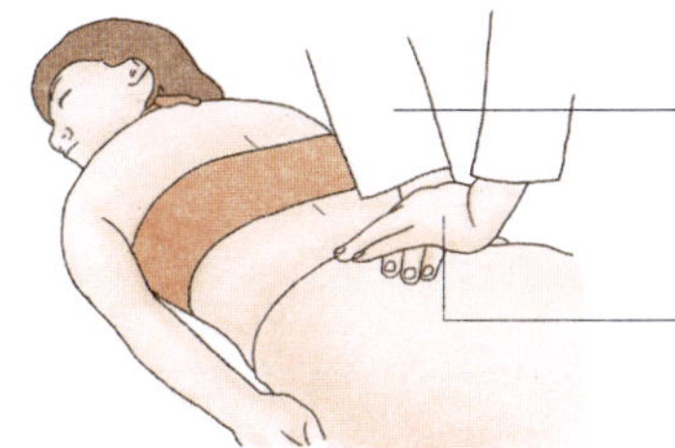

医者右手按在患者腰骶部，并施力按揉。

医者左手按在右手手背，辅助右手施力。

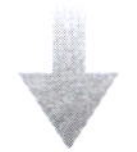

step2

患者体位：坐位
治疗部位：肩背部
治疗手法：滑压
治疗目的：整复腰椎

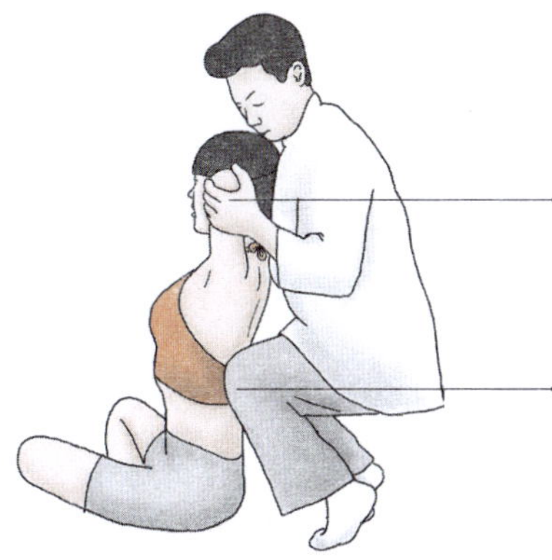

医者双手抓住患者肘部，用力下压，使患者上身前倾。

医者双膝顶住患者的肩背部，沿患者脊椎两侧往下滑压，从患者的肩背滑压到腰骶部。

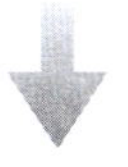

step3

患者体位：左侧卧
治疗部位：腰骶部
治疗手法：扭转推摇
治疗目的：整复腰椎

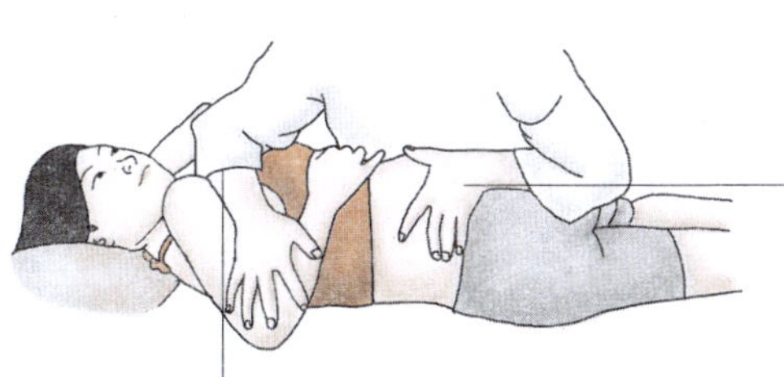

医者左手拇指按压患者的患椎棘突，左肘按压患者右臀部，将其扳按到最大角度，收紧左肘。

医者右肘顶压住患者右肩锁骨，将患者肩部推向后加以固定。

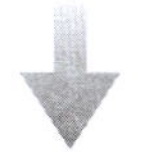

step4

患者体位：俯卧
治疗部位：腰骶部
治疗手法：扳按
治疗目的：整复腰椎

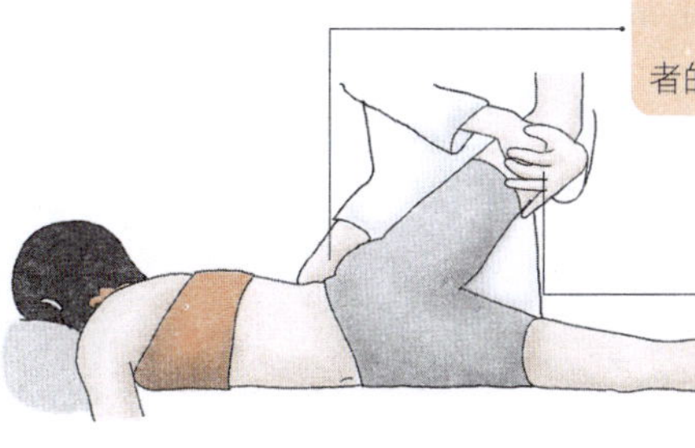

医者右腿膝关节抵住患者的患椎棘突，并加大压力。

医者双手将患者的左下肢托举后伸，等其放松后，将其左下肢扳至最大角度，施以闪动力。

032 足跟痛 推压关节，对症治疗

足跟痛是老年常见病症之一，主要是由于足跟的劳损和退行性病变而引发。此外，第 4、第 5 腰椎错位时，也会影响足部，出现足跟痛的症状。

病症概述

足跟痛又叫“跟骨痛”，是多种原因引起的足跟骨面痛，多与劳损和退行性病变有密切关系，常见于女性、肥胖者以及老年人，过重及过度负重或长时间行走者也是易发此症的高危险群。

诊断

1. 早晨起床时，足跟会有剧烈的疼痛，需要走一段路或休息后才能好转。
2. 一旦持续工作或久站，疼痛会反覆发作，严重影响工作和生活。

病理病因

根据病因，足跟痛可以分为三种：

跟骨骨刺：在跟骨结节处有骨刺形成，从而使局部组织受到摩擦、劳损，产生无菌性炎症，当局部炎症较重时，足跟痛也会比较严重。

足底跖腱膜炎：当站行过久、负重行走后，可能引起跖腱膜的劳损，导致局部无菌性炎症，使跖腱膜不能发挥缓冲震荡、加强弹跳力的作用，而出现疼痛症状。

足底脂肪垫萎缩：人到老年，足底脂肪垫日渐萎缩，其缓冲震荡、防止摩擦的作用减弱，可能导致疼痛。此外，足部血管弹性减低、足跟受凉受冻，都可能引起足跟痛。

从脊椎病因来看，当内脏病变、外伤、姿势不当而导致第 4、第 5 腰椎错位时，也会影响足部，出现足跟痛的症状。

如何防治

向前靠在一张桌子、椅子或柜台上，慢慢弯曲膝盖下蹲，同时尽量伸展两足后跟，使之在地上贴平，当感觉跟腱和脚弓开始上升离开地面，保持此姿势，10 秒后直立，重复这一动作 20 次。

专家提示

急性期应注意休息，减少承重，症状减轻后也应减少站立和行走。应穿软底鞋或在鞋内放海绵垫，减轻足跟压力。治疗后配合热敷，效果更佳。

足跟痛的脊疗

斜扳法

患者体位：俯卧
治疗部位：腰部
治疗手法：按压
治疗目的：整复腰椎

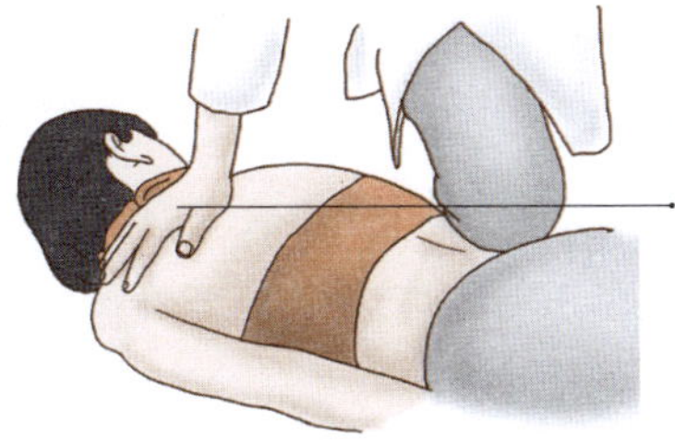

医者左手扶持患者的肩部，然后用膝盖顶住患者的腰部施力。

荐骨复位法

患者体位：侧卧
治疗部位：臀部
治疗手法：推压
治疗目的：整复腰椎

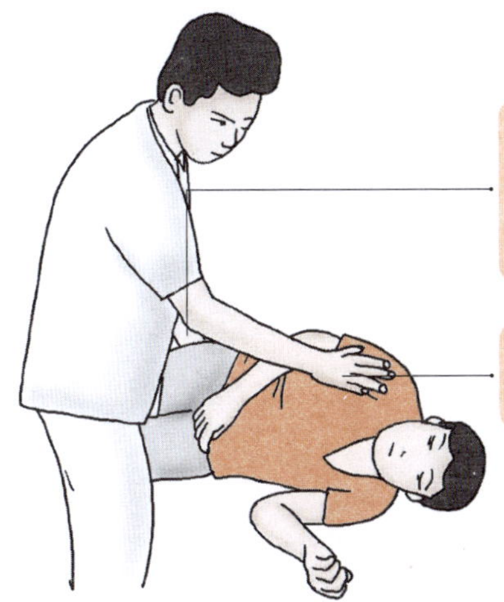

医者右手抵住患者臀部下方的坐骨、靠近小孔处，施力推揉、按压肌肉，之后再按压右胯。

医者左手辅助右手，往右前方 45 度角、右下方推压。

对症食疗

【川芎、当归猪蹄汤】

材料：川芎、当归各 15 克，猪蹄一只。

制作：将二味中药与猪脚一起炖煮 1 小时，然后食用，有通经活血的功效。

健康贴士

足跟痛患者在睡觉前最好用木桶盛装温热的水，然后浸泡双脚半小时，有温经通络、减轻疼痛的功效。

033 强直性脊柱炎 矫正脊椎，及时治疗

强直性脊柱炎是一种伤及脊椎、难以痊愈的病症，主要是因遗传、感染、免疫因素而发病。如果能在患病的早期及时治疗，就能取得较好的疗效。

病症概述

强直性脊柱炎是一种以脊椎病变为主，累及骶髂关节和周围关节的慢性进行性炎性疾病，主要症状为骨质僵硬、无法转身或仰视。此病多发病在 20 ～ 30 岁的青年男性之中，女性患病机率仅为男性的 1/10，且病情较轻。

诊断

1. 早期症状：强直性脊柱炎的发病时期很长，甚至 10 ～ 20 年，其早期症状主要是骶髂部、腰背部、髋部疼痛，同时伴有腰背部僵硬，在早晨最为明显。此外，强直性脊柱炎也有急性发作者，突然出现腰部、髋部和其他关节肿胀，并有剧烈疼痛，乃至卧床不起。

2. 中、晚期症状：强直性脊柱炎到中、晚期时，脊椎已受损，同时伴有骶髂关节炎。绝大多数患者的骶髂关节有压痛和叩击痛，并沿腰椎、胸椎、颈椎上行发展。炎症到腰椎时会表现为腰部前屈、后挺、双侧运动受限，严重者可造成腰肌萎缩；到胸椎时表现为背痛、呼吸痛、前胸和双胁疼痛；到颈椎时表现为颈椎、上肢、头部疼痛，无法平视前方，此时脊椎的各个关节均已强直固定，患者关节僵硬、活动困难。

病理病因

强直性脊柱炎的病因尚未完全阐明，可能与遗传、感染、免疫因素有关。遗传因素在强直性脊柱炎的发病有重要作用，患者亲属发病的危险性比一般人高出 20 ～ 40 倍。

此外，感染因素也在强直性脊柱炎的发病中占有一定地位，患者的溃疡性结疡炎和局限性肠炎发生率较普通人群高许多。又据病理研究，当患者体内抗体出现问题后，免疫系统会将患者本身的物质排除，引起免疫反应，造成强直性脊柱炎。

专家提示

强直性脊柱炎患者应常吃一些肉类和豆类，少吃辛辣、刺激性食物，如咖啡、可乐、辣椒等。

强直性脊椎炎的脊疗

颈椎整复

患者体位：俯卧
治疗部位：颈部
治疗手法：推压
治疗目的：矫正颈椎

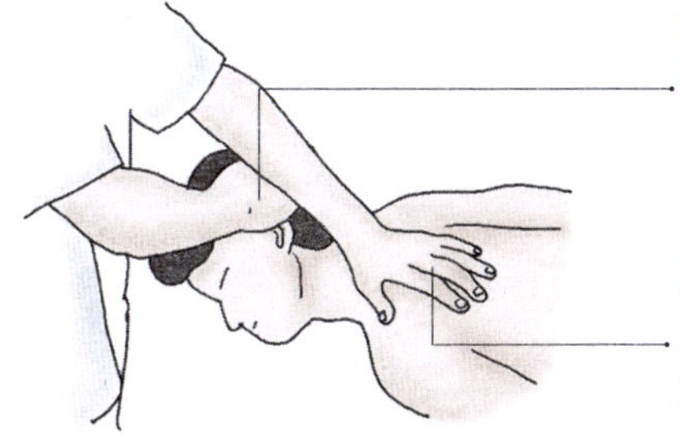

医者右手扶推患者左侧头骨，与左手施力将患者的头向右侧推压。

医者左手扶推患者左肩，与右手交叉，完成一次整复后，可换手、换方向再进行一次。

尾椎与腰椎整复

step1

患者体位：俯卧
治疗部位：臀部
治疗手法：按压
治疗目的：整复腰椎

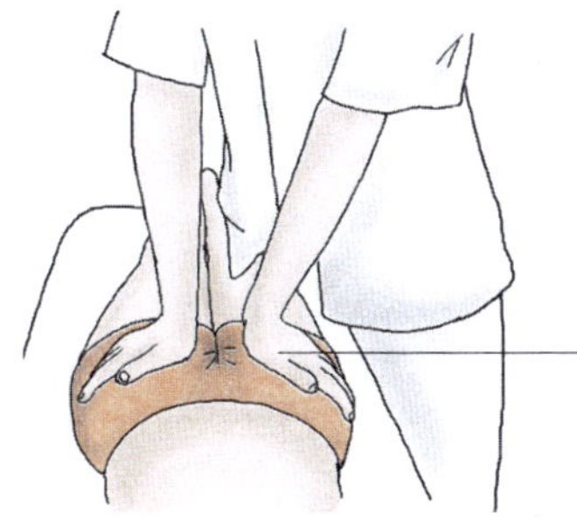

医者双手按在患者臀部上方，施力往下按压。

step2

患者体位：俯卧
治疗部位：臀部
治疗手法：按压
治疗目的：整复尾椎

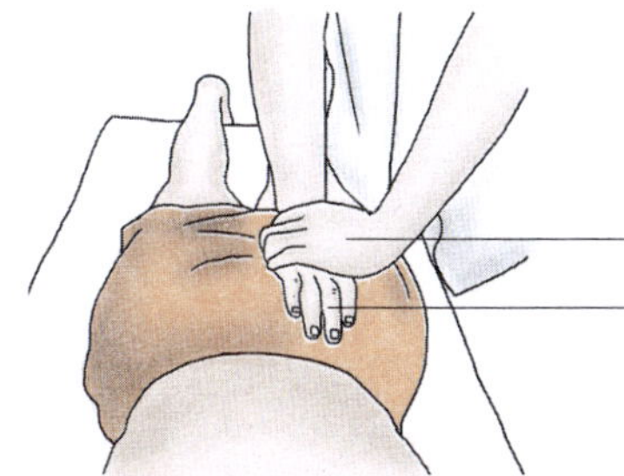

医者左手按在右手背上，辅助右手施力。

医者右手按在患者尾椎处，施力往下推压。

健康贴士

如果患者脊椎钙化严重，就必须先服用药物，等症状缓和后才进行诊治。在矫正时也需要非常小心，以免造成二次伤害。

034 坐骨神经痛 祛风除湿，散寒止痛

坐骨神经痛是发生于坐骨神经通路及其分布区内的疼痛，大多是由腰椎间盘突出而引发。此外，长骨刺、腰椎结核、马尾神经瘤等，也会造成坐骨神经痛。

病症概述

坐骨神经痛，通常是指在坐骨神经通路及其分布区内的疼痛，自臀部沿大腿后侧、小腿外侧向远端发射，疼痛呈阵发性或持续性，咳嗽、喷嚏及排便用力时加重。

诊断

1. 体态：站立时，身体略向健康一侧倾斜，患病侧的下肢在髋、膝关节处微屈而足跟不着地。睡时，向健侧侧卧，病侧下肢髋、膝关节处呈微屈姿势。仰卧坐起时，病侧膝关节弯曲。

2. 肌肉情况：患病一侧常有轻度的肌张力减弱，严重时患者肌肉消瘦、弛软，并有压痛现象，以腓肠肌最为明显。

3. 疼痛：一般多由臀部或髋部开始，向下沿大腿后侧、腘窝、小腿外侧、足背外侧扩散。疼痛表现为持续性钝痛或发作性加剧；剧痛时呈刀刺样性质，往往在夜间更甚；疼痛常在咳嗽、用力、弯腰、震动时加剧。

4. 压痛点：腰椎旁点（第 4、第 5 腰椎棘突平面离中线外 1.5 寸至 2 寸）、坐骨孔点、转子点、窝点、小腿外侧和外踝之后亦有压痛。

病理病因

坐骨神经痛大多是椎间盘突出所引起。此外，腰椎长骨刺、腰椎结核、马尾神经瘤、梨状肌损伤等，都会压迫到第 4、第 5 腰椎的神经根，最后导致坐骨神经痛。骶髂关节炎、盆腔内肿瘤、妊娠子宫压迫、髋关节炎、臀部外伤、糖尿病等也能导致坐骨神经痛。

专家提示

运动后要注意保护腰部和患肢，内衣汗湿后要及时换洗，防止潮湿的衣服在身上被焐干，出汗后也不宜立即洗澡，以防受凉、受风。

坐骨神经痛的脊疗

step1

患者体位：俯卧
治疗部位：腰骶部
治疗手法：按揉
治疗目的：松弛肌肉

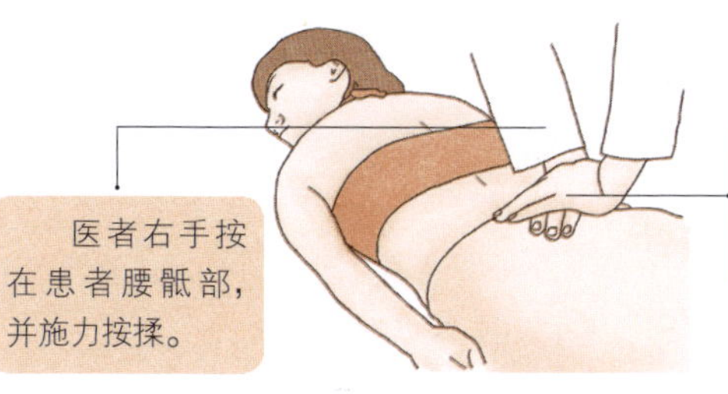

医者右手按在患者腰骶部，并施力按揉。

医者左手按在右手手背，辅助右手施力。

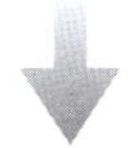

step2

患者体位：俯卧
治疗部位：腰骶部
治疗手法：牵引
治疗目的：整复腰椎

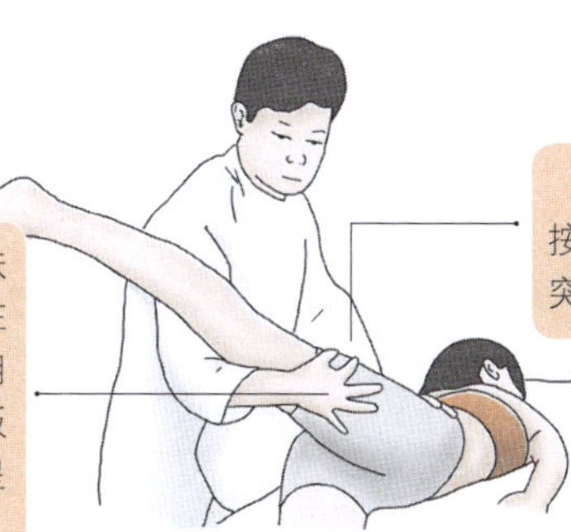

医者右手扶持患者大腿，在左手的反方向用力，向斜后方扳动患者大腿，呈15～25度。

医者左手掌根按压患者错位的棘突。

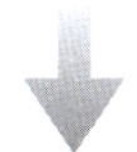

step3

患者体位：俯卧
治疗部位：腰骶部
治疗手法：牵引
治疗目的：整复腰椎

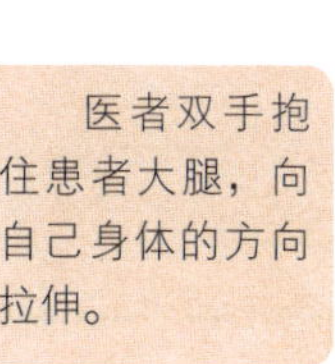

医者双手抱住患者大腿，向自己身体的方向拉伸。

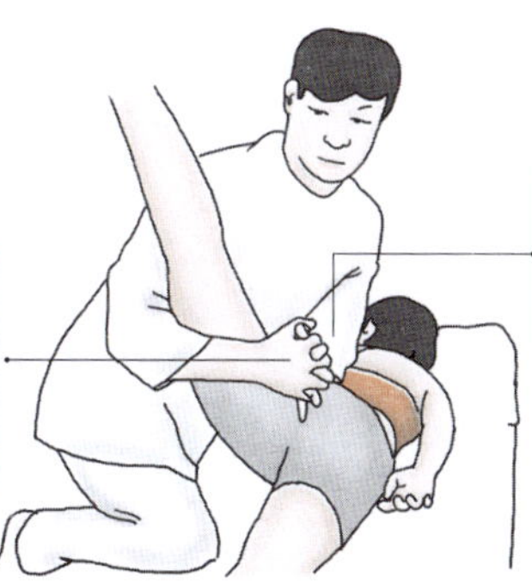

医者左肘顶住患者腰部，与双手同时用力。

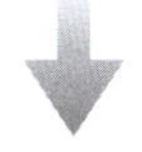

step4

患者体位：左侧卧
治疗部位：腰骶部
治疗手法：扳按
治疗目的：整复腰椎

医者右肘顶压患者右肩锁骨处，并将患者肩膀推向后固定。

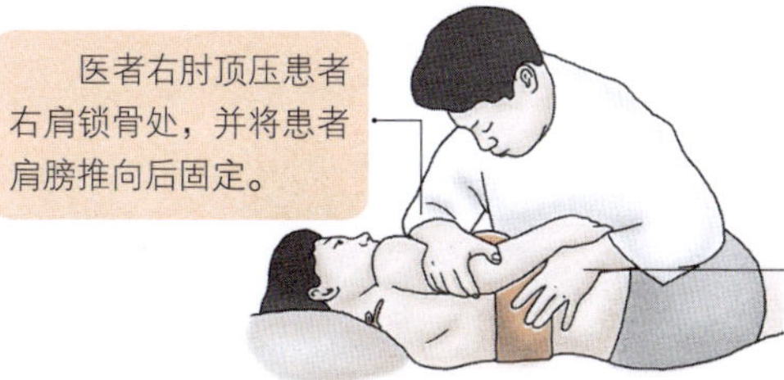

医者左手拇指按压患者第4腰椎棘突，左肘按压患者臀部，将其扳至最大角度时，施以闪动力。

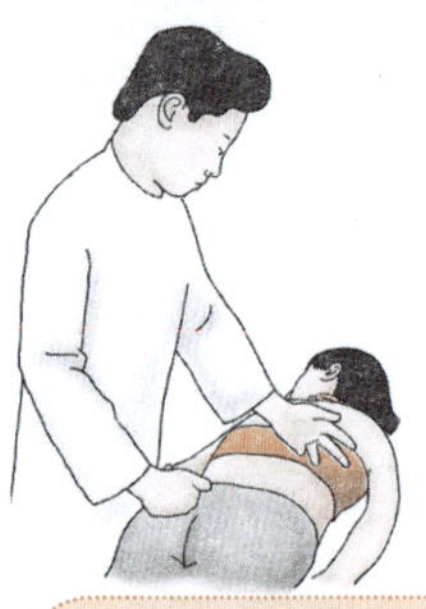

DILIUZHANG

第六章

常见病的治疗

在日常生活，有一些病症是比较常见的，如果患上这些疾病，应及时去医院进行治疗，同时也可以用脊疗来进行诊治，会取得较好的疗效。

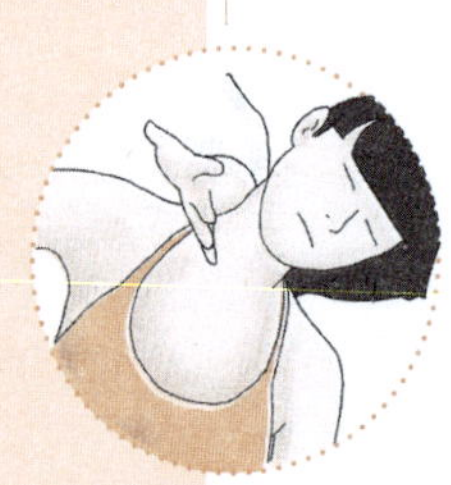

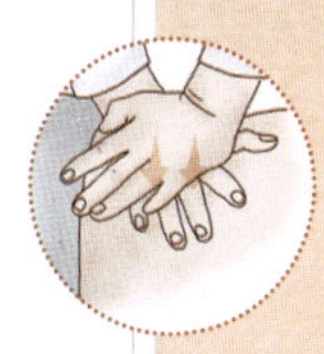

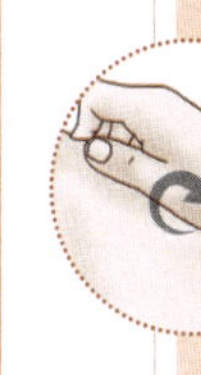

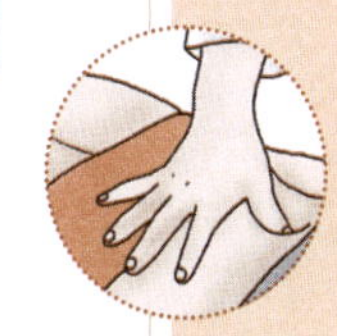

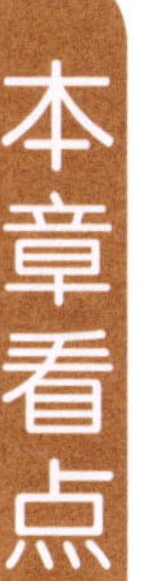

本章看点

- 头痛

  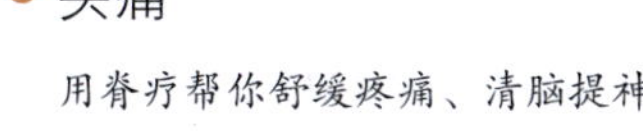

  用脊疗帮你舒缓疼痛、清脑提神
- 失眠

  用脊疗帮你镇静安眠、神清气爽
- 冠心病

  用脊疗帮你滋补气血、心神安宁
- 高血压

  用脊疗帮你血压平稳、平肝潜阳
- 糖尿病

  用脊疗帮你利尿清热、调节气血
- 便秘

  用脊疗帮你消积化食、疏通肠道
- 哮喘

  用脊疗帮你平喘润燥、呼吸通畅
- 网球肘

  用脊疗帮你通经活络、镇痛开窍
- 尿频

  用脊疗帮你培补元气、强肾缩尿

035 头痛 按压颈部，神清气爽

头痛是临床上最常见的症状之一，尤其多见于神经系统疾病中，其发病率较高，病因也十分复杂，如第 1、第 2、第 3 颈椎的错位就可能引发头痛。

病症概述

头痛是指局限于头的上半部，包括眉弓、耳轮上缘和枕外隆突连线以上部位的疼痛，其特征是几乎每日双枕部非搏动性持续性钝痛，如带子紧束头部或呈头周缩箍感、压迫感或沉重感。偏头痛发作时眼眶后搏动性头痛，也可为全头痛，常伴恶心、呕吐、疲劳等。

诊断

1. 因头位、体位改变诱发的发作性头痛，可能患有低颅压综合征、短暂性脑缺血发作、颈性偏头痛等。

2. 晨起或夜间头痛发作，可能患有高血压、早期颅内压增高、心功能不全、癫痫等病症。

3. 情绪、劳累等或诱因不明者，可能患有偏头痛、从集性头痛、癔病等病症。

4. 受寒或受伤后短暂的锐痛发作，大多是神经痛。

病理病因

头痛的原因十分复杂，从脊椎学的角度出发，可以分为单纯性头痛和颈源性头痛。

引起单纯性头痛的原因有很多，主要有大脑基底动脉环及其主要分支的牵拉；颅内与颅外血管的扩张及痉挛；血管和颅内、外结构的炎症；头部与颈部肌肉持久的收缩；对含有痛觉纤维的神经直接的压迫与牵拉。

从脊椎病理来看，颈源性头痛多在第 1、第 2、第 3 颈椎旁有压痛点，特别是第 1、第 2 颈椎椎体周围有明显的压痛，如用手指压迫，会诱发加重原有的头痛。

专家提示

因风寒头痛宜食葱、姜、芹菜等。风热头痛者宜多食绿豆、白菜、萝卜、藕、生梨等。内伤头痛者宜食山药、橘子、山楂、红糖等。

头痛的脊疗

step1

患者体位：仰卧
治疗部位：颈部
治疗手法：按揉
治疗目的：松弛肌肉

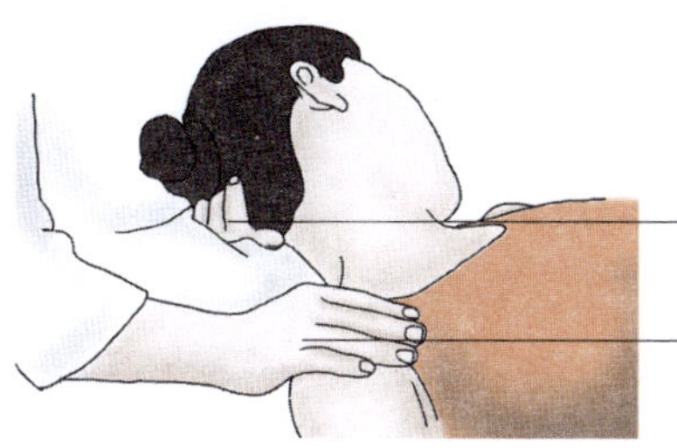

医者左手扶持患者头部，起到固定作用。

医者右手按揉患者颈部，以松弛枕部软组织。

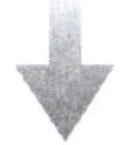

step2

患者体位：仰卧
治疗部位：颈部
治疗目的：颈椎诊断

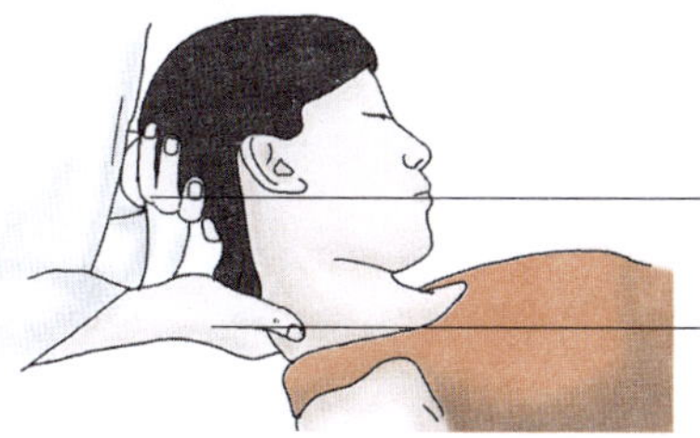

医者左手扶持患者的后颈。

医者右手拇指按住患者的病变颈椎横突侧向隆起处。

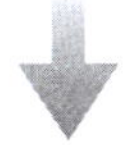

step3

患者体位：仰卧
治疗部位：颈部
治疗手法：牵引
治疗目的：整复颈椎

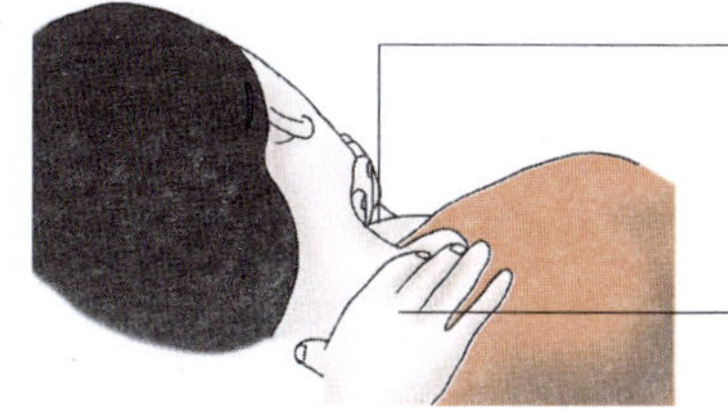

医者左手拖住患者下颌，转动患者头部，先后屈向健侧、患侧。

医者右手拇指按住患处，配合左手做扳、按、牵运动。

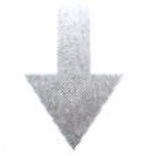

step4

患者体位：仰卧
治疗部位：颈部
治疗手法：按压
治疗目的：整复颈椎

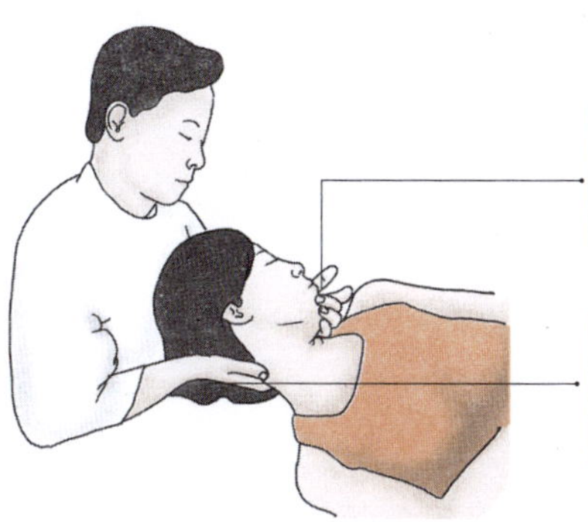

医者左手拖住患者面颊，转动患者头部，当转至最大角度时，施以闪动力。

医者右手托扶患者后颈，拇指按住患处，配合左手加力按压。

036 脑震荡后遗症 牵引颈椎，调节神经

脑震荡后遗症是脑部受到震荡后产生的头痛、头昏、头疼、失眠等系列症状，多与中枢神经的损伤有关。此外，椎－基底动脉供血区的供血不足也会引发此症状。

病症概述

脑震荡是指头颅受外部暴力、撞击、跌碰后，产生的经久不愈、反复发作的神经病变症候群。正常人在脑震荡后，会出现头昏、头疼、恶心、呕吐、耳鸣、失眠等症状，一般多在数周至数月逐渐消失，但也有部分病人长期存在头昏、头疼、失眠等症状，就可能患有脑震荡后遗症。

诊断

1. 脑震荡后遗症患者的突出症状为头痛，其疼痛性质为胀痛、钝痛、紧缩痛或搏动样痛。当用脑、阅读、震动、特殊气味、空气污浊、人多嘈杂时，患者的疼痛会加重，也会伴有失眠、记忆力减退、对外界反应迟钝、烦躁、无力、心慌、气急、恶心等症状。

2. 脑震荡后遗症患者会出现头痛、恶心、呕吐等症状，不仅经久不愈，还会反复发作，影响患者的生活和工作。

病理病因

当人的头部受到撞击、暴力或跌倒触地后，就有可能造成脑震荡，这时，暴力经大脑深部结构传导到脑干及延髓等生命中枢，使患者大脑和上脑干的功能暂时中断，并抑制了下脑干、延髓及颈髓，影响了血管神经中枢及植物神经调节系统，使之发生紊乱，引起心率减慢、血压下降、面色苍白等症状。如果患者的中枢神经机能迅速自下而上地恢复，脑震荡的症状就会缓解或减轻；如果不能很快地恢复，就会引发脑震荡后遗症。

从脊椎病因看，在脑震荡后，人的双侧椎动脉会牵张、扭转、受压，造成椎－基底动脉供血区的延髓、脑桥、中脑供血不足，并影响到三叉神经元，进而产生三叉神经分布区域的疼痛，如面部疼痛、头部各器官的疼痛。

专家提示

脑震荡后遗症患者在恢复期应注意休息，做到起居有常、生活有节，避免吸烟、喝酒，以免引起脑血管舒缩的异常。

脑震荡后遗症的脊疗

脊椎整复

step1

患者体位：仰卧
治疗部位：颈部
治疗手法：按揉
治疗目的：松弛肌肉

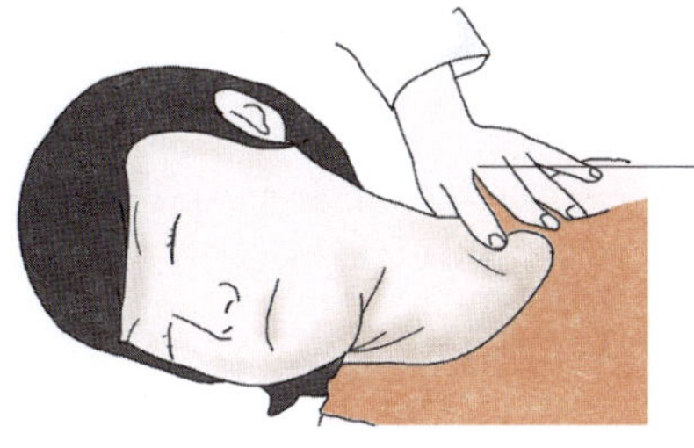

医者左手按揉患者颈部，以松弛枕部软组织。

step2

患者体位：仰卧
治疗部位：颈部
治疗手法：牵引
治疗目的：整复颈椎

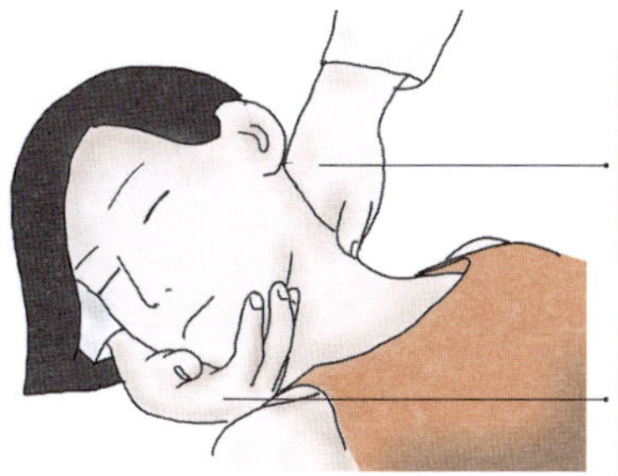

医者左手扶持患者的后颈，并以拇指按住患者的病变颈椎横突侧向隆起处，配合右手加力按压。

医者右手拖住患者下颌转动，当向患侧至最大角度时，施以闪动力。

对症食疗

【芹菜天麻汤】

材料：芹菜60克，天麻10克，夏枯草20克，钩藤15克，菊花10克，猪瘦肉80克。

制作：将原料加水熬煮，去渣服用，可以治疗肝阳上亢型脑震荡后遗症。

【鱼头川芎汤】

材料：鱼头1个，川芎10克，白芷10克，杞子10克，当归10克。

制作：将原料放入炖盅，隔水炖熟服用，可以治疗血虚型脑震荡后遗症。

【乳鸽天麻汤】

材料：乳鸽1只，天麻10克，黄芪20克，川芎10克，党参30克。

制作：将原料放入炖盅，隔水炖熟服用，可以治疗气虚型脑震荡后遗症。

037 落枕 使用巧力，疏通经络

落枕是一种常见病，多由于睡眠时头部姿势不当、枕头高低不适引起，当颈部一侧肌群在较长时间处于过度伸展牵拉位，就会引发颈部的酸痛。

病症概述

落枕又称“失枕”，好发于青壮年，以冬春季多见。落枕的常见发病过程是入睡前并无任何症状，晨起后却感到项背部明显酸痛，颈部活动受限，轻者一般在 4 ~ 5 天就可痊愈，重者则会延伸到头部和上肢，直至数周也不会康复。这说明病起于睡眠之后，与睡枕及睡眠姿势有密切关系。

诊断

1. 落枕的临床表现为晨起突感颈后部、上背部疼痛不适，以一侧为多，或有两侧俱痛者。

2. 多数患者睡眠位置欠佳，或有受凉等因素。

3. 由于疼痛使颈项活动失利，不能自由旋转，严重者俯仰也有困难，甚至头部强直于异常位置，使头偏向病侧。

4. 检查时颈部肌肉有触痛，浅层肌肉痉挛、僵硬，摸起来有“条索感”。

病理病因

落枕多由睡眠时头部姿势不当、枕头高低不适、颈肩外感风寒所致。少数患者因颈部突然扭转或肩扛重物，使部分肌肉扭伤或痉挛，颈部一侧或两侧疼痛、僵硬、屈伸受限，疼痛可延伸至头部、上背部及上臂部。

从脊椎病因来看，睡眠时枕头过高、过低或躺卧姿势不良，会使颈部一侧肌群在较长时间处于过度伸展牵拉位，因过度紧张而发生静力性损伤，引起胸锁乳突肌、斜方肌、肩胛提肌的痉挛。此外，也有少数患者因颈部突然扭转或肩扛重物，引起痉挛性疼痛。

专家提示

枕头不可过高或过低，一般女性掌握在8~10厘米，男性在10~15厘米。睡觉时盖被不要忘记盖脖子，要注意避免不良的睡眠姿势，如俯卧把头颈弯向一侧；避免在极度疲劳时还没有卧正位置就熟睡过去，或者头颈部位置不正、过度屈曲或伸展等。

落枕的脊疗

患者体位：坐位
治疗部位：颈背部
治疗手法：按揉
治疗目的：松弛肌肉

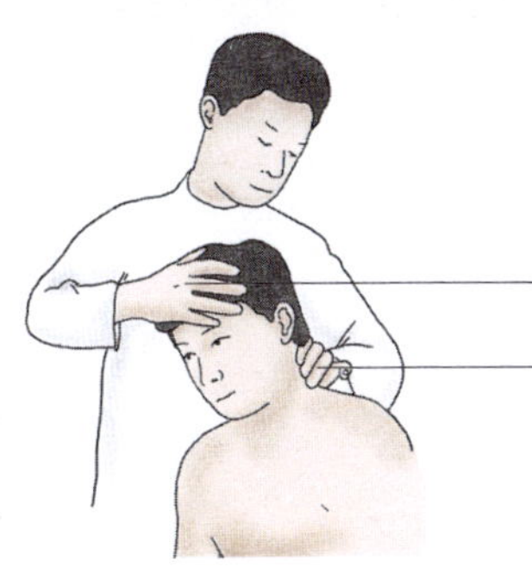

医者右手扶持患者头部。

医者左手按揉患者颈部，以松弛颈部软组织。

患者体位：坐位
治疗部位：颈背部
治疗手法：按揉
治疗目的：松弛肌肉

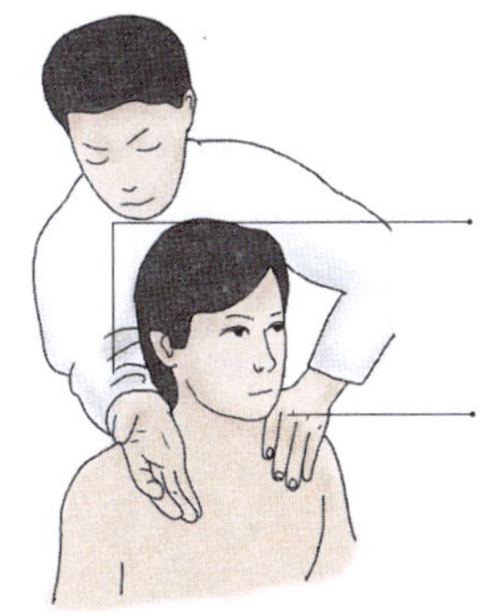

医者右手手肘在患者肩部施力，以松弛肩部。

医者左手扶持患者肩部。

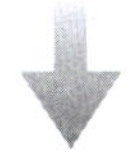

患者体位：坐位
治疗部位：颈部
治疗手法：牵引
治疗目的：整复颈椎

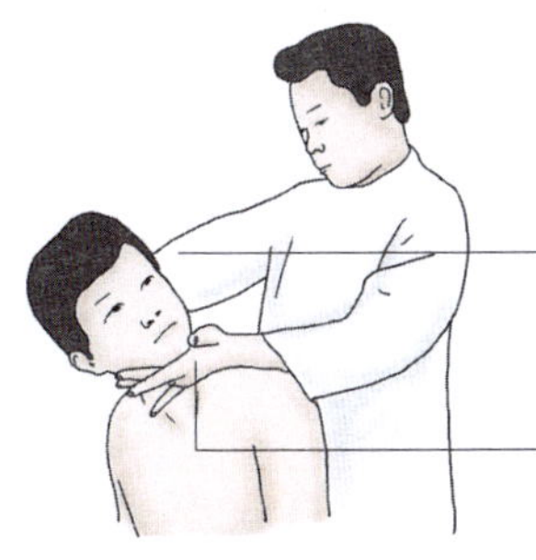

医者右手扶持患者颈部。

医者左手拖住患者下颌，向两侧轻轻转动患者头部，当转至受限部位时，突然用力。

step4

患者体位：坐位
治疗部位：颈部
治疗手法：按揉
治疗目的：巩固疗效

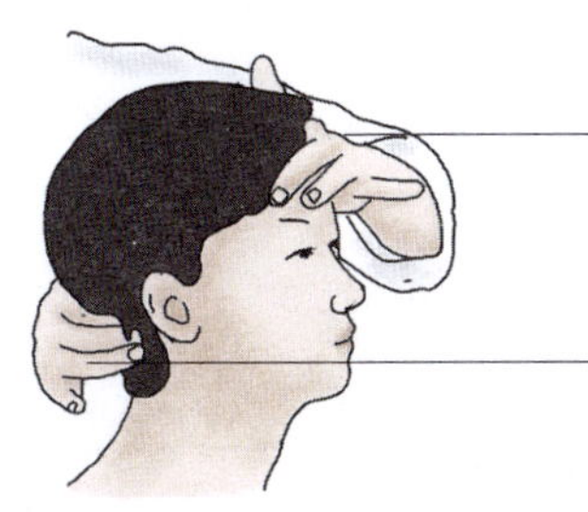

医者左手按住患者头部，使其保持固定。

医者右手手指沿棘突，自上而下轻轻按揉，使颈韧带贴附在棘突上。

038 失眠 镇静安神，神清气爽

失眠是一种以入睡困难、睡眠质量低为特征的病症，多是由不良的生活习惯、情绪波动而造成，而上段颈椎、颈胸椎交界处发生错位时，也有可能导致失眠。

病症概述

失眠是经常不能正常睡眠的一种病症，常伴有白天精神状况不佳、反应迟钝、疲倦乏力，严重影响日常生活和工作学习。

诊断

1. 入睡困难：很难入睡，入睡后不能熟睡。
2. 睡眠质量：经常做恶梦，很容易被惊醒，早醒、醒后就无法再入睡。
3. 睡眠时间：熟睡的时间很短，睡眠总时间少于 6 小时。
4. 日间残留效应：次日没有精力，感到头昏、精神不振、乏力等，如长时间失眠还会容易胡思乱想，导致神经衰弱和抑郁症。

病理病因

任何身体的不适症状均可导致失眠：不良的生活习惯，如睡前喝浓茶、咖啡，吸烟等均可造成失眠；因某个特别事件特别兴奋或者忧虑会导致机会性失眠。

从中医理论而言，失眠的原因可以分为五种类型：

肝郁化火，因恼怒烦闷而失眠，常伴有急躁易怒、目赤口苦、大便干结、舌红苔黄等症状。

痰热内扰，因暴饮暴食、嗜酒成癖等饮食问题而使胃肠受热、无法安眠，常伴有头重、胸闷、心烦、嗳气、不思饮食等症状。

阴虚火旺，因纵欲过度、身体虚精而使肾阴耗竭、无法安眠，常伴有心烦不寐、五心烦热、耳鸣健忘等症状。

心脾两虚，因年迈体虚、劳心伤神或久病而气虚血亏、无法安眠，常伴有多梦易醒、头晕目眩、面黄少华等症状。

心胆气虚，因突然受惊、耳闻巨响而失眠，常伴有噩梦惊扰、遇事易惊、胆怯心悸等症状。

专家提示

保持规律的生活，平时多加强锻炼，从根本上消除精神上的压力和困扰，避免失眠的恶性循环。

失眠的脊疗

step1

患者体位：仰卧
治疗部位：颈部
治疗手法：按揉
治疗目的：松弛肌肉

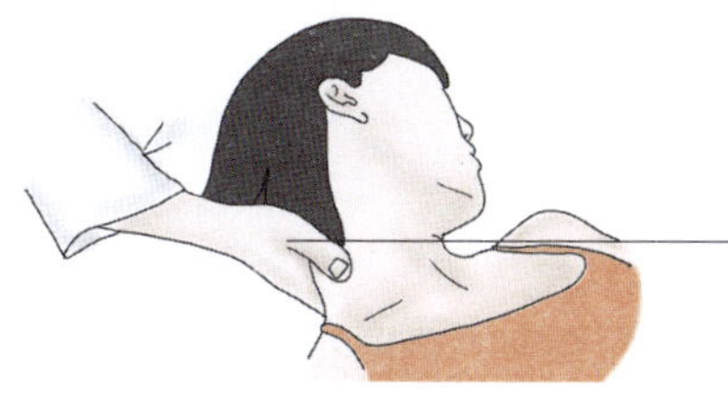

医者右手按揉患者颈部，以松弛患者的颈部软组织。

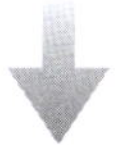

step2

患者体位：坐位
治疗部位：上肢
治疗手法：按揉
治疗目的：松弛肌肉

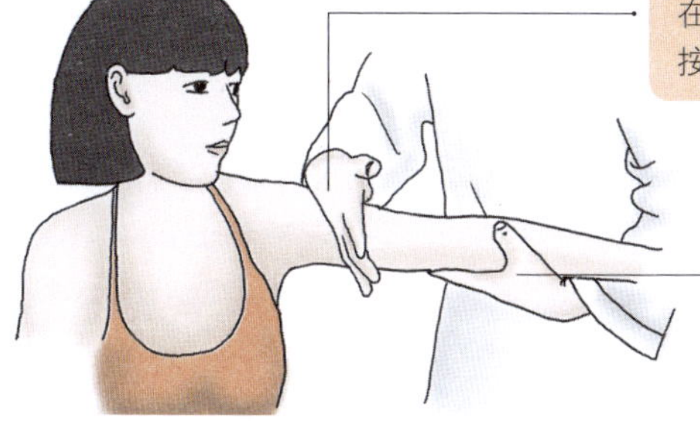

医者右手手掌根按在患者上臂，从上向下按揉患者的上肢肌肉。

医者左手扶持患者的上臂，起到支撑、固定作用。

step3

患者体位：仰卧
治疗部位：颈部
治疗手法：牵引
治疗目的：整复颈椎

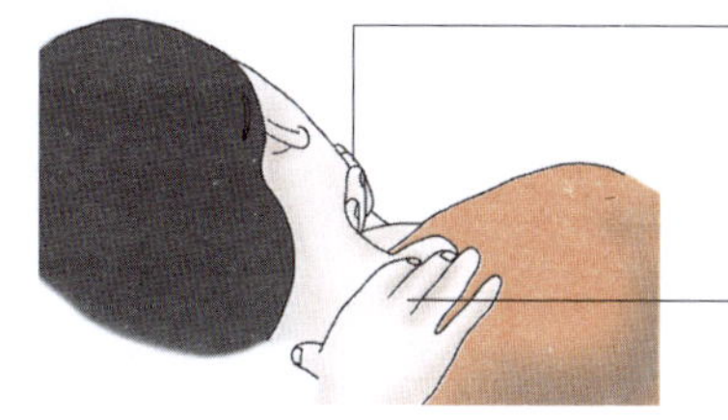

医者左手拖住患者下颌，转动患者头部，先后屈向健侧、患侧。

医者右手拇指按住患处，配合左手做扳、按、牵运动。

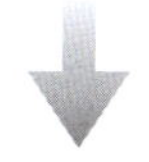

step4

患者体位：仰卧
治疗部位：颈部
治疗手法：按压
治疗目的：整复颈椎

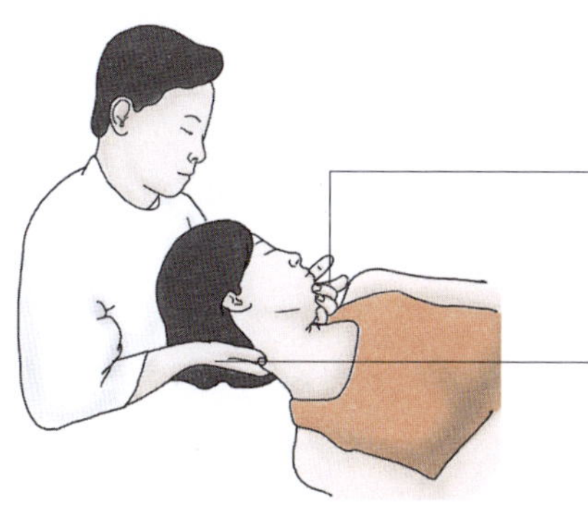

医者左手拖住患者面颊，转动患者头部，当转至最大角度时，施以闪动力。

医者右手托扶患者后颈，拇指按住患处，配合左手加力按压。

039 三叉神经痛 揉推治疗，祛寒止痛

三叉神经痛是在面部三叉神经分布区内反复发作的神经痛，多由于供应血管的硬化、肿瘤压迫等引发。此外，当颈椎发生病变时，也有可能刺激颈神经根，导致三叉神经痛。

病症概述

三叉神经痛也称“脸痛”，是在面部三叉神经分布区内反复发作的神经痛，患者常出现骤发、骤停、闪电样、刀割样、烧灼样、顽固性、难以忍受的剧烈性疼痛，多于 40 岁发病，多见于女性。

诊断

1. 发作很突然，没有任何先兆，多为一侧发作，多见于上颌支或下颌支。当发作时，疼痛十分剧烈，伴有面肌抽搐、流泪、流涎、面潮红、结膜充血等症状，持续数秒至 1 ～ 2 分钟才能好转。随着病情的加重，发作会更为频繁。

2. 疼痛常有一起始点，如上下唇、口角、门齿、颊部等，只要稍微触动就会引起疼痛。病情严重时，患者说话、洗脸、刷牙，甚至晃动头部就可能引起疼痛，严重影响工作和生活。

病理病因

三叉神经痛可分为原发性和继发性两大类。原发性三叉神经痛是指找不到确切病因的三叉神经痛，可能是由于供应血管的硬化压迫神经造成，也可能是因为脑膜增厚、神经通过的骨孔狭窄造成压迫引起疼痛。继发性三叉神经痛是指由于肿瘤压迫、炎症、血管畸形引起的三叉神经痛。

从脊椎结构来看，椎动脉的最大分支、小脑下后动脉的分支供应三叉神经脊髓束和三叉神经脊束核。当第 4 至第 5 颈椎、第 5 至第 6 颈椎受到损伤时，其水平的钩椎关节会出现侧生骨刺，或椎间盘脱出，或后伸性椎体半脱位，这些改变不仅使颈周围软组织受到痉挛、炎症的刺激，还压迫了椎神经，导致交感神经丛供血受阻，有时还直接压迫了椎动脉，引起椎 - 基底动脉供血不足，进而影响到三叉神经脊髓束和脊束核，最终引发了三叉神经痛。

专家提示

患者应用温水洗脸和刷牙，避免冷水刺激。平时注意气候变化，避免风吹和寒冷气候对面部的刺激。

三叉神经痛的脊疗

step1

患者体位：坐位
治疗部位：颈部
治疗手法：按揉
治疗目的：松弛肌肉

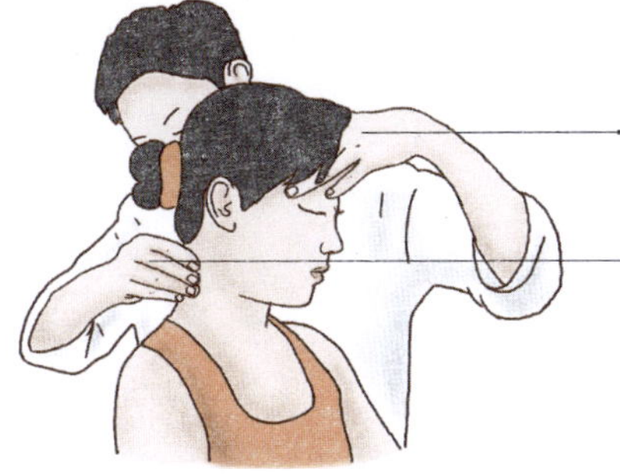

医者左手按在患者头部，起到固定作用。

医者右手按揉患者颈部，以松弛枕部软组织。

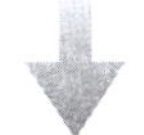

step2

患者体位：俯卧
治疗部位：肩部
治疗手法：按揉
治疗目的：松弛肌肉

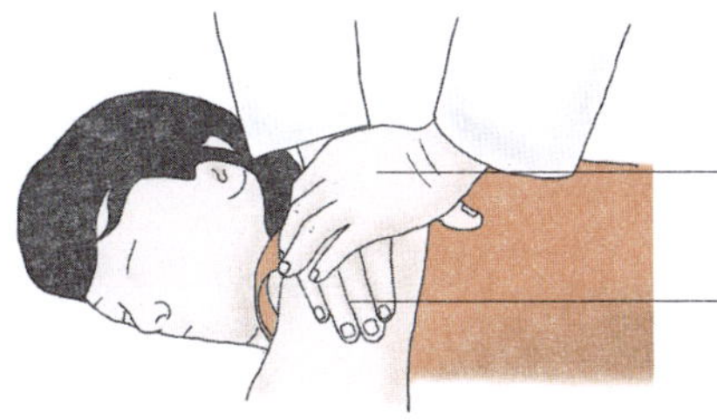

医者左手按在右手手背上，辅助右手施力。

医者右手按揉患者肩部，以松弛肩部软组织。

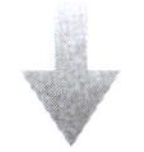

step3

患者体位：仰卧
治疗部位：颈部
治疗手法：牵引
治疗目的：整复颈椎

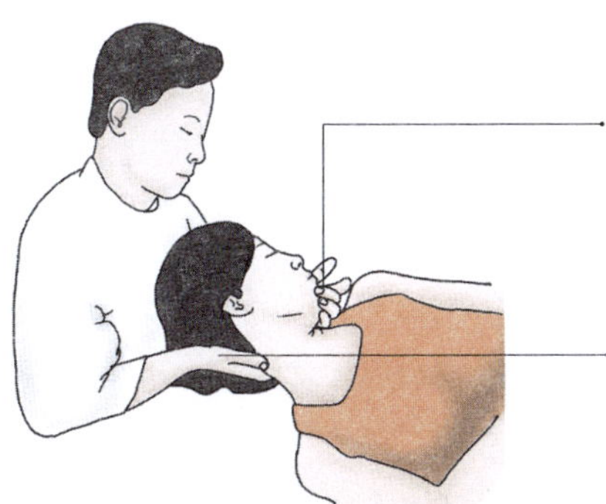

医者左手拖住患者面颊，转动患者头部，当转至最大角度时，施以闪动力。

医者右手托扶患者后颈，拇指按住患处，配合左手加力按压。

健康贴士

除了注意气候变化外，三叉神经痛患者在饮食上也应多加注意，避免食用刺激性食品。

宜食：富含维生素及有泻火解毒功用的食物，如新鲜水果、蔬菜及豆制类。

忌食：油炸物和刺激性食物，以及过酸、过甜、过热的食物。

040 耳鸣 侧屈摇正，心态平和

耳鸣是耳内或头内有声音的病症，多因外耳疾病、血管性疾病或全身疾病而引发，而当颈椎受到急性损伤时，也有可能导致耳鸣。

● 病症概述

耳鸣是患者耳内或头内有声音的主观感觉，多因听觉功能紊乱而引起。持续性耳鸣可有单一频率或多频率声调的混合。节律性耳鸣多与血管跳动一致，偶尔与呼吸一致，耳鸣的频率较低。

● 诊断

1. 生理性耳鸣：在隔声室或安静的深夜，耳内会听见身体的血管搏动、血液流动、肌肉收缩等声音，感觉到微弱的响声。

2. 传导性耳鸣：听觉系统的传导部分发生障碍，使听取外界声音的能力降低，而耳内声音的感觉提高。

3. 神经性耳鸣：内耳病变时，或听神经、听觉中枢遭受外伤或炎症时，以及颅内各种病变影响到听神经或听觉中枢时，可能形成高频性蝉鸣或刺耳的尖声。

4. 客观性耳鸣：在耳部附近的体内有音源，能发生搏动性耳鸣，外人也能听见。

● 病理病因

耳鸣是指自觉耳内鸣响，外耳疾病或血管性疾病都会发生耳鸣。另外，一些全身性疾病也能引起耳鸣：植物神经紊乱、脑供血缺乏、中风前期、高血压、低血压、贫血、糖尿病、营养不良等。而过度疲劳、睡眠不足、情绪过于紧张也可导致耳鸣的发生。

从脊椎病因来看，当颈椎受到急、慢性损伤或退行性改变时，会引起颈椎内外平衡失调，导致颈椎解剖位置的改变，这些异动会刺激、压迫椎动脉或颈部交感神经，致使椎－基底动脉系统供血不足或迷路动脉血管反射性痉挛，并影响到内耳血液循环，从而引起耳鸣。

专家提示

饮食上应减少肥甘；肾虚耳鸣耳聋者，应减少食用温燥食物；脾虚病人忌饮浓茶、咖啡、酒等刺激性饮料。另外，应多食含铁丰富或含锌丰富的食物，多吃豆制品。

耳鸣的脊疗

step1

患者体位：坐位
治疗部位：颈部
治疗手法：按揉
治疗目的：松弛肌肉

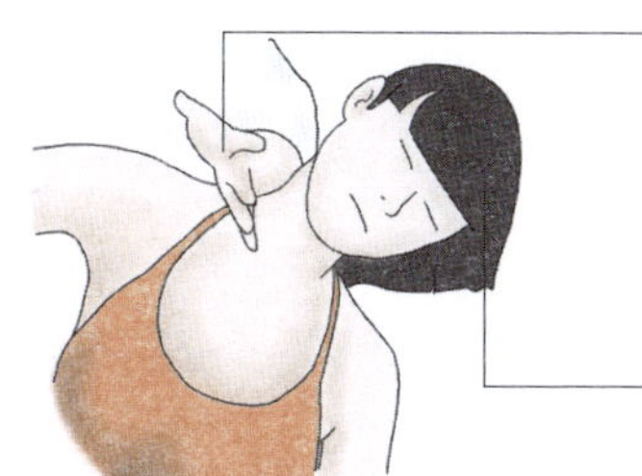

医者手掌掌根按揉患者颈部，以松弛颈部软组织。

患者侧头，抬起手臂，配合医者治疗。

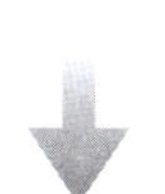

step2

患者体位：俯卧
治疗部位：背部
治疗手法：按揉
治疗目的：松弛肌肉

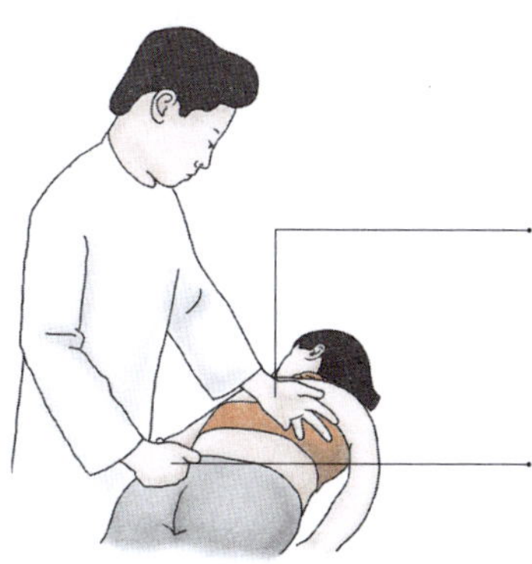

医者左手掌背按揉患者背部，以松弛背部软组织。

医者右手按压患者臀部，固定患者的身体。

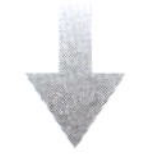

step3

患者体位：低枕侧卧
治疗部位：颈部
治疗手法：摇动
治疗目的：整复颈椎

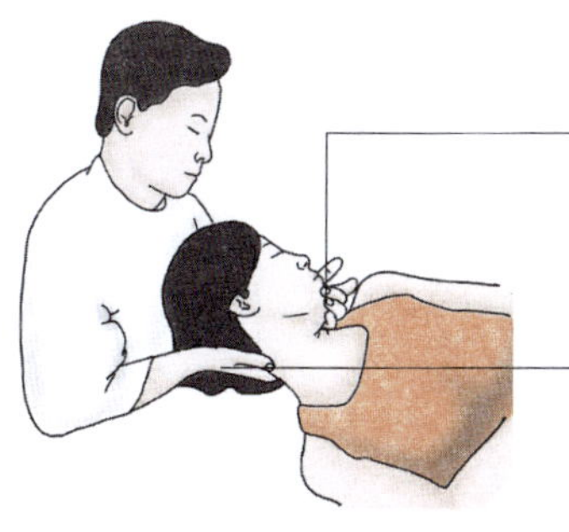

医者左手拖住患者下颌，将患者的头部抬起，并转动摇正。

医者右手托扶患者头部，拇指按住患者的患椎关节下方。

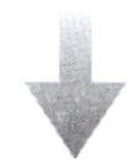

step4

患者体位：仰卧
治疗部位：颈部
治疗手法：牵引
治疗目的：整复颈椎

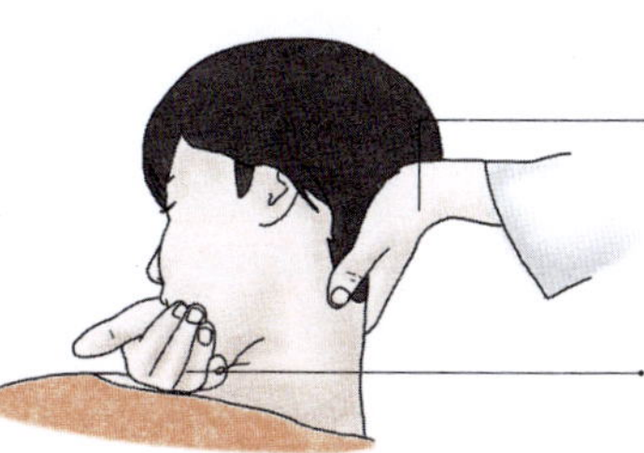

医者右手托扶患者后颈，拇指按住患椎横突侧向隆起处，保持定点。

医者左手拖住患者下颌，转动患者头部，当向患侧至最大角度时，做扳、按、牵运动。

041 慢性鼻炎 按压痛点，轻松呼吸

慢性鼻炎是鼻腔黏膜和黏膜下层的炎症，多因邻近的慢性炎症、慢性疾病引发。此外，当第 2 至第 4 颈椎发生错位时，也有可能造成慢性鼻炎。

◉ 病症概述

慢性鼻炎是鼻腔黏膜和黏膜下层的慢性炎症。比较早期的慢性鼻炎常表现为鼻黏膜的慢性充血肿胀，称慢性单纯性鼻炎；若发展为鼻黏膜和鼻甲骨的增生肥厚，则称慢性肥厚性鼻炎。

◉ 诊断

1. 鼻塞：可呈现交替性，即左侧卧时左鼻腔阻塞，右侧卧时右鼻腔阻塞。

2. 鼻涕多：黏液性、黏液脓性或脓性分泌。

3. 可有嗅觉减退，头胀头昏，咽部不适。

4. 检查鼻腔发现：鼻黏膜弥漫性充血、鼻甲肿胀、黏膜表面或仅于鼻腔底部有分泌物积聚，而中鼻道及嗅沟没有脓液，这也是与副鼻窦炎区别所在。

◉ 病理病因

邻近的慢性炎症长期刺激或畸形，致鼻发生通气不畅或引流阻塞，可造成鼻炎。而一些慢性疾病如内分泌失调、长期便秘、肾脏病和心血管疾病以及缺乏维生素 A 或维生素 C 都可能导致鼻炎。

在中医理论中，慢性鼻炎被认为是因肺气虚弱、卫表不固、寒邪侵袭所致。当人体的肺部、脾脏虚弱，不能正常运行时，湿浊之气会侵袭鼻窍，进而阻碍脉络，造成气血运行不畅、气滞血瘀等症状。

从脊椎病因看，慢性鼻炎和第 2 至第 4 颈椎的错位有密切关系，当颈椎棘突偏右时，左鼻孔有较重的鼻塞；当颈椎棘突偏左时，右鼻孔有较重的鼻塞。

专家提示

养成良好的个人卫生习惯，保持鼻窍清洁湿润，及时清理鼻腔及痂皮。但最好不要用手挖鼻孔，以免细菌感染，也不应长期使用具有血管收缩作用的滴鼻剂。

加强锻炼，增强体质，预防感冒。在鼻炎早期，治疗可起到很好的效果，所以在发现鼻炎征兆时要及早治疗。

慢性鼻炎的脊疗

step1

患者体位：坐位
治疗部位：颈部
治疗手法：按揉
治疗目的：松弛肌肉

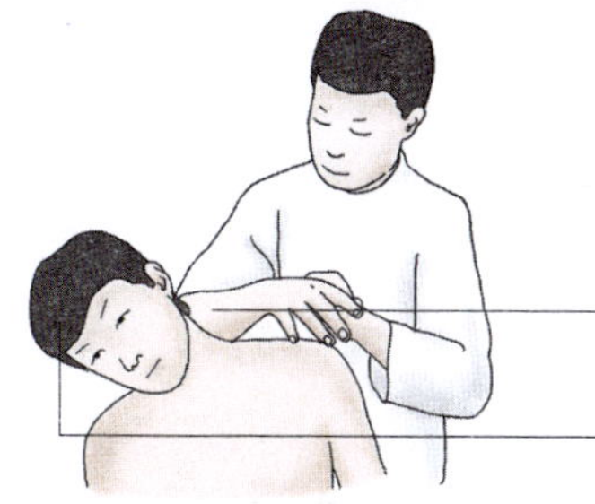

医者手肘按揉患者颈部，以松弛颈部软组织。

患者直坐侧头，配合医者治疗。

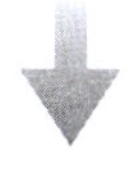

step2

患者体位：坐位
治疗部位：颈部
治疗手法：按揉
治疗目的：松弛肌肉

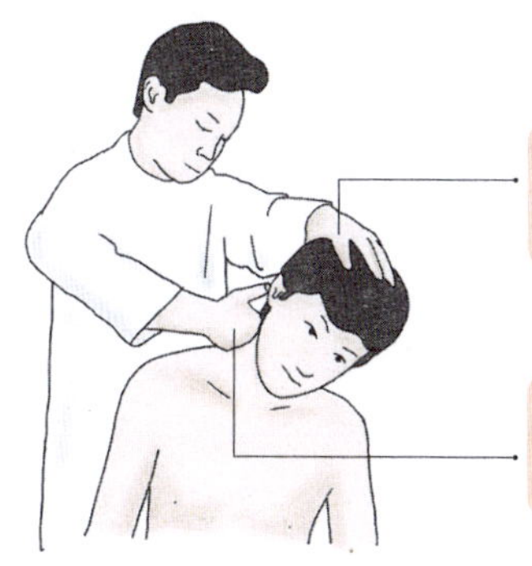

医者左手按持患者头部，固定患者的头部。

医者右手按揉患者颈背部，以松弛颈背部软组织。

step3

患者体位：坐位
治疗部位：颈部
治疗手法：牵引
治疗目的：整复颈椎

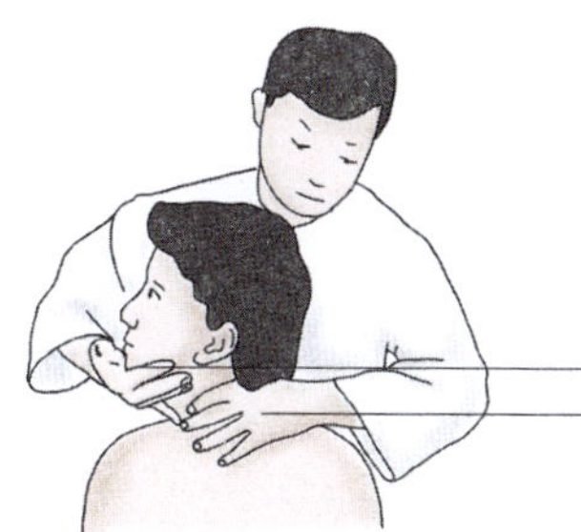

医者右手托扶患者下颌，引导患者头部转动。

医者左手拇指按在患者偏歪的棘突，当指下棘突有松弛感时，稍用力往一侧推动。

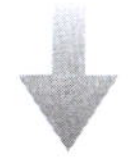

step4

患者体位：坐位
治疗部位：颈部
治疗手法：按揉
治疗目的：巩固疗效

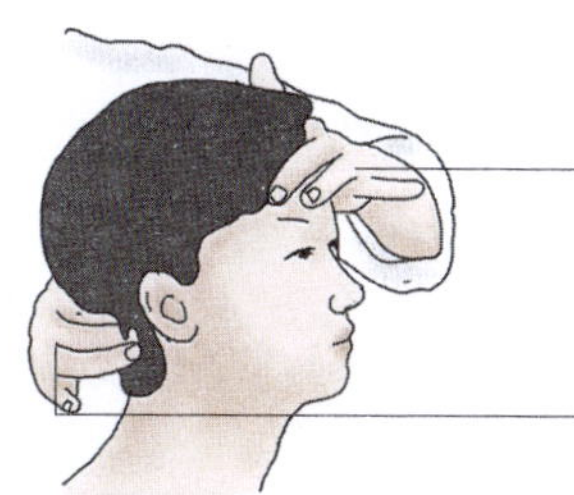

医者左手按住患者头部，使其保持固定。

医者右手手指沿棘突，自上而下轻轻按揉，使颈韧带贴附在棘突上。

042 咽部异物感 咽喉通畅，心情愉悦

咽部异物感是指咽部总是感觉有异物的病症，通常与局部病变、全身疾病和精神因素有关。此外，当颈椎出现病变时，也会引起颈椎的紧张，甚至产生颈部异物感。

病症概述

咽部异物感又称“咽异感症”，是指咽部感觉有异物，如总觉得喉咙里有什么东西堵着，咽也咽不下去，想咳出来又什么也没有。

诊断

1. 患者常能指明咽部异物的位置，多在咽喉部感到有物、蚁行、灼热、紧束、闷塞、狭窄等感觉，有的病人感到有树叶、发丝、线头、肿物及痰黏着感，有的病人在颈部有紧压感而不敢扣领扣，这些症状大多随着患者情绪起伏而随时改变。

2. 患者在做空咽动作时有明显的异物感，在进食时会感到症状减轻或消失，一般无疼痛或仅有轻度咽痛。

3. 患者的局部病变往往不明显或较轻微，如遇到症状与体征不符的患者，应首先检查各种器质性病变在咽部表现的症状，排除后可仔细检查鼻咽、口咽、咽喉及颈部有无黏膜充血、肿胀、增生、干燥、萎缩、瘢痕、畸形、淋巴结肿大等。

病理病因

咽部异物感的病因相当复杂，通常认为与局部病变、全身疾病和精神因素有关。局部病变多指咽喉部和邻近器官的病变，由于这些病变能刺激咽丛，使咽喉部出现异物感。全身疾病特别是上消化道疾病能刺激咽部的感觉神经，如胃及十二指肠的疾病可反射性地引起咽感觉异常。精神因素也会引起咽部异物感，如患有咽神经官能症、癔病、精神分裂症及焦虑状态均有可能使咽部出现异常感觉。

从脊椎病因来看，咽部异物感与颈椎异常有一定关系，当颈椎有局部压痛，或第 5 颈椎错位时，会引起颈椎的紧张，甚至产生颈部异物感，因此长时间伏案工作或从事头部活动频繁者比较容易患有咽部异物感。

专家提示

对无明显器质性病变的患者应进行耐心解释，使其去除不必要的顾虑，保持精神愉快。尽量不使之独居一室，以免胡思乱想。

情绪不愉快时不要进食，饮食不能过饱，戒除吸烟、饮酒的习惯。

咽部异物感的脊疗

step1

患者体位：坐位
治疗部位：颈部
治疗手法：拍击
治疗目的：松弛肌肉

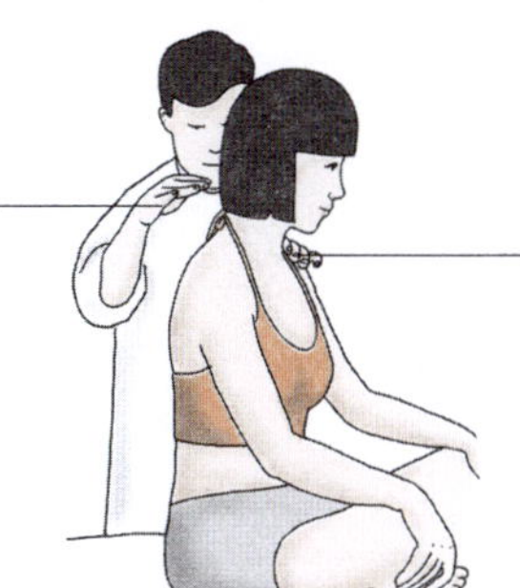

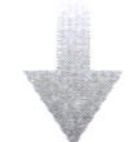

step2

患者体位：坐位
治疗部位：背部
治疗手法：捶击
治疗目的：松弛肌肉

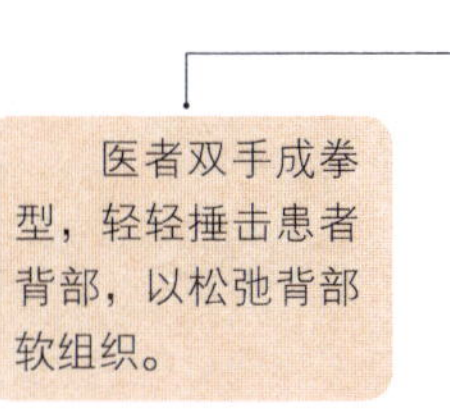

step3

患者体位：平枕侧卧
治疗部位：颈部
治疗手法：牵引
治疗目的：整复颈椎

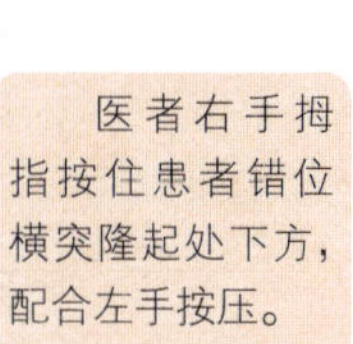
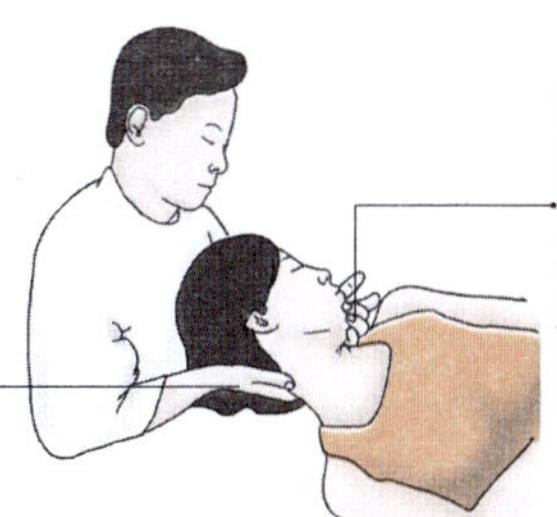

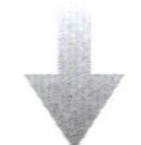

step4

患者体位：低枕侧卧
治疗部位：颈部
治疗手法：摇动
治疗目的：整复颈椎

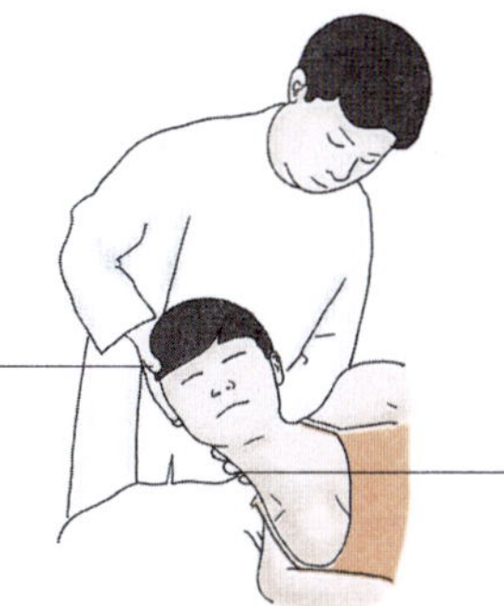

043 呃逆 清热除烦，养阴润燥

呃逆为膈肌痉挛引起的一种临床表现，多是由饮食不节、精神因素而引发。此外，当第3至第5颈椎的钩椎关节发生错位时，就有可能引起呃逆。

病症概述

呃逆俗称“打嗝”，是一个生理上常见的现象。当气逆上冲，喉间会呃呃连声，声短而频，不能自制。其呃声或高或低，或疏或密，间歇时间不定，伴有胸膈郁闷、脘中不适、情绪不安等症状。一年四季均有发生。

诊断

1. 胃中寒滞：呃声沉缓，连续不已，胃脘不舒，得热则减。
2. 胃火上逆：呃声洪亮，容易口渴、口臭，喜欢吃冷的食物。
3. 气逆痰阻：痰涎壅盛，呃有痰声，胸胁胀闷，或恶心纳呆。
4. 脾胃阳虚：呃声低沉，气不接续，面色发白，肢体发寒。
5. 胃阴不足：呃声短促而不连续，容易口渴，纳少便干。

病理病因

呃逆的病因主要为饮食不节，如过食生冷之物或寒凉药物，就会使寒气集聚在胃部，导致胃气上逆而打嗝。另外，在重病、久病之后，或是年老体弱时，脾胃阳虚，胃液缺少滋养，就会使胃气上逆而打嗝。此外，精神因素也会引起打嗝，如情绪抑郁、恼怒多火，就会影响肝部和胃部，致使胃气上逆而打嗝。

从脊椎病因来看，呃逆与颈椎关节错位有密切关系，当第3至第5颈椎的钩椎关节发生错位时，就有可能引起呃逆。

专家提示

让打嗝者饮少量水，在打嗝的同时咽下或尽量屏气，有时可止住打嗝。

食宜温暖，不宜生冷，如冷饮、冷水、凉菜、冷粥等。

膳食中应有适当汤汁类食物同进，否则，干硬、黏稠的食物会刺激食管或胃肠，或促使随食物裹挟进体内的气体上逆而至呃逆。

大汗久渴、久病体虚者，不宜过量饮水，否则损伤脾胃，导致肺胃之气逆而下降，呃逆频发。

呃逆的脊疗

step1

患者体位：坐位
治疗部位：颈部
治疗手法：按揉
治疗目的：松弛肌肉

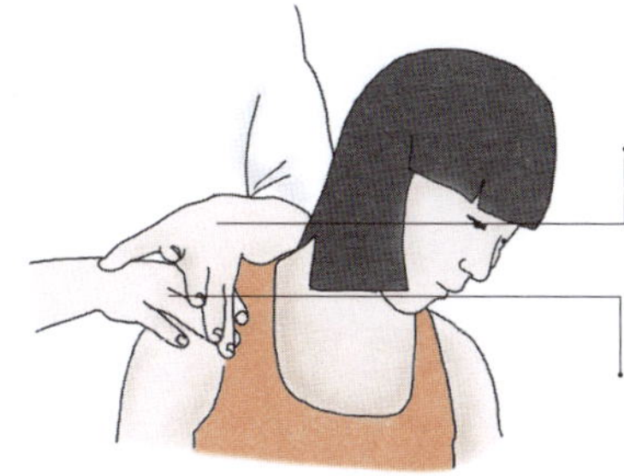

医者左手肘按揉患者颈部，以松弛颈部软组织。

医者右手扶持患者肩部，起到固定作用。

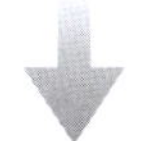

step2

患者体位：平枕仰卧
治疗部位：颈部
治疗手法：牵引
治疗目的：整复颈椎

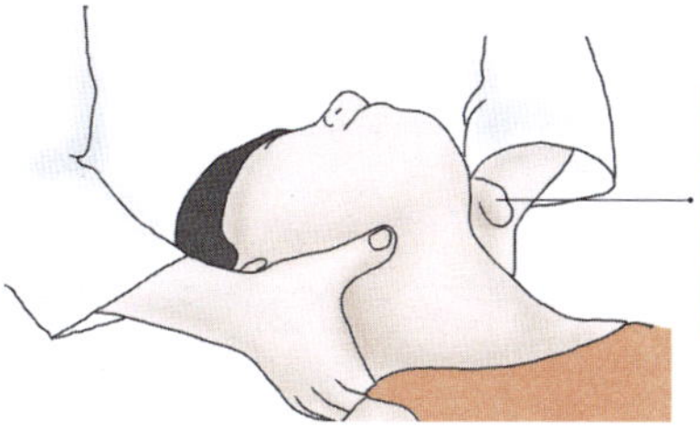

医者双手夹持患者向后突起的棘突两旁椎板，在患者仰头时，双手稍加力向前推动。

step3

患者体位：低枕仰卧
治疗部位：颈部
治疗手法：摇动
治疗目的：整复颈椎

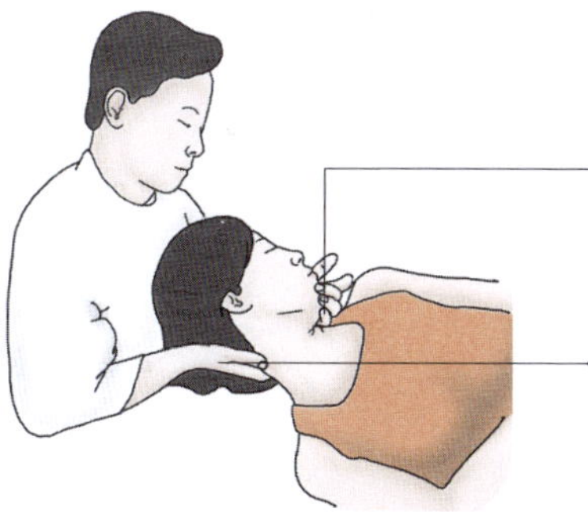

医者左手托扶患者头部，将其抬起侧屈并转动摇正。

医者右手拇指按住患者的患椎关节下方，保持定点。

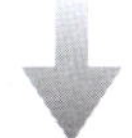

step4

患者体位：低枕仰卧
治疗部位：颈部
治疗手法：摇动
治疗目的：整复颈椎

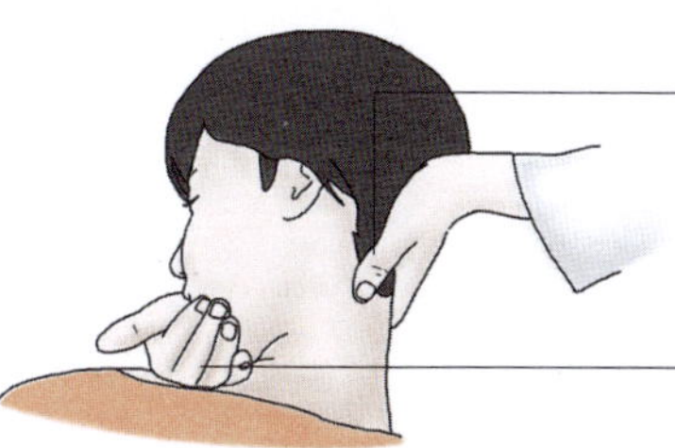

医者左手拇指按住患者的患椎关节下方，保持定点。

医者右手托扶患者头部，将其抬起侧屈并转动摇正。

冠心病 滋补气血，心神安宁

冠心病是一种常见的心脏病，多与高血压、高血脂、血黏度高、糖尿病、内分泌功能低下有关。此外，当颈椎出现病变时，也会导致冠心病。

病症概述

冠心病又称“心绞痛”，是冠状动脉供血不足，心肌急剧的、暂时缺血与缺氧所引起的以发作性胸痛或胸部不适为主要表现的临床综合征。它的特点是阵发性的前胸压榨性疼痛感觉，疼痛主要位于胸骨后部，可放射至心前区与左上肢，常发生于劳动或情绪激动时。

诊断

1. 心绞痛应是压榨紧缩、压迫窒息、沉重闷胀性疼痛，少数病人可为烧灼感、紧张感或呼吸短促，伴有咽喉或气管上方紧榨感。疼痛或不适感开始时较轻，逐渐增剧，然后逐渐消失，很少为体位改变或深呼吸所影响。

2. 疼痛或不适处常位于胸骨或其邻近，也可发生在上腹至咽部之间的任何水平处，但极少在咽部以上。有时可位于左肩或左臂，偶尔也可位于右臂、下颌、下颈椎、上胸椎、左肩胛骨间或肩胛骨上区，然而位于左腋下或左胸下者很少。对于疼痛或不适感分布的范围，病人常需用整个手掌或拳头来指示，仅用一手指的指端来指示者极少。

3. 时限为 1 ～ 15 分钟，多数为 3 ～ 5 分钟，偶有达 30 分钟的。

病理病因

冠心病的确切病因尚不完全清楚，该病与高血压、高血脂、血黏度高、糖尿病、内分泌功能低下及年龄大等因素有关。中医则认为是正气亏虚、痰浊瘀血、气滞寒凝，引起心脉痹阻不畅所致。

从脊椎病因来看，当颈椎出现病变时，会刺激到颈脊神经后根或颈交感神经，使节内发生的节后纤维兴奋性增高，影响到血管的舒缩功能，导致血管平滑肌收缩，引起冠状动脉管腔痉挛、缺血、缺氧，进而导致心绞痛。

专家提示

起居有常，早睡早起，避免熬夜工作，睡前不宜看紧张、恐怖的小说和电视。应绝对戒烟，不宜喝浓茶、咖啡。

冠心病的脊疗

颈椎矫正

患者体位：仰卧
治疗部位：颈部
治疗手法：推压
治疗目的：整复颈椎

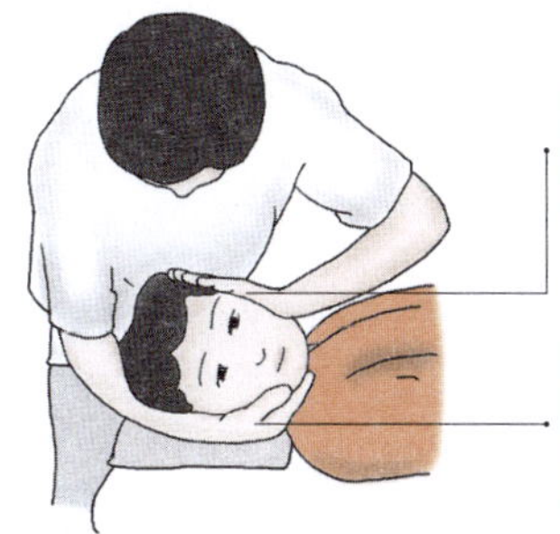

医者左手推压患者左脸颊，向右侧拉压。

医者右手扶持患者右脸颊接近下颌处，手肘紧贴患者面部，保持固定。

胸椎矫正

患者体位：坐位
治疗部位：背部
治疗手法：拉伸
治疗目的：整复胸椎

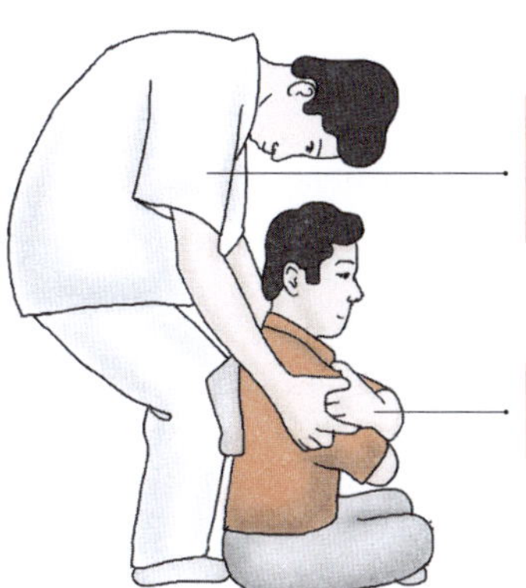

医者双手抓住患者两手往后拉，双膝按压患者胸椎棘突两侧，配合双手的拉伸往前顶。

患者直坐，双手环抱，背后胸椎处放置一条折叠的毛巾。

对症食疗

【玉竹炖猪心】

材料：玉竹 50 克，猪心 500 克，生姜、葱、花椒、食盐、白糖、味精、香油适量。

制作：将玉竹洗净，切成段；猪心剖开，洗净血水，切块。将玉竹、猪心、生姜、葱、花椒同置锅内煮 40 分钟，下食盐、白糖、味精和香油于锅中即可。趁热空腹分 2 次食用。

【山药白果粥】

材料：山药 300 克，瘦肉 30 克，香菜 5 克，白果 10 克，红枣 4 粒。

制作：山药切片，红枣泡发切碎，瘦肉剁蓉，姜切丝，葱切花，香菜切末。砂锅中注水烧开，放入瘦肉、米煮成粥，放入白果、山药煮 5 分钟后加入红枣、姜丝、香菜煮烂，盐和鸡精调味即可。

045 高血压 血液通畅，平肝潜阳

高血压是近年来的富贵病，是以动脉血压升高为主要表现的病症，多因神经中枢调节血压功能紊乱引发。此外，当颈部受到外伤、风寒侵袭时，也会导致高血压。

病症概述

高血压是一种以动脉血压升高为主要表现的疾病，常伴有脂肪和糖代谢紊乱以及心、脑、肾和视网膜等器官功能性或器质性改变，是以器官重塑为特征的全身性疾病。一般临床表现为血压持续地超过 21.3 ／ 12.7 千帕，多伴有眩晕、头痛、头胀、耳鸣、心慌、手指发麻、面红、烦躁、失眠等症，临床治疗为服用各种降压药物，但多有不同程度的副作用影响治疗效果。

诊断

1. 症状复杂，常见的有头痛、头晕、头胀、耳鸣、心悸、四肢发麻、颈项僵硬、烦躁、失眠等。

2. 血压在 140 ／ 90 毫米汞柱以上。

3. 高血压的节律。

病理病因

中医认为高血压是肝肾阴阳失调引起。西医认为是由于神经中枢调节血压功能紊乱所引起的。临床上很多高血压病人特别是肥胖者常伴有糖尿病，而糖尿病也多伴有高血压，因此将两者称为同源性疾病。

从脊椎病因来看，当颈部受到外伤、风寒侵袭，或颈部退变后，颈椎的平衡会被破坏，局部组织松弛、痉挛，直接或间接地刺激颈交感神经和椎动脉，进而引起脑组织缺血，导致中枢性血压异常。尤其是第 2、第 3 颈椎错位后，交感精神兴奋性会增高，心跳加快，冠状动脉舒张，血压也随着升高；而第 5、第 6 颈椎病变后，椎体附近的颈动脉窦会受到刺激，导致了血压的上升，并会引起胸闷气短或心律失常等症状。

专家提示

患者平时要注意饮食调节，以低盐、低动物脂肪饮食为宜，并避免食用富含胆固醇的食物。

合理安排作息时间，生活要有规律，避免过度劳累和精神刺激。应早睡早起，不宜在临睡前活动过多和看刺激性的影视节目。

高血压的脊疗

step1

患者体位：仰卧
治疗部位：腹部
治疗手法：按揉
治疗目的：稳定情绪

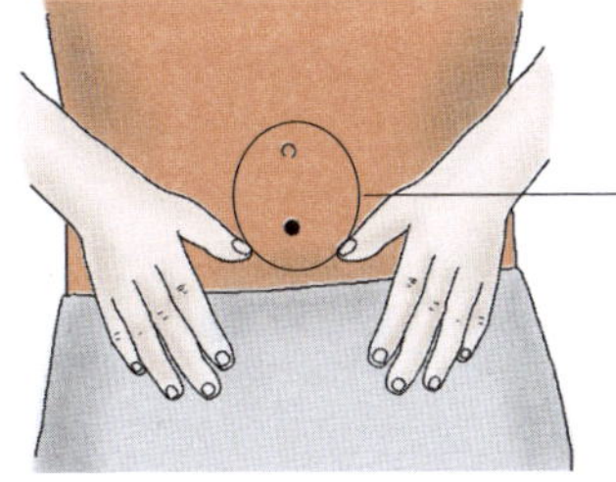

医者双手合并，在患者丹田处，即肚脐以下三寸，按揉3分钟，以使患者稳定情绪，防止血压升高。

step2

患者体位：仰卧
治疗部位：颈部
治疗手法：推压
治疗目的：整复颈椎

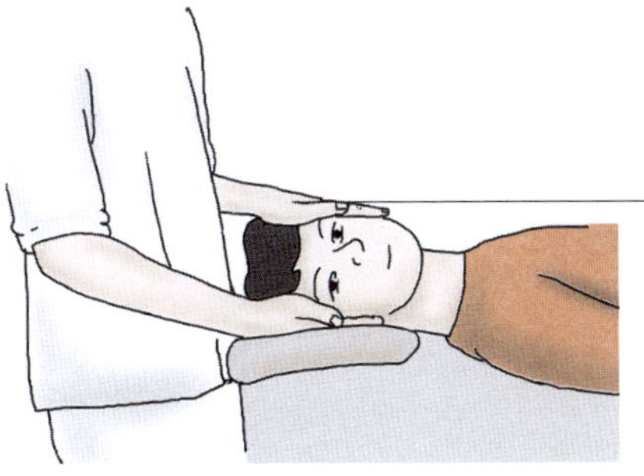

医者以双手扶持患者的左右两颊，用中指和无名指夹住患者的耳朵，然后双手施力，向右侧转动患者的头部至最大角度，以顿力矫正第1颈椎。

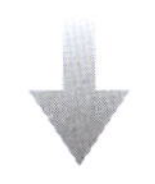

step3

患者体位：仰卧
治疗部位：颈部
治疗手法：按摩
治疗目的：加强疗效

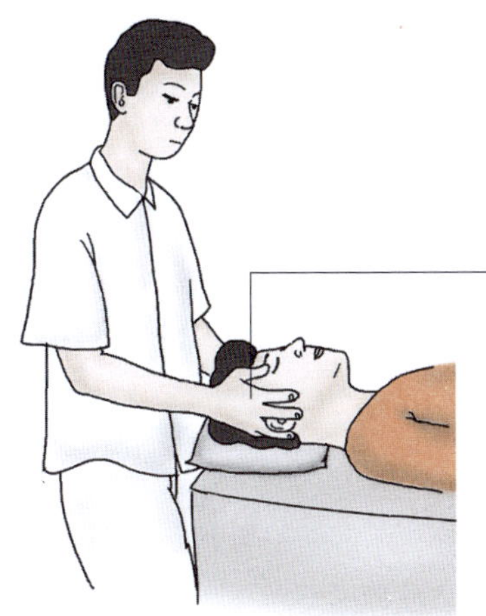

整脊后，医者用双手按摩患者两侧的肩颈交会处，帮助患者松弛软组织，巩固疗效。

对症食疗

【山楂降压汤】

材料： 山楂 15 克，猪瘦肉 200 克，食用油 30 毫升，姜 5 克，葱 10 克，鸡汤 1000 毫升。

制作： 瘦猪肉切片，姜拍松，葱切段。锅内加入食用油，烧至六成熟时，下入姜、葱爆香，加入鸡汤，烧沸后下入猪肉、山楂、盐，用小火炖 50 分钟即可。

046 糖尿病 清热利尿，调节新陈代谢

糖尿病是由于遗传等多种因素导致的糖、蛋白质、脂肪、水和电解质等一系列代谢紊乱综合征。而当第 6 至第 10 胸椎错位时，就有可能导致糖尿病。

病症概述

糖尿病，即症状为尿中含糖的一种病症，是一种以糖代谢紊乱为主的慢性内分泌疾病。它的发病原因是人体中促使糖代谢的胰岛素分泌过少，糖的代谢速度变慢，从而使患者血糖上升、尿中含糖。糖尿病在严重的时候，会出现酮中毒昏迷，有可能危及生命。

诊断

1. 此病的主要特征：多饮、多食、多尿。

2. 皮肤容易反复感染，经常会生痈、疖。

3. 小便检查:尿糖阳性，空腹血糖 >6.1mmol/L，餐后 2 小时血糖 >11.1mmol/L。

4. 酮中毒：如有厌食、恶心、呕吐、腹痛时，或嗅到苹果味，应考虑糖尿病酮中毒的可能。患者呼吸急促，严重的患者可昏迷，大口呼吸，血压下降，手足发冷，反射迟钝或消失。尿糖呈阳性，尿醋酮呈阳性。

病理病因

胰岛在胰腺内，可以分泌胰岛素，促进糖代谢。当胰岛素分泌过少时，人体的糖代谢速度变慢，就会发生糖尿病，使患者血糖上升、尿中含糖。

中医称糖尿病为“消渴”。按照病情轻重，本病可分为上消（肺消）、中消（胃消）、下消（肾消），多因火热耗津，或阴火上蒸肺胃，导致肾虚、肺燥、胃热，最终引发本病。

从脊椎病因来看，糖尿病的发病与胸椎椎体错位也有关系。当第 6 至第 10 胸椎错位时，会损伤胰腺的交感神经，使其髓鞘发生改变，进而引起自主神经功能紊乱，直接影响胰岛血液循环，并间接地抑制副交感神经功能，使胰岛素分泌下降、血糖升高，最终引起糖尿病。

专家提示

在保证机体合理需要的情况下，应限制粮食、油脂的摄入，忌食糖类。饮食应以适量米、面、杂粮为主，配以蔬菜、豆类、瘦肉和鸡蛋等。

糖尿病的脊疗

step1

患者体位：俯卧
治疗部位：背部
治疗手法：按揉
治疗目的：松弛肌肉

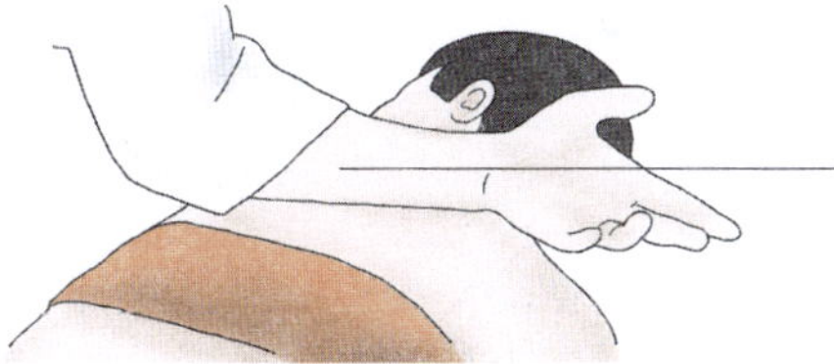

医者手肘按揉患者背部，以松弛背部软组织。

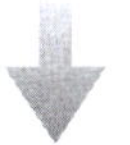

step2

患者体位：俯卧
治疗部位：背部
治疗手法：按揉
治疗目的：松弛肌肉

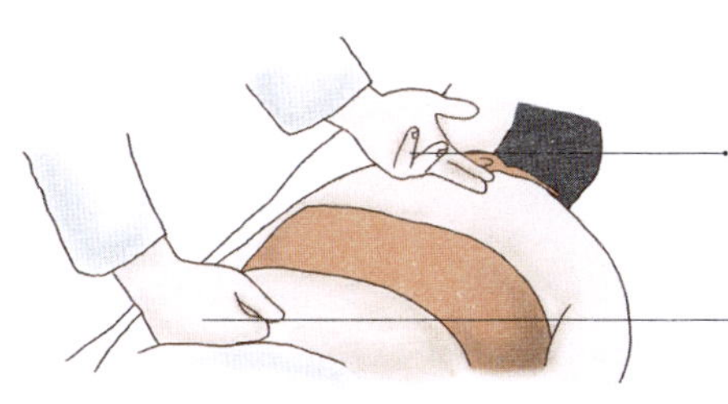

医者左手手背按揉患者背部。

医者右手按住患者背部，起到固定作用。

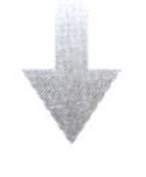

step3

患者体位：坐位
治疗部位：背部
治疗手法：推压
治疗目的：整复胸椎

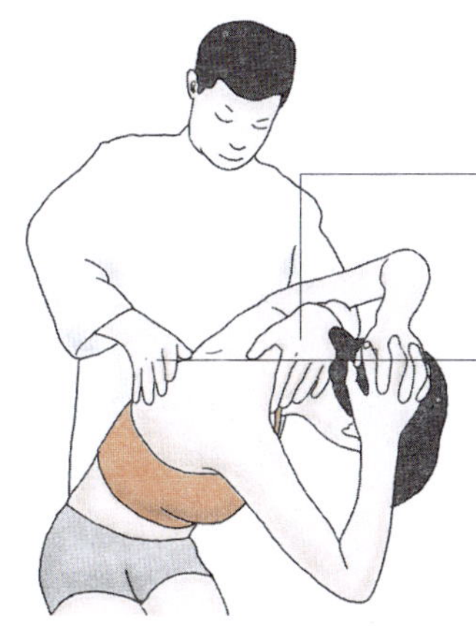

医者左臂从患者左腋伸向右肩，引导患者向左转身。

医者右手拇指按住患者的错位胸椎棘突处，当指下有活动感时，将棘突往左侧推。

对症食疗

【韭菜茶】

材料：韭菜 100 克。

制作：把韭菜洗净后切成 4 厘米长的小段，加水 1000 毫升，大火把水煮开后转小火再煮 15 分钟，滤渣后当茶喝。不要加任何调料，每天喝 3 次，连喝 1 周。

047 慢性腹泻 排便正常，肠胃舒畅

慢性腹泻是消化系统疾病中的一种常见的症状，是由于胃肠道的分泌、消化吸收及运动功能发生障碍而引发。此外，当颈椎和第 4 腰椎的钩椎关节发生错位时，就有可能引起慢性腹泻。

病症概述

慢性腹泻是指病程在两个月以上的腹泻或间歇期在 2 ～ 4 周内的复发性腹泻，其表现为持续两个月以上大便次数增多便稀，甚至带有黏冻、脓血，还会伴有腹痛、发热、消瘦、腹部肿块或消化性溃疡等症状。

诊断

1. 小肠病变引起的腹泻：脐周附近的腹部不适，在餐后或便前加剧，大便量多、色浅，次数可多可少。

2. 结肠病变引起的腹泻：腹部两侧或下腹不适，在便后会缓解或减轻，排便次数多且急，粪便量少，常带有血及黏液。

3. 直肠和乙状结肠病变引起的腹泻：便意频繁，里急后重。

病理病因

慢性细菌性疾病、肠结核、血吸虫病、溃疡性结肠炎、放射性肠炎、缺血性结肠炎、肿瘤、小肠吸收不良、消化不良、肠蠕动紊乱等都可能导致慢性腹泻。

中医认为腹泻与脾虚的关系最为密切，如果脾脏虚弱，就很容易产生湿热，影响大肠而引起腹泻。此外，久病之后、年老体衰，也会损伤脾肾，使其运作失常，产生腹泻；或者因情志不调，也会伤及胃肠而引起腹泻。

从脊椎病因来看，慢性腹泻与颈椎、腰椎错位有密切关系，当颈椎和第 4 腰椎的钩椎关节发生错位时，就有可能引起慢性腹泻。

专家提示

发病初期，饮食应以能保证营养而又不加重胃肠道病变部位的损伤为原则，一般宜选择清淡流质饮食，如浓米汤、淡果汁和面汤等。

缓解期排便次数减少后可进食少油的肉汤、牛奶、豆浆、蛋花汤、蔬菜汁等流质饮食，以后逐渐进食清淡、少油、少渣的半流质饮食。

慢性腹泻的脊疗

step1

患者体位：俯卧
治疗部位：背部
治疗手法：按揉
治疗目的：松弛肌肉

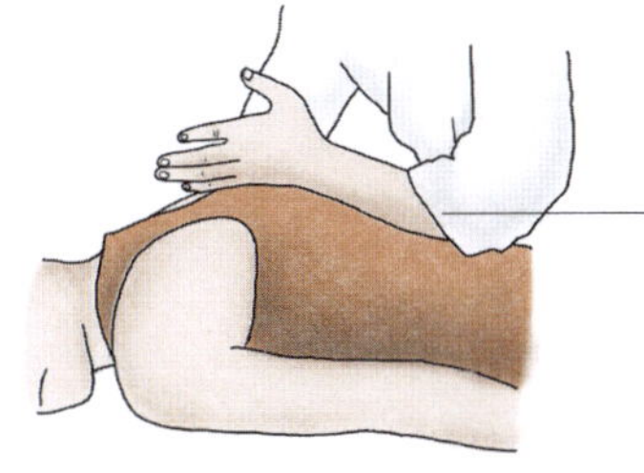

医者手肘按揉患者背部，以松弛背部、腰骶部软组织。

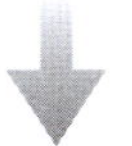

step2

患者体位：仰卧
治疗部位：颈部
治疗手法：推压
治疗目的：整复颈椎

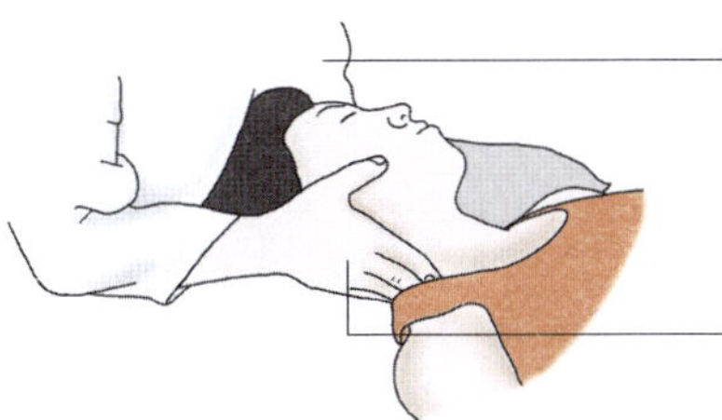

医者左手托扶患者后颈，以拇指按住患者的患椎横向隆起处。

医者右手托扶患者下颌，前臂紧贴患者面颊。

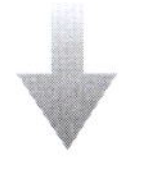

step3

患者体位：仰卧
治疗部位：颈部
治疗手法：牵引
治疗目的：整复颈椎

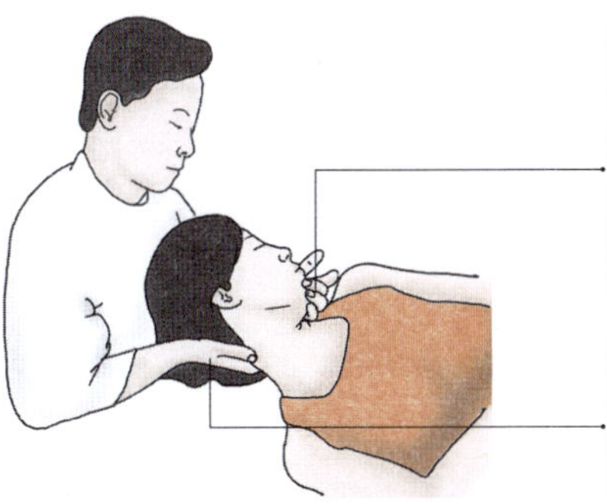

医者左手牵引患者头部先后向健侧、患侧转动，当向患侧转至最大角度时，做扳、按、牵运动。

当患者头部向患侧转至最大角度时，医者右手拇指按住患处不放松。

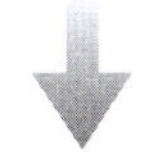

step4

患者体位：俯卧
治疗部位：背部
治疗手法：牵引
治疗目的：整复腰椎

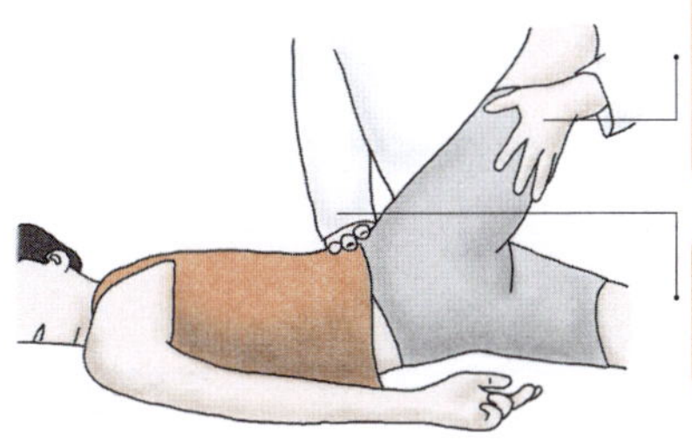

医者右手扶持患者大腿，在左手的反方向用力，向斜后方扳动患者大腿，呈 15 ~ 25 度。

医者左手手掌根按压患者错位的棘突。

048 慢性胃炎 促进消化，缓解不适

慢性胃炎是慢性胃黏膜炎性发生异常的病症，多因急性胃炎、饮食不节而引发。此外，当第 7 至第 9 胸椎受到外伤或慢性劳损后，也有可能导致慢性胃炎。

病症概述

慢性胃炎系指不同病因引起的各种慢性胃黏膜炎性病变，是一种常见病，属中医学胃脘痛、痞满、吞酸、嘈杂、纳呆等范畴。临床上通常表现为以下几个症状：上腹部闷胀疼痛、嗳气频繁、泛酸、食欲减退、消瘦、腹泻等。

诊断

1. 上腹部不适或疼痛，进食后加重；常有口臭、口苦、嗳气、恶心、食欲不振等症状。

2. 胃酸常增高，临床表现可似溃疡病，也可发生胃出血。后期可见营养不良、消瘦、贫血、舌萎缩，部分患者胃酸减低，有时出现腹泻，本病可恶变成胃癌。

3. 胃液分析。

病理病因

慢性胃炎的成因一般来自三个方面：一是由急性胃炎转变而来；二是由其他疾病引起的继发炎症，如溃疡病、胃癌、胃扩张、胃下垂等；三是由饮食无节制、爱吃生冷辛辣、长期饮酒、过度吸烟、精神刺激等因素诱发所致。

中医认为，慢性胃炎多因长期情志不遂、饮食失调、劳逸失常，导致肝气郁结、脾失健运、胃脘失和、胃气滞寒、升降失常、胃络失养，日久中气亏虚而引发胃炎。

从脊椎结构来看，支配胃的内脏神经是由第 7、第 8、第 9 胸椎的脊神经组成，当这三节胸椎受到外伤或慢性劳损后，会使椎体发生错位及小关节紊乱，从而使支配胃的内脏神经受到压迫，导致胃部的运动和分泌发生异常，机体的免疫力也随之下降，此时如食用刺激性食物、药物，或遭受细菌、病毒侵入，就很容易发生胃炎。

专家提示

避免食用坚硬、粗糙、纤维过多和不易消化的食物，亦须避免食用过酸、过辣、香味过浓、过咸和过热的食物。

饭菜要软烂，含纤维多的食物不宜太多，可粗粮细做。

慢性胃炎的脊疗

step1

患者体位：俯卧
治疗部位：肩背部
治疗手法：按揉
治疗目的：松弛肌肉

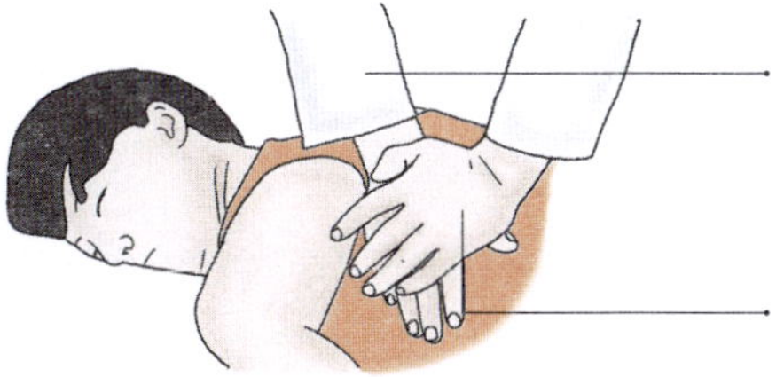

医者右手按揉患者背部，以松弛肩背部软组织。

医者左手按在右手手背上，辅助右手施力。

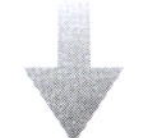

step2

患者体位：俯卧
治疗部位：背部
治疗手法：按压
治疗目的：整复胸椎

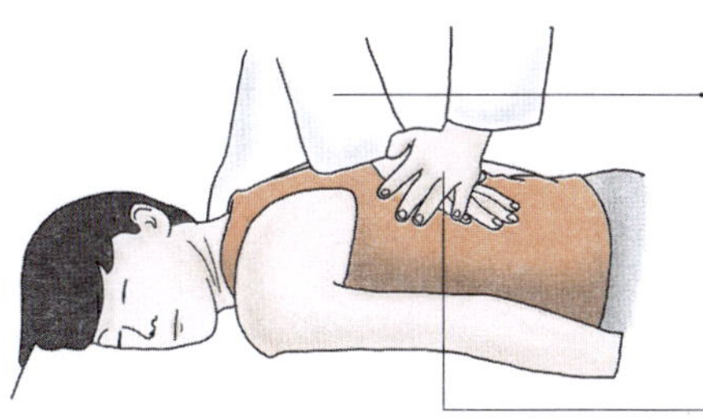

医者右手手掌垂直按压患者错位的棘突，一般会有关节复位的弹响声。

医者左手按在右手手背上，辅助右手施力，但切忌大力。

对症食疗

【生姜米醋炖木瓜】

材料：生姜 5 克，木瓜 100 克，米醋少许。

制作：木瓜洗净切块，生姜洗净切片，一同放入砂锅，加米醋和水，用小火炖至木瓜熟即可。吃木瓜喝汤，可随意饮用。

【韭菜子炖猪肚】

材料：韭菜子 9 克，猪肚 1 个。

制作：猪肚洗净，将韭菜子放入肚内。猪肚放入碗中，加调料，蒸到烂熟即可。可佐餐食用。

【党参黄鳝汤】

材料：黄鳝 200 克，党参 20 克，红枣 10 克，佛手 5 克。

制作：把全部材料加适量清水，武火煮沸后，文火煮 1 小时，调味即可。饮汤食肉，可佐餐用。

049 慢性阑尾炎 消除炎症，恢复健康

慢性阑尾炎是指急性阑尾炎消退后而遗留的阑尾慢性炎症，多是由急性阑尾炎转化而来。此外，当第 1 至第 3 腰椎发生错位后，也会挤压内脏，甚至造成慢性阑尾炎。

病症概述

慢性阑尾炎是指阑尾急性炎症消退后而遗留的阑尾慢性炎症病变，如管壁纤维结缔组织增生、管腔狭窄或闭塞、阑尾扭曲、阑尾与周围组织黏连等。

诊断

1. 腹部疼痛：右下腹部出现疼痛，表现为间断性隐痛或胀痛，时重时轻，大多在饱餐、运动和长期站立后发生。

2. 胃肠道反应：出现消化不良、胃纳不佳等症状。病程较长者会身体消瘦、体重下降，但没有恶心和呕吐，老年病人可伴有便秘。

3. 腹部压痛：右下腹部有范围较小、位置恒定的压痛，是慢性腹泻的主要体征，重压后会出现疼痛，一般无腹部包块、肌紧张和反跳痛，有时可触到胀气的盲肠。

4. 曾有急性阑尾炎发作史，症状体征比较明显的慢性阑尾炎诊断比较容易；对于无急性阑尾炎发作史者，则应用钡剂充盈阑尾，检查阑尾是否狭窄变细，有无不规则间断充盈扭曲、固定现象。

病理病因

慢性阑尾炎一般可分为原发性慢性阑尾炎和继发性慢性阑尾炎，其中原发性慢性阑尾炎病初无急性发作史，起病较隐匿，症状发展缓慢，病程持续较长，无反复急性发作的现象；而继发性慢性阑尾炎是急性阑尾炎发病后，非手术治疗而愈或自行缓解的后遗症，会再次或多次急性发作，久治不愈。

从脊椎病因来看，慢性阑尾炎与腰椎错位有密切关系，当第 1 腰椎至第 3 腰椎发生错位后，会挤压内脏神经，引起胃肠功能紊乱，并因剧烈活动、饮食不节而加重，甚至导致慢性阑尾炎。

专家提示

患者应当保持良好的精神状态，避免剧烈的情绪变化，以免打破神经系统的平衡，进而诱发阑尾炎。

患者应注意季节、气候变化，避免腹部受到寒冷刺激，维护胃肠道的正常功能状态。

慢性阑尾炎的脊疗

step1

患者体位：俯卧
治疗部位：背部
治疗手法：按压
治疗目的：松弛肌肉

医者左手按压患者背部，以松弛背部软组织。

医者右手扶持患者腰骶部，固定患者身体。

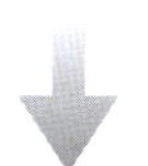

step2

患者体位：俯卧
治疗部位：背部
治疗手法：推摇
治疗目的：整复腰椎

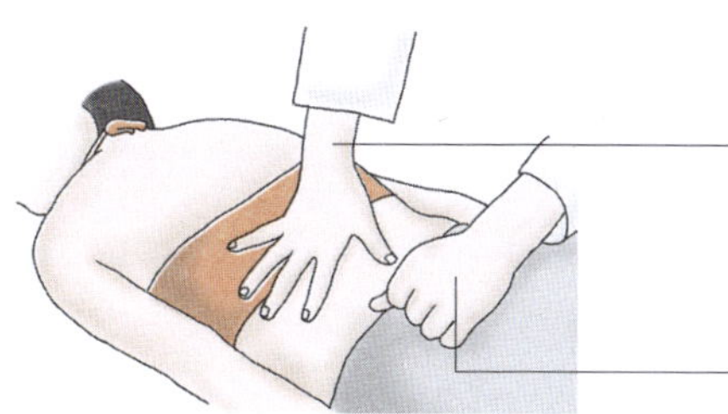

医者右手按住患者的偏歪棘突，保持定点。

医者左手握住患者裤带，使患者臀部左右摇动，每次约5～8分钟。

step3

患者体位：俯卧
治疗部位：背部
治疗手法：按压
治疗目的：整复腰椎

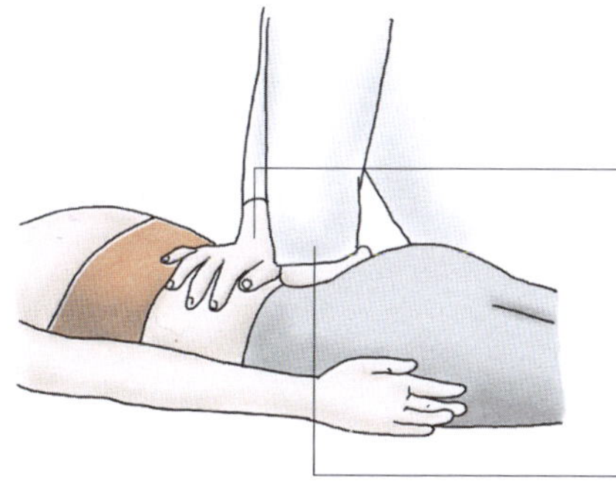

医者左手掌根按在患者的患椎上侧棘突左侧。

医者右手掌根按在患者的患椎下侧棘突右侧，当患者吸气时，医者双手用适度的冲击力转正脊椎。

健康贴士

患者在饮食方面应定时定量进食，到了规定时间，应主动进食，可以多吃富含维生素C的蔬菜和水果，少吃辣椒、胡椒等辛辣食物，餐后也不能立刻饮水，以免稀释胃液。

避免吸烟、饮酒，以免刺激胃部，影响胃壁细胞的血液供应，使胃黏膜抵抗力降低而诱发胃病。

050 胆囊炎 利尿泄热，疏肝利胆

胆囊炎是胆囊的炎性病变，多源自胆汁瘀滞和细菌感染后在胆囊壁产生的炎症。此外，第 9 至第 11 胸椎发生错位后，很可能引发胆囊炎。

病症概述

胆囊炎是细菌性感染或化学性刺激（胆汁成分改变）引起的胆囊炎性病变，为胆囊的常见病。急性胆囊炎多在进油腻晚餐后半夜发病，右上腹持续性疼痛，阵发性加剧，常伴发热、恶心、呕吐。慢性胆囊炎多数表现为胆源性消化不良、厌油腻食物、上腹部闷胀、嗳气、胃部灼热等。

诊断

1. 发病急骤，右上腹疼痛，恶心，呕吐，可有高热或寒战症状。
2. 急性病患者可见黄疸，右上腹明显压痛，腹肌紧张，或可触及肿大的胆囊。
3. 血白细胞数和中性粒细胞比例增高，核左移或见中毒颗粒。
4. B 超可显示胆囊肿大程度，伴有积液、积脓、胆囊周围渗出性改变。

病理病因

胆囊炎有急性、慢性之分，其中急性胆囊炎的发病多源自胆汁瘀滞和细菌感染，从而在胆囊壁产生炎症，随着炎症的发展，胆囊壁可能会发生坏死、穿孔，引发胆囊周围脓肿或严重的腹膜炎。如果炎症停止发展，胆囊壁会留下瘢痕，但如果多次发作，胆囊就会缩小，使胆囊的正常生理功能受到影响，甚至丧失正常的生理功能。

慢性胆囊炎往往与胆囊结石同时存在，其主要病理则表现为胆囊壁的增厚和瘢痕收缩，胆囊的大小也会出现变化，囊壁则会产生淋巴细胞侵润、纤维化、钙化等改变，从而使胆囊的收缩和排空功能受到影响。

从脊椎结构来看，第 9 至第 11 胸椎发出的内脏神经主要负责调节肝、胆功能，当这三节胸椎受到外伤或慢性劳损后，会使椎体发生错位及小关节紊乱，从而刺激胸椎部分的内脏神经，导致肝胆功能紊乱，免疫力下降，容易引发胆囊炎。

专家提示

合理控制饮食，避免发胖，保持心情放松愉快，不可长时间沉闷忧虑。
平时多饮水(每天1500～2000毫升)，以稀释胆汁。

胆囊炎的脊疗

step1

患者体位：俯卧
治疗部位：背部
治疗手法：按揉
治疗目的：松弛肌肉

医者右手按揉患者背部，以松弛背部软组织。

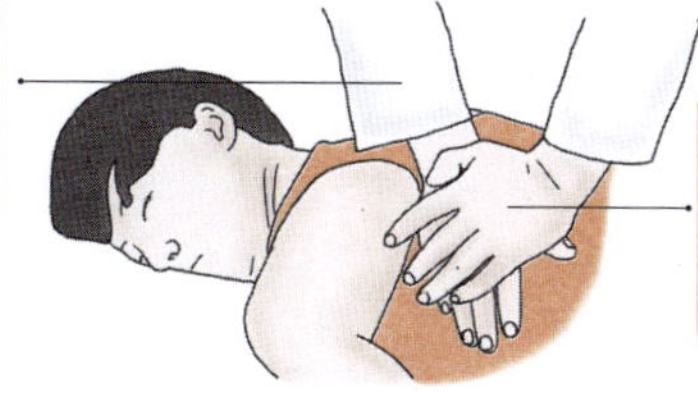

医者左手按在右手手背上，辅助左手施力。

step2

患者体位：俯卧
治疗部位：背部
治疗手法：按揉
治疗目的：松弛肌肉

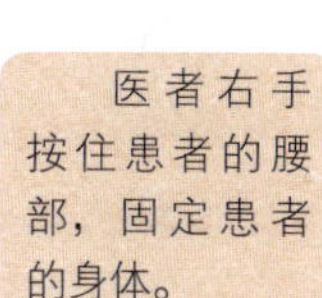

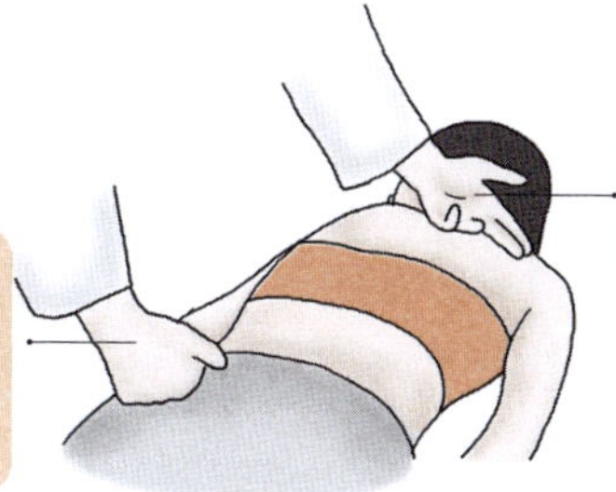

医者左手手背按揉患者背部。

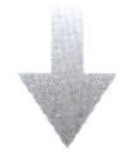

step3

患者体位：俯卧
治疗部位：背部
治疗手法：按压
治疗目的：整复胸椎

医者右手按住患者的后凸棘突上，当患者呼气时，用有限度的冲压力往下压，重复2～4次。

医者左手按在右手手背上，辅助右手施力。

健康贴士

在饮食方面，胆囊炎患者也应多加注意，避免食用刺激性食品。

宜食：低脂肪、低蛋白、少量易消化的流食或半流食，随病情的减轻可逐渐加入少量瘦肉、鱼、蛋、奶、水果及鲜菜等，多吃萝卜、青菜、豆类、豆浆等副食。

忌食：油炸、煎、辛辣食物和高脂肪食物。

051 胆结石 排石止痛，益脾利胆

胆结石是胆管树内形成的凝结物，是消化系统常见病症之一，多是肝细胞合成的胆汁中的胆固醇过于饱和而引发。此外，第 9 至第 11 胸椎的错位也可能造成胆结石。

病症概述

胆结石是胆管中的凝结物，主要症状表现为上腹疼痛并放射到肩和背部，且低烧、恶心、呕吐、寒战、大汗淋漓甚至伴有黄疸。患者常自幼年即有腹痛、发冷、发热、黄疸反复发作的病史。并发症多且较严重，较常见的有化脓性肝内胆管炎、肝脓肿、胆道出血等。

诊断

1. 胆结石的症状与结石的大小、部位、走向等密切相关，较小的结石在进食后可阻塞胆管，引发胆绞痛或急性胆囊炎，还有可能进入主管，引发继发性胆总管结石；较大的结石则能引发右上腹闷胀不适或慢性胆囊炎。

2. 当结石阻塞胆管发生感染时，会引发胆囊积脓，在胆囊处有明显的压痛；而不发生感染时，仅会形成胆囊积水，在胆囊处没有明显的压痛。

3. 胆总管结石的典型症状有腹痛、寒热、黄疸，多反复发作。腹痛经常发于剑突下区域，多由闷胀痛转为刀割性绞痛，触摸时有深压痛和肌紧张，如在肝部区域有叩击痛，说明已发生感染。当感染向上扩散，细菌和内毒素通过肝脏的窦状隙进入血液循环时，就会出现寒热的症状，继而出现黄疸。

病理病因

胆结石的大部分属于胆固醇结石，其形成主要是由于肝细胞合成的胆汁中胆固醇处于过饱和状态，以及胆汁中的蛋白质促使胆固醇晶体成核作用，另外的因素则应归因于胆囊运动功能损害，它们共同作用，致使胆汁瘀滞，促发结石形成。

从脊椎病因来看，第 9 至第 11 胸椎的错位会压迫脊神经，从而形成胆结石，如能在急性外伤期整复胸椎，不仅可以预防胆结石的发生，还能治疗胆结石。

专家提示

预防胆结石，应注意生活要有规律，平时应多参加体育活动，在饮食方面更要注意，要按时吃早餐。

胆结石的脊疗

step1

患者体位：俯卧
治疗部位：背部
治疗手法：按揉
治疗目的：松弛肌肉

医者右手按住患者的腰部，固定患者的身体。

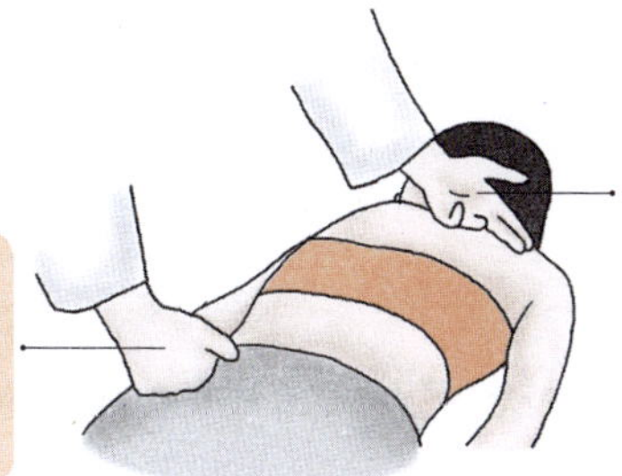

医者左手手背按揉患者背部，以松弛背部软组织。

step2

患者体位：俯卧
治疗部位：背部
治疗手法：按压
治疗目的：整复胸椎

医者右手手掌按在患者的错位棘突上，并垂直按压。

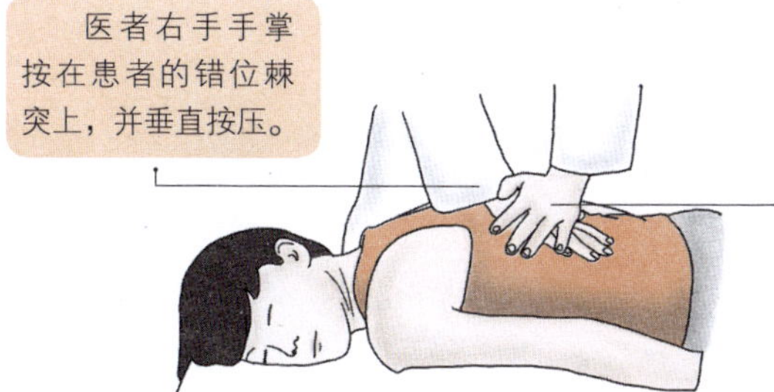

医者左手按在右手手背上，辅助右手施力，切忌大力。

对症食疗

【荸荠海蜇汤】

材料：荸荠 30 克，海蜇丝 50 克。

制作：将荸荠洗净，去皮，切块；海蜇丝洗净。将荸荠、海蜇丝一同放入砂锅中，加适量水，煎汤即可饮用。

【洋葱炖乳鸽】

材料：乳鸽 500 克，洋葱 250 克，姜 5 克，白糖 5 克，酱油 10 克，胡椒粉、盐、味精适量。

制作：乳鸽洗净砍成小块，洋葱洗净切成角状，锅中加油烧热，洋葱片爆炒至出味。下入乳鸽，加高汤用文火炖 20 分钟，放白糖等调料至入味后出锅。可随意食用。

健康贴士

饮食注意荤素搭配，避免过食肥甘厚味。尤其是晚上，应避免进食高胆固醇类食品如鸡蛋（尤其是蛋黄）、肥肉、海鲜、无鳞鱼类、动物内脏等食品。

宜多食各种新鲜水果、蔬菜，应用煮、蒸、烩、炒、拌、汆、炖的烹调方法，不用油煎、炸、烤、熏的烹调方法。

052 结肠炎 调节平衡，消炎止痛

结肠炎是直肠、结肠黏膜非特异性炎症病变，多因免疫反应、感染、遗传、精神等因素而引发。此外，当腰椎发生错位后，很可能导致结肠神经功能紊乱，引起结肠炎。

病症概述

结肠炎又称“非特异性溃疡性结肠炎”、“痉挛性结肠炎”，是直肠、结肠黏膜非特异性炎症病变。主要症状为黏液或血便、食欲不振、腹胀、恶心、消瘦、乏力、贫血等。严重者可能高热、呕吐、心动过速、衰竭、失水、神志昏迷。

诊断

1. 急性期的腹痛多在左下腹部，其症状不太剧烈，但排便多伴有大量出血。

2. 病情严重或病程较长的患者，经常出现发热、乏力、食欲不振、消瘦、贫血等症状，而晚期病人还伴有肠穿孔、结肠狭窄、肛管直肠周围脓肿、瘘管、肠内瘘道等病变。

病理病因

结肠炎是结肠运动和分泌功能失调，以慢性腹泻和腹痛为主要症状的全身性疾病。自身免疫反应、感染、遗传、精神等因素都可能使结肠黏膜发生病变，在黏膜和黏膜下层出现充血、水肿、出血、糜烂和表浅小溃疡，溃疡严重者甚至会形成大溃疡，深度能至肌层，乃至穿孔；晚期也会使纤维组织增生，肠壁增厚、变形，导致肠壁狭窄。

中医认为结肠炎属“肝胃不和”、“肝脾不和”的范畴，其病因是湿热内侵、饮食不当、情志所伤、脾胃受损、命门火衰等。

从脊椎病因来看，结肠炎的发病与第 11 至第 12 胸椎、第 1 至第 3 腰椎发出的交感神经功能失调有关。当这几节椎体发生错位后，很容易影响直肠和结肠，导致结肠神经功能紊乱，引起结肠炎。

专家提示

结肠炎患者要注意充分休息，减少精神和体力负担。病情好转后，也要避免重体力活动。

在饮食方面，更要多加注意，应少量多餐，否则一次吃太多食物，会使消化系统负担过重。

结肠炎的脊疗

step1

患者体位：俯卧
治疗部位：背部
治疗手法：按揉
治疗目的：松弛肌肉

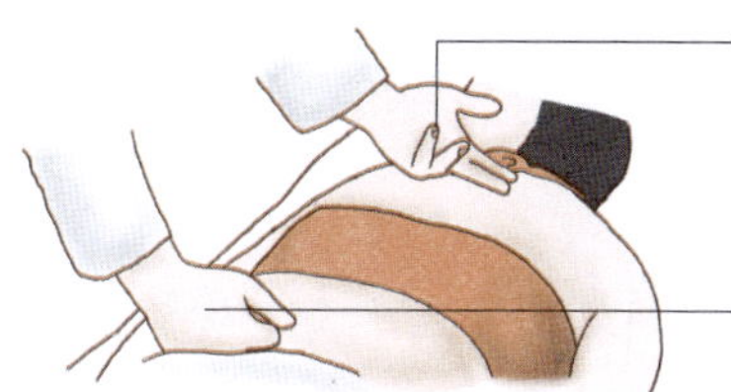

医者左手手背按揉患者背部，以松弛背部软组织。

医者右手按住患者的腰部，固定患者的身体。

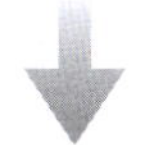

step2

患者体位：俯卧
治疗部位：背部
治疗手法：按压
治疗目的：整复胸椎

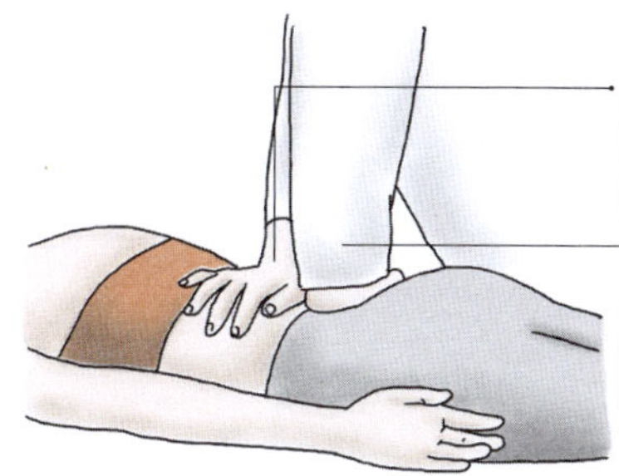

医者右手掌根按在患者的患椎下侧棘突右侧，当患者吸气时，双手用适度的冲击力转正脊椎。

医者左手掌根按在患者的患椎上侧棘突左侧。

对症食疗

【佛手元胡猪肝汤】

材料：佛手 9 克，元胡 9 克，制香附 6 克，猪肝 100 克。

制作：将佛手、元胡、制香附入锅，加水煮沸再用小火煮 15 分钟。加入切好的猪肝片，放入适量盐、姜丝、葱花，熟后即可食用。

【人参粳米粥】

材料：人参 10 克，粳米 100 克，冰糖适量。

制作：将粳米加 1000 毫升水用小火煮烂，放入人参末和冰糖再煮沸便可食用。

【蒜泥马齿苋】

材料：大蒜 30 克，马齿苋 500 克，食盐、酱油、白糖、芝麻、花椒面、葱白、味精、醋适量。

制作：马齿苋沸水泡透，大蒜捣成泥，芝麻爆香后捣碎。将马齿苋用食盐拌匀，加入蒜等调料，撒上芝麻，装入盘中即可食用。

053 便秘 消食化积，疏通肠道

便秘是以大便次数减少、排便困难为特征的常见病症，其发病有多种因素，如当第 1 腰椎受到压迫时，就很可能引起排便不顺，进而引发便秘。

病症概述

便秘是大便次数减少、间隔时间延长，或正常排便但粪质干燥、排出困难的病症，可伴有腹胀、腹痛、食欲减退、嗳气反胃等症状。慢性便秘多无明显症状，可伴有头昏、头痛、易疲劳等神经官能症的症状。

诊断

1. 功能性便秘：平时排便顺畅的人，出现暂时性便秘的症状，这是因为肠功能出现紊乱，如不吃早餐、摄食量过少、偏食、生活环境变化、焦虑等情况都有可能造成便秘，只要多加注意，就能恢复正常。

2. 急性器质性便秘：出现原发疾病的症状，并会伴随剧烈的腹胀、腹痛、呕吐等，主要是因胃肠道发生器质性病变所致，需尽快去医院诊治。

3. 顽固性便秘：便次太少或排便不畅，粪便干结且量少，许多患者的排便每周少于 3 次，严重者长达 2 ~ 4 周才排便 1 次。

病理病因

便秘的原因常不是单一的，其发病常有多种因素，如饮食过于精细少渣、缺乏食物纤维，粪便体积减小、黏滞度增加、在肠内运动缓慢、水分过量被吸收而导致便秘。此外，生活习惯不良，经常服用强泻剂及灌肠，平时没有养成定时排便的习惯，都会使排便反射受到抑制，日久引起便秘。

在中医理论中，则认为便秘的原因是燥热内结、气虚传送无力，或血虚肠道干涩，以及阴寒凝结等。如饮食过于辛辣、温补时，就会使肠道燥热，耗伤津液；而久病、产后、老年体衰则会出现气血两虚、脾胃内伤的症状，从而导致便秘。

从脊椎病理来看，与肠道蠕动有关的脊椎是第 1 腰椎，当其受到压迫时，就会引起排便不顺，如能整复此节腰椎，不仅能改善便秘问题，顽固性便秘也可能好转。

专家提示

养成每天定时排便的习惯，即使没有便意也要定时如厕，建立良好的排便条件反射。

便秘的脊疗

step 1

患者体位：俯卧
治疗部位：腰部
治疗手法：捏脊
治疗目的：整复腰椎

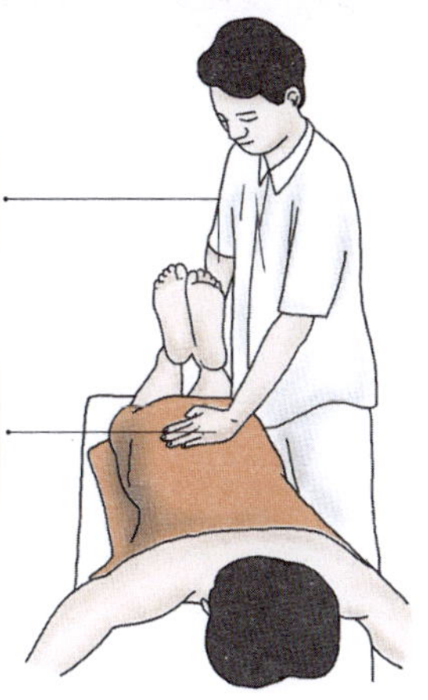

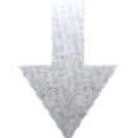

step 2

患者体位：俯卧
治疗部位：腰部
治疗手法：牵引
治疗目的：整复腰椎

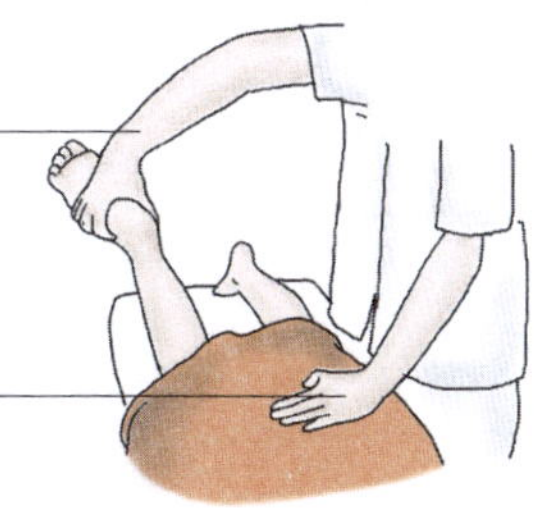

对症食疗

【核桃仁猪肝汤】

材料：猪肝 200 克，核桃仁 50 克，料酒、葱姜、胡椒粉、盐、猪油各适量。

制作：把猪肝片用油煸炒，放入葱姜，烹入料酒，加盐，加水，放入核桃仁，猪肝熟透，调味即可食用。

【五仁粥】

材料：郁李仁、芝麻、火麻仁、决明子、柏子仁各 10 克，粳米 100 克，蜂蜜适量。

制作：将所有材料洗净。加适量的水放入煲内煮至粥样，加入适量蜂蜜调味即可。

【大黄通便茶】

材料：大黄 10 克，番泻叶 10 克，蜂蜜 20 毫升。

制作：大黄煎半小时后熄火，加番泻叶、蜂蜜，加盖焖 10 分钟即可。

054 痔疮 消热利湿，避免久坐

痔疮是直肠末端黏膜下和肛管皮肤下静脉丛扩张和屈曲而成的柔软静脉团，多因肛门部位受冷或受热、便秘、腹泻、不良习惯而引发。此外，整复第2腰椎可以促进血液循环的畅通，对痔疮的防治很有功效。

病症概述

痔疮是肛门直肠底部及肛门黏膜的静脉丛发生曲张而形成的一个或多个柔软的静脉团的一种慢性疾病。通常当排便时持续用力，造成此处静脉内压力反复升高，静脉就会肿大。

诊断

1. 便时出血，血色鲜红，出血量一般不大，但有时也可较大量出血，便后出血自行停止。粪便干硬、饮酒及进食刺激性食物等是出血的诱因。

2. 痔块脱出：痔发展到一定程度即能脱出肛门外，痔块由小变大，由可以自行回复变为须用手推回肛门内。

3. 疼痛：肛门沉重、疼痛，常与排便不尽感觉同时存在。痔块脱出嵌顿，出现水肿、感染，局部疼痛剧烈。

4 痛痒：肛门周围痛痒，甚至导致皮肤湿疹，常使患者极为难受。

病理病因

肛门部位受冷或受热，便秘、腹泻等疾病以及过量饮酒和多吃辛辣食物等不良习惯，都会刺激肛门和直肠，使静脉丛充血而导致痔疮。一些疾病如腹内肿瘤、子宫肿瘤、卵巢肿瘤、前列腺肥大等也会间接引发痔疮。

在中医理论中，痔疮与肺的功能失调有关。如果肺功能出现异常，津液就不能下达，进而造成肠道积热、大便困难，久之便导致痔疮。

从脊椎病理来看，矫正脊椎特别是第2腰椎可以使下半身受阻的血液恢复畅通，帮助消化道的秽物排出体外，因此对痔疮的防治都有较好的效果。

专家提示

保持肛门周围的清洁。最好每天定时排便，不要强忍大便，如厕时间不宜过长及过分用力。司机、孕妇和久坐人员可每天做10次提肛动作来预防痔疮。

痔疮的脊疗

step1

患者体位：俯卧
治疗部位：腰骶部
治疗手法：按揉
治疗目的：松弛肌肉

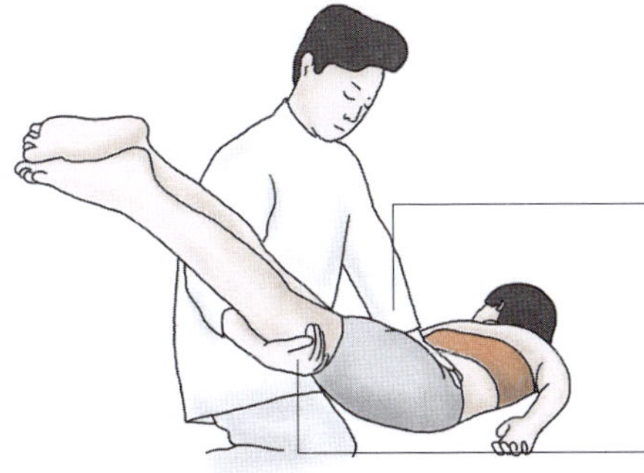

医者左手按揉患者腰部，以松弛腰骶部肌肉。

医者右手托举患者的大腿，固定患者的身体。

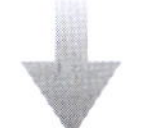

step2

患者体位：俯卧
治疗部位：腰骶部
治疗手法：牵引
治疗目的：整复腰椎

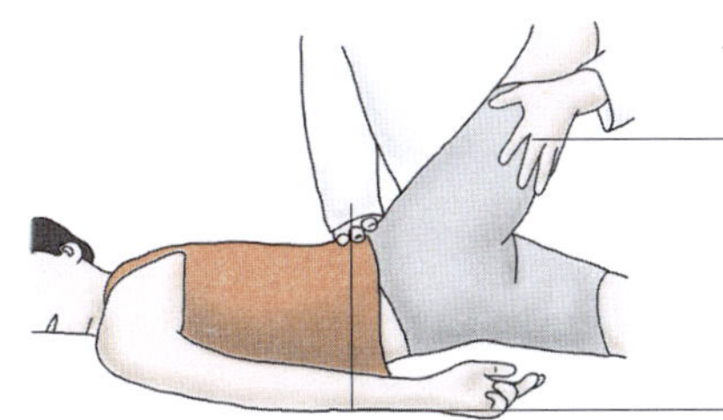

医者右手扶持患者大腿，在左手的反方向用力，向斜后方扳动患者大腿，呈15～25度。

医者右手手掌根按压患者错位的棘突。

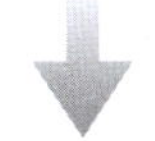

step3

患者体位：侧卧
治疗部位：腰骶部
治疗手法：按压
治疗目的：整复腰椎

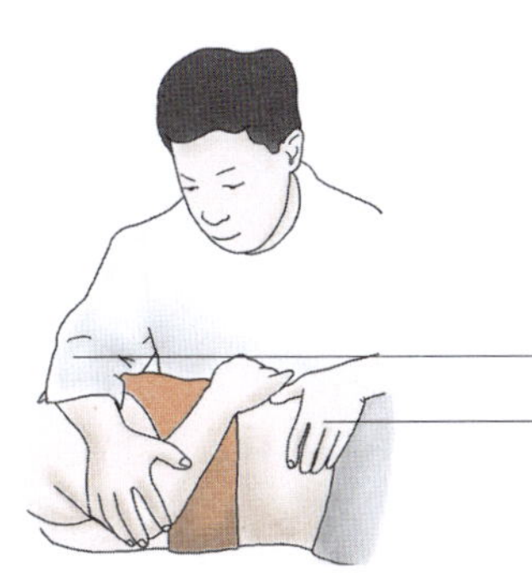

医者右手肘顶压患者锁骨，将患者的肩膀推向后固定。

医者左手拇指按在患椎处，左肘按压患者臀部，然后紧收。

健康贴士

在饮食方面，痔疮患者也应多加注意，避免食用辛辣刺激食物。

宜食：具有润肠作用的食物，如梨、香蕉、菠菜、蜂蜜等；质地偏凉的食物，如黄瓜、苦瓜、冬瓜、西瓜、藕、竹笋、莴苣、茭白等。

忌食：辛辣刺激、油腻、煎炸熏烤的食物，如羊肉、狗肉、生蒜、生葱、辣椒等。

055 哮喘 呼吸平稳，平喘止咳

哮喘是一种慢性气管炎症，多与遗传因素、环境因素等有密切关系。此外，当颈椎、胸椎受到外伤、退化性改变、小关节错位时，会压迫到交感神经，甚至造成哮喘。

病症概述

哮喘是因支气管痉挛所引起的一种很常见的呼吸道疾病。临床表现为反复发作的喘息、气促、胸闷或咳嗽等症状，呼气性呼吸困难反复发作，发作时不能平卧，发作将止时咳出白色泡沫痰，多在夜间或凌晨发生。

诊断

1. 反复发作的呼气性呼吸困难，发作时不能平卧，发作将止时咳出白色泡沫痰。
2. 肺部听诊，两肺布满哮鸣音。
3. 哮喘性支气管炎，必有慢性咳嗽史。
4. 无心脏病史。

病理病因

遗传因素是哮喘的一个重要病因。环境因素在哮喘发病中也起到重要的促发作用，相关的诱发因素较多，包括吸入性抗原如尘螨、花粉、真菌、动物毛屑等，各种非特异性吸入物如二氧化硫、油漆、氨气等。感染因素有病毒、细菌、支原体或衣原体等。食物性抗原有鱼、虾、蟹等。

在中医理论中，哮喘是由于肺、脾、肾三脏虚弱而引起的病症。肺为气之主，肾为气之根，当其不能正常运行时就会影响到气，气逆于上就会喘急；而脾为生化之源，如果脾虚，就会生痰，痰阻气道，故见哮喘。

从脊椎病因来看，哮喘与颈椎病、胸椎小关节紊乱都有联系。当颈椎、胸椎受到外伤、退化性改变、小关节错位时，颈部、胸部的交感神经可能会受到压迫，进而使其分布于肺部、支气管的神经受到抑制，造成支气管平滑肌痉挛，分泌物增加，并出现胸闷、气急、咳嗽等症状，最终导致哮喘。

专家提示

避免大的情绪波动，诸如忧虑、悲伤、过度兴奋甚至大笑等。

室内要避免潮湿、阴暗，减少霉菌的滋生；尽量不种植一些有花植物，在春季等花粉飘扬的高峰季节宜关闭门窗。

哮喘的脊疗

step1

患者体位：坐位
治疗部位：颈部
治疗手法：按揉
治疗目的：松弛肌肉

医者左手扶持患者头顶，固定患者的头部。

医者右手手背按揉患者颈部，以松弛颈部肌肉。

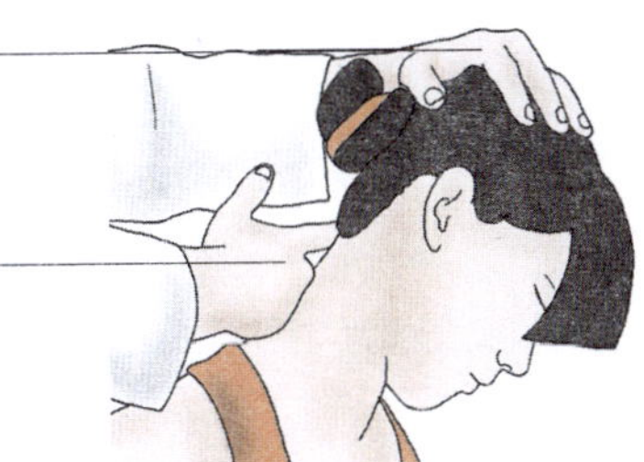

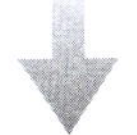

step2

患者体位：仰卧
治疗部位：颈部
治疗手法：牵引
治疗目的：整复颈椎

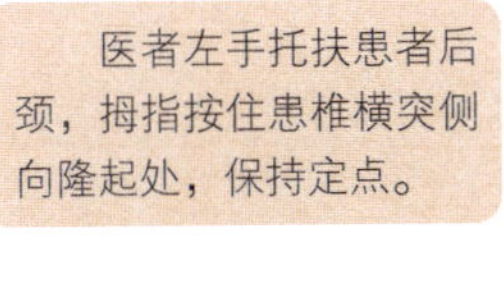

医者左手托扶患者后颈，拇指按住患椎横突侧向隆起处，保持定点。

医者右手拖住患者下颌，转动患者头部，当向患侧至最大角度时，做扳、按、牵运动。

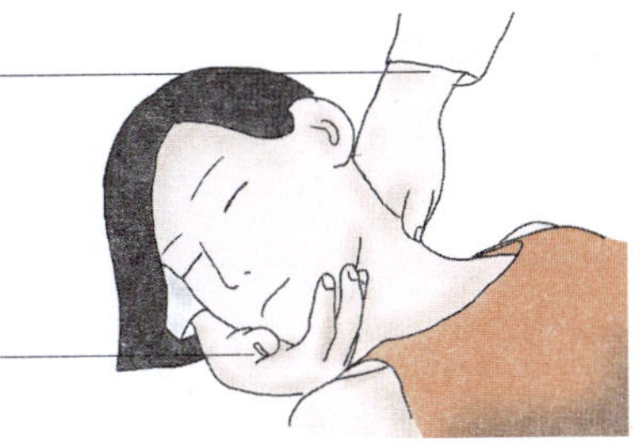

step3

患者体位：平枕侧卧
治疗部位：颈部
治疗手法：按压
治疗目的：整复颈椎

医者左手扶持患者面颊，转动至最大角度时，施以有限度的闪动力。

医者右手托扶患者后颈，拇指按住错位横突隆起处，当患者头部转至最大角度时，施力按压。

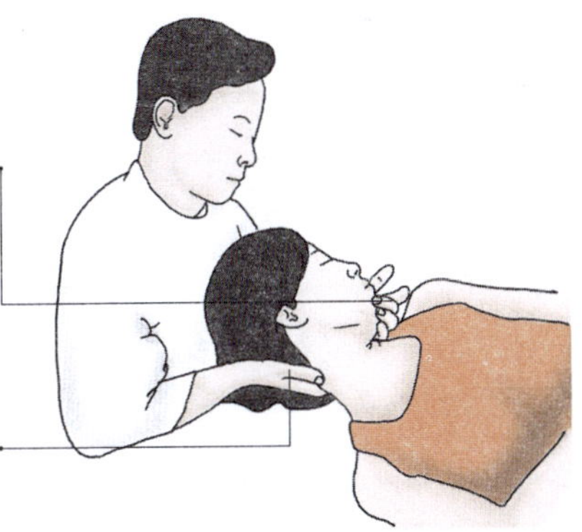

对症食疗

【茯苓大枣粥】

材料：茯苓粉 90 克，红枣 10 枚，粳米 150 克。

制作：淘洗粳米、大枣后，与茯苓粉一起放在砂锅中炖煮，大火烧沸后改用文火，可加适量盐、味精、胡椒粉调味，每次 1 剂，每日 2 次。

056 荨麻疹 减轻过敏症状，改善体质

荨麻疹是一种皮肤、黏膜血管反应性疾病，会由多种原因引发，如第 9 胸椎发生错位时，就会压迫到过敏的神经丛，进而引发荨麻疹。

病症概述

荨麻疹俗称“风疹块”，是一种常见的过敏性疾病，临床主要表现为皮肤突然出现成块成团的风团，异常瘙痒。如发于咽喉，可致呼吸困难；发于肠胃可致恶心、呕吐、腹痛等症状。根据临床诊断要点可分为寻常荨麻疹、寒冷性荨麻疹、日光性荨麻疹等。

诊断

1. 起病快，瘙痒明显，发作后短时间内可自行消退。一天可发作数次。

2. 皮损只表现为大小、形态不一的风团。若发生在眼睑、口唇等组织松弛部位并表现出特别明显的浮肿，此为血管神经性水肿。

3. 内脏可发生水肿，同时有胸闷、气急、腹痛、腹泻的表现，有时腹痛剧烈可误诊为急性腹痛，喉头水肿还可能发生窒息。

4. 如皮损广泛，颜色特别红，全身症状（发热等）明显者，则可能是药物过敏引起，应详细询问病人在发作前有无服用药物及其他特殊食物。

5. 本病一般发作 1 天或数天即愈，亦有反复发作者，经久不愈可转化为慢性荨麻疹。

病理病因

作为一种常见的过敏性皮肤病，荨麻疹的病因有很多，如食物诱因主要有鱼、虾、蟹、蛋类和含有人工色素、防腐剂、酵母菌等人工添加剂的罐头、腌腊食品、饮料等。此外，一些病毒、细菌、动植物及物理因素都有可能引发荨麻疹。

在中医理论中，荨麻疹被称为“四弯风”，主要是由风邪侵袭肺脏而引发。

从脊椎结构来看，第 9 胸椎主要控制过敏的神经丛，当其发生错位时，会压迫到过敏的神经丛，进而引发荨麻疹。

专家提示

注意饮食，如鱼、虾等海鲜多为荨麻疹诱因，应小心食用。

喝酒、受热、情绪激动、用力等都会促进皮肤血管扩张，激发或加重荨麻疹。

荨麻疹的脊疗

step1

患者体位：俯卧
治疗部位：背部
治疗手法：按揉
治疗目的：松弛肌肉

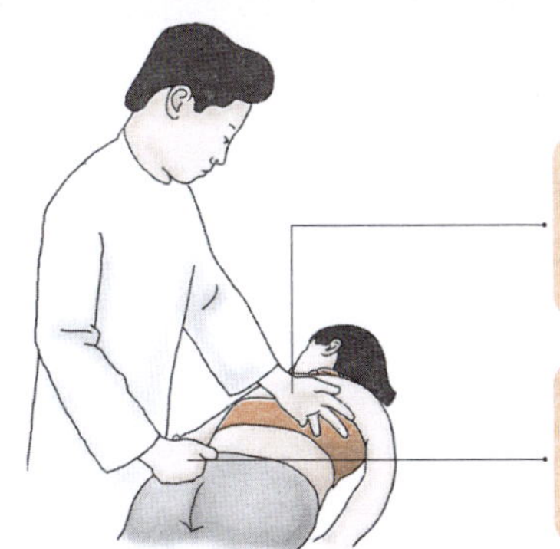

医者左手手背按揉患者背部，以松弛背部软组织。

医者右手按住患者的腰部，固定患者的身体。

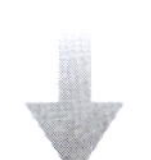

step2

患者体位：坐位
治疗部位：胸部
治疗手法：牵引
治疗目的：整复胸椎

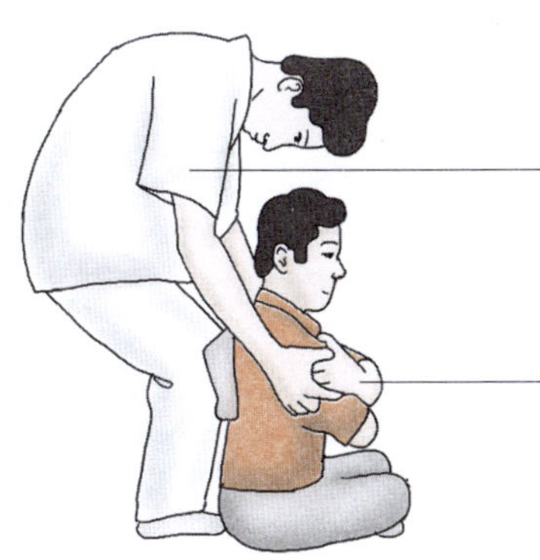

医者双手抓住患者两手往后拉，双膝按压患者第 9 胸椎棘突两侧，配合双手的拉伸往前顶。

患者直坐，双手环抱，在第 9 胸椎棘突处放置一条折叠的毛巾。

对症食疗

【配方一】

制作：芝麻根一把，洗净后，加水煎煮汁，趁热饮用。

【配方二】

制作：白酒 100 克，艾叶 10 克。艾叶入白酒中共煎至 50 克左右。每天 1 剂，1 次服用，连服 3 天。

健康贴士

慢性荨麻疹经常找不到病因，患者身上会不定时、不定位地出现一块块红肿的皮疹块，非常痒，让人不自觉地去抓，发作次数不等。

儿童也易发此病，多是食物过敏所致。如果是由于鱼、虾、蟹等海鲜类食物过敏引起，可用大量的新鲜紫苏叶煮汁饮用。

057 网球肘 通经活络，止痛开窍

网球肘是手肘外侧肌腱发炎疼痛的一种病症，多因长期牵引伸腕肌起点而引发。此外，当第 3 至第 5 颈椎发生错位后，也有可能造成网球肘。

病症概述

网球肘又称“肋骨外上髁炎”，是肘关节外上髁局限性疼痛，并影响到伸缩手腕和前臂旋转功能的慢性酸痛性疾病，属于过劳性综合征的典型例子。患者会在用力抓握或提举物体时感到肘部外侧疼痛。患者初期偶感手肘外侧疼痛，严重时手臂疼痛、无力、无法举高，如果过于严重，可能连牙刷、筷子、汤匙都无法拿好，上厕所时拉链和纽扣也无法自己处理。

诊断

1. 本病多数发病缓慢，患者自觉肘关节外上方活动痛，疼痛有时可向上或向下放射，感觉酸胀不适，不愿活动。

2. 手不能用力握物，握锹、提壶、拧毛巾、打毛衣等运动可使疼痛加重。

3. 一般在肱骨外上髁处有局限性压痛点，有时压痛可向下放散，有时甚至在伸肌腱上也有轻度压痛及活动痛。

4. 局部无红肿，肘关节伸屈不受影响，但前臂旋转活动时疼痛。严重者手指伸直、伸腕或执筷动作时即可引起疼痛。患肢在屈肘、前臂旋后位时伸肌群处于松弛状态，因而疼痛可缓解。

5. 少数患者在阴雨天时自觉疼痛加重。

病理病因

网球肘多因长期劳累，或伸腕肌起点反复受到牵拉刺激，引起部分撕裂和慢性炎症，或局部出现滑膜增厚、滑囊炎等变化。

从脊椎病因来看，网球肘发病的主要原因是第 4 至第 6 颈椎的病变，当这三节颈椎发生错位后，会刺激到脊神经根，导致疼痛，如果不能及时加以整复，就会造成网球肘。

专家提示

加强手臂、手的力量练习和柔韧练习。运动的强度要合理，不可使手臂过度疲劳。每次运动后，要进行放松练习，最好是按摩手臂，使肌肉柔软不僵硬。

网球肘的脊疗

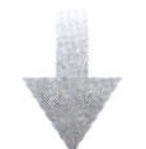

患者体位：坐位
治疗部位：肩部
治疗手法：按揉
治疗目的：松弛肌肉

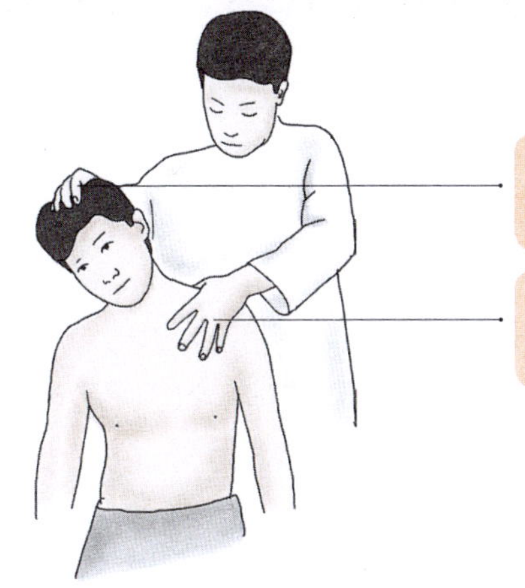

医者右手扶持患者头顶，固定患者的头部。

医者左手按揉患者肩部，以松弛肩部肌肉。

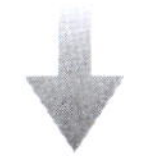

患者体位：坐位
治疗部位：颈部
治疗手法：牵引
治疗目的：整复颈椎

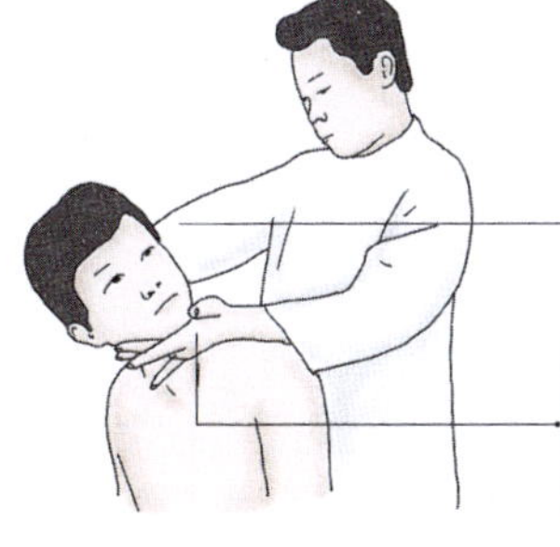

医者右手拇指按住患者偏歪的棘突。

医者左手拖住患者下颌，转动患者头部，当右手指下棘突有松弛感时，稍用力向一侧移动。

step3

患者体位：坐位
治疗部位：颈部
治疗手法：按揉
治疗目的：巩固疗效

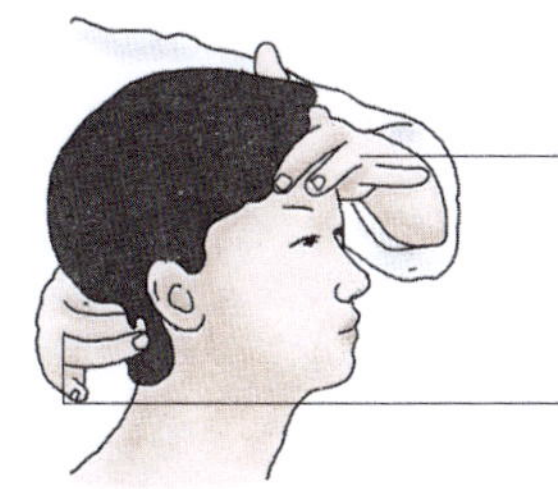

医者左手按住患者头部，使其保持固定。

医者右手手指沿棘突，自上而下轻轻按揉，使颈韧带贴附在棘突上。

健康贴士

在混凝土球场上打球会加大手臂的负荷，应该选择柔软的场地。球拍线的张力越大、球拍越重，肘部的作用力就越大，所以要选择钛合金或碳素的球拍，调整到合适的张力，这样就可以减少受伤的几率。

急性损伤宜于24小时后进行手术治疗，早期手法应轻柔、缓慢。运动锻炼前应先活动手臂，使肌肉放松。

058 尿频 培补元气，固肾缩尿

尿频是排尿次数明显增加的病症，其病因很多，如第 4 腰椎发生偏移后，就会影响肝、肾，进而出现尿频的症状。

病症概述

尿频是指排尿超过正常次数，正常成人白天排尿 4 ~ 6 次，夜间 0 ~ 2 次，而次数明显增多就称为尿频。在病理学中，尿频属于一种症状，并不算是疾病，较易发生在妇女身上。

诊断

1. 排尿次数增多而每次尿量正常，因而全日总尿量增多，可能患有糖尿病、尿崩症等。如尿内含糖则应考虑糖尿病，而尿内无糖应考虑尿崩症。

2. 排尿次数增多而每次尿量减少，且持续时间特别长，可能患有膀胱、后尿道炎症、膀胱结核或结石。如膀胱容量减少，可能患有膀胱内占位性病变、结核性挛缩膀胱等。

3. 排尿开始迟缓，排尿费力，射程缩短，射力减弱，可能患有前列腺增生症、尿道狭窄等。

4. 尿频、尿急与尿痛同时出现，可能患有炎症；伴有发热、脓尿现象，可能患有急性膀胱炎；伴有会阴部胀感、肛门下坠等现象，可能患有急性前列腺炎；伴血尿，可能患有膀胱结核。

病因病理

尿频的原因较多，一些神经因素、病后体虚、炎症刺激、寄生虫病、膀胱容量减少等都能导致尿频。

从脊椎病理来看，人体的膀胱和尿道都属于肌肉组织，其收缩和放松都与肝、肾有关，而脊椎两侧有丰富的血管、神经，当第 4 腰椎发生偏移后，就会影响肝、肾，不仅容易尿频，还会影响前列腺和性功能。

专家提示

患有尿频者，要注意酸碱平衡，平时应保持良好的心情，经常进行户外运动，多呼吸新鲜的空气，排除体内多余的酸性物质。在饮食结构上，应多吃富含植物有机活性碱的食品，少吃肉类及被污染的食物，多吃蔬菜，不宜摄入过多的酸性食品。

尿频的脊疗

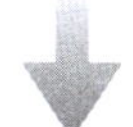

患者体位：俯卧
治疗目的：检查胯骨

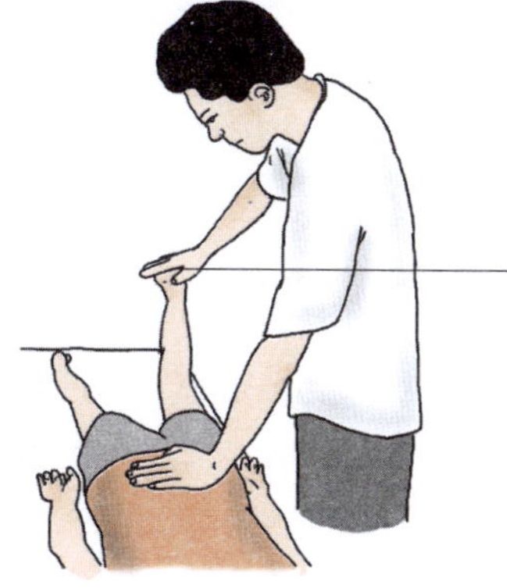

医者抬起患者的左脚，一手定位，然后再换右脚，检查患者胯骨是否倾斜。如肾病患者，其胯骨会向右上倾斜。

step2

患者体位：侧卧
治疗部位：腰椎
治疗手法：牵引
治疗目的：整复腰椎

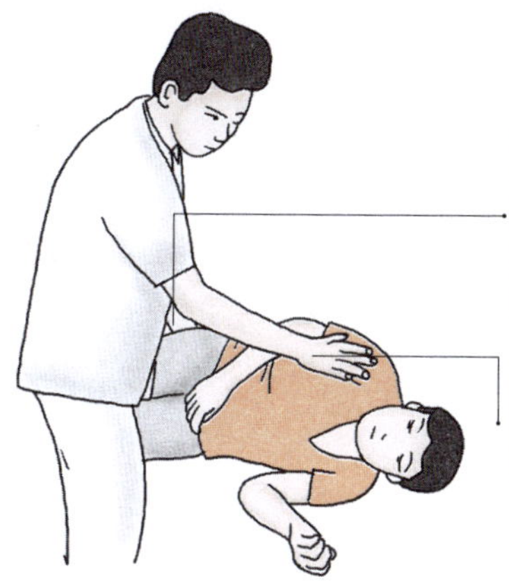

医者右手抵住患者臀部下方的坐骨、靠近小孔处，施力推揉、按压肌肉，之后再按压右胯。

医者左手辅助右手，往右前方 45 度角、右下方推压。

对症食疗

【核桃仁鸡卷】

材料：公鸡 1250 克，核桃仁 60 克，葱、姜丝各 10 克，植物油 750 克，料酒、味精、香油适量。

制作：将核桃仁去皮炸熟，然后用盐、味精、葱、姜、料酒将公鸡抹匀腌渍 3 小时，再取除调料，用核桃仁放在一端，向前卷成筒形，再包卷两层净布煮 1 个半小时，捞出晾凉后再煮 30 分钟，刷上香油食用。

【枸杞羊腰粥】

材料：枸杞叶 250 克，羊腰 1 只，羊肉 100 克，粳米约 150 克，葱白 2 根，细盐少许。

制作：洗净羊腰，去内膜，切细，再和切碎的羊肉用枸杞叶炖煮，去渣后与葱白、粳米一起煮粥，稍煮一会即可食用。

059 斜视 按压舒筋，持之以恒

斜视是指两眼不能同时注视目标，是常见的眼外肌疾病之一，多因遗传因素、疾病而引发。此外，当第1至第3颈椎发生错位后，会压迫到眼外肌、眼部神经，甚至造成斜视。

病症概述

斜视是指两眼不能同时注视一目标，而仅能用一眼注视，另一眼的视轴表现为偏斜的病症，大多发生在婴幼儿时期。

诊断

1. 眼球无运动障碍，无复视症状，眼位偏斜，为共同性斜视。共同性内斜是偏向鼻侧，共同性外斜是偏向颞侧。

2. 眼球运动受限制，出现复视症状，伴有眩晕、恶心、步态不稳等全身症状，为麻痹性斜视。

病理病因

斜视病因复杂，除了遗传因素和先天性变异会引起斜视外，一些疾病也容易引起斜视。尤其在婴幼儿时期，双眼单视功能发育还不完善，其角膜及晶体屈折力也比较大，多为远视眼，如要看清物体就需要更大的调节力，任何不稳定的因素都可能引起斜视的发生。此外，由病毒或细菌引起的大脑炎、脑膜炎、脊髓前角灰质炎、周围神经炎等疾病也会刺激眼外肌的神经核、神经或眼肌，使眼外肌产生麻痹，以致于造成麻痹性斜视。

从脊椎病因来看，斜视与第1至第3颈椎的错位有密切关系，当这几节颈椎发生病变时，很容易压迫眼外肌、眼部神经，造成斜视。

斜视的预防

预防斜视要从婴幼儿时期抓起，特别是5岁前是儿童斜视的高发期，家长应注意观察孩子的眼睛发育情况。婴幼儿在发热、出疹、断奶时也要加强护理，仔细观察眼位的情况。

专家提示

日常生活中要保证充足睡眠，在饮食上注意营养摄入要均衡，可用菊花、枸杞、决明子等泡茶饮用，少吃油炸和辛辣的食物。

斜视的脊疗

step1

患者体位：坐位
治疗部位：肩部
治疗手法：按揉
治疗目的：松弛肌肉

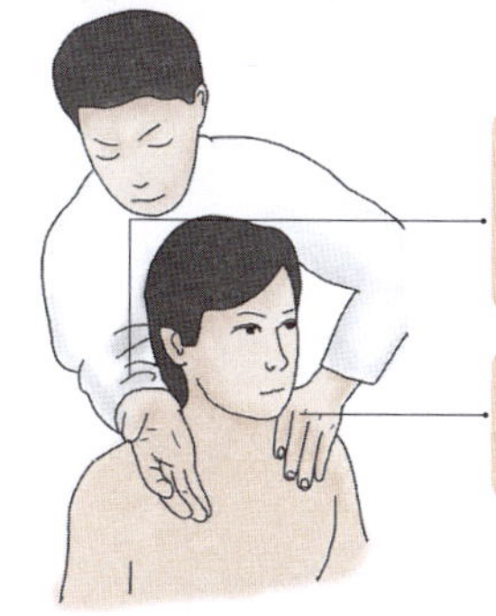

医者右手手肘在患者肩部施力，以松弛肩部。

医者左手扶持患者肩部。

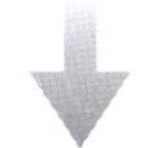

step2

患者体位：坐位
治疗部位：颈部
治疗手法：牵引
治疗目的：整复颈椎

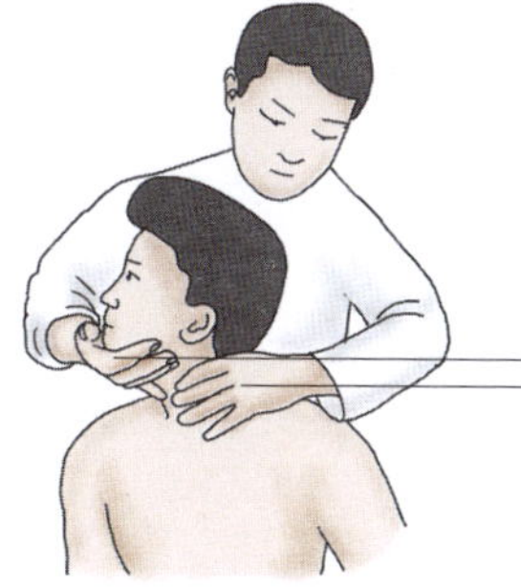

医者左手拖住患者下颌，转动患者头部。

医者右手拇指按住患者偏歪的棘突。

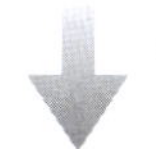

step3

患者体位：坐位
治疗部位：颈部
治疗手法：按揉
治疗目的：巩固疗效

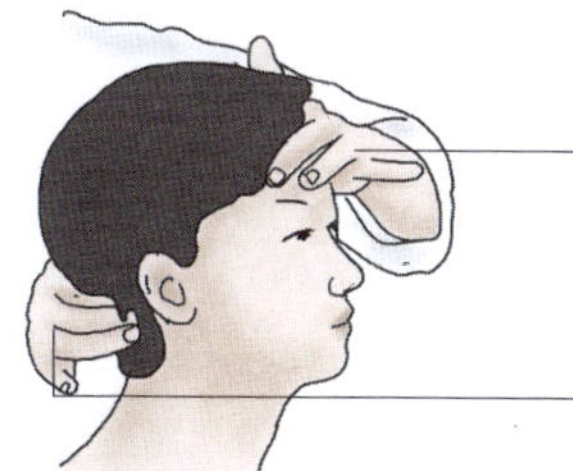

医者左手按住患者头部，使其保持固定。

医者右手手指沿棘突，自上而下轻轻按揉，使颈韧带贴附在棘突上。

健康贴士

如何预防新生儿斜视

注意新生儿头部的位置，不可使其总是偏向一侧。

在新生儿的小床正中上方挂上一个红色、有声音的玩具，由于小儿对红色比较敏感，所以可以定期摇动玩具，训练新生儿双侧眼肌动作的协调，从而起到防治斜视的效果。

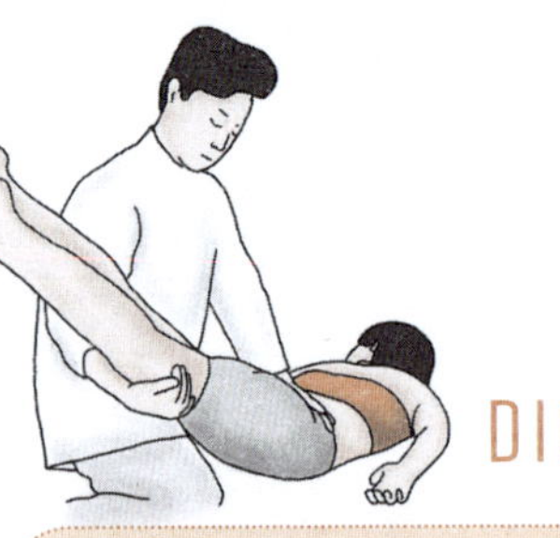

DIQIZHANG

第七章

妇科、男科病症的治疗

女性生殖系统所患的疾病叫妇科疾病，而男性生殖系统所患的疾病叫男科疾病。从脊椎病因来看，无论是妇科病还是男性病都与腰椎的错位有密切关系，因而也可以通过脊疗来解除这些难言之隐。

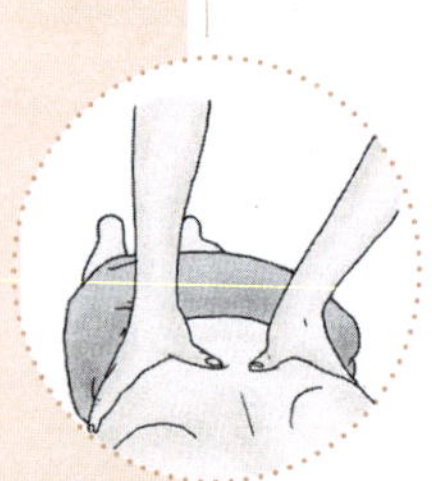

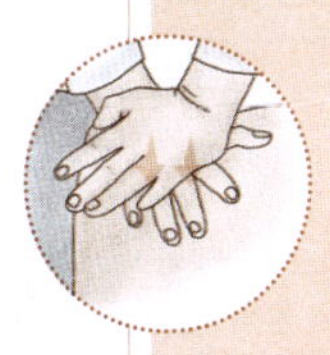

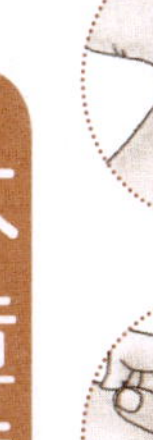

本章看点

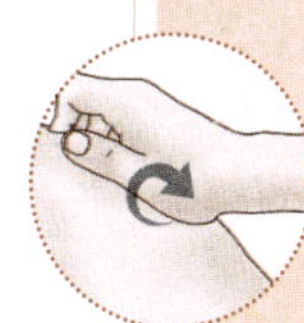

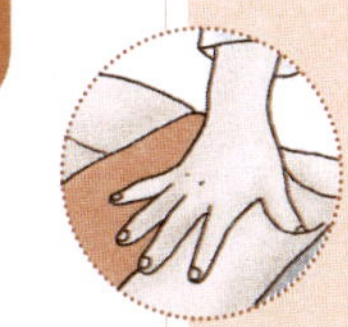

- **月经不调**

  用脊疗帮你补气养血、温经通络

- **痛经**

  用脊疗帮你行气活血、散瘀止痛

- **女性不孕**

  用脊疗帮你温中益气、补精填髓

- **子宫肌瘤**

  用脊疗帮你滋肾育阴、止痛去瘤

- **子宫脱垂**

  用脊疗帮你健气养脾、益气补血

- **性功能障碍**

  用脊疗帮你填精益气、滋阴补肾

- **阳痿**

  用脊疗帮你补益肾气、壮阳起痿

- **摄护腺肥大**

  用脊疗帮你温肾补血、除湿祛消

060 月经不调 补气养血，温经通络

月经不调是指月经周期或出血量的异常，或是月经前、经期时的腹痛及全身症状，其病因很多，如第 3 至第 5 腰椎错位后，就可能引起内分泌紊乱，引发月经不调。

病症概述

月经不调是指由于卵巢功能不正常所引起的月经周期提前或延迟、行经日期紊乱、经量过多或过少。如果出现月经不调，应当及时治疗，不能忽视。

诊断

1. 经期提前：月经周期短于 21 天，而且连续出现 2 个周期以上。

2. 经期延迟：月经错后 7 天以上，甚至 40 ~ 50 天 1 次，并连续出现 2 个周期以上。

3. 经期延长：周期正常，经期延长超过 7 天以上，甚至 2 周方净。有炎症的女子平时小腹疼痛，经期加重，平素白带量多，色黄或黄白、质稠、有味。黄体萎缩不全者月经量较多；子宫内膜修复延长者在正常月经结束后，仍有少量持续性阴道出血。

4. 月经失调：月经先后不定期，月经提前或延迟，周期短于 21 天或长于 35 天。

病理病因

月经不调的原因很多，主要有血热、虚热、虚寒等，如月经提前、经量较多、颜色鲜红、口干、便秘、舌质红是因为血热；月经提前、经量较少、颜色淡、头晕、耳鸣、腰酸是因为虚热；经期延后、经量少、颜色暗淡、怕冷、舌苔发白是因为虚寒；经期提前、经量较多、颜色暗淡、面色苍白、无力是因为气虚；经期提前或延后、颜色暗淡、头晕、体虚、舌苔白是因为脾虚。

从脊椎病因来看，当第 3 至第 5 腰椎或骨盆发生病变时，会刺激骨盆神经，进而引起内分泌紊乱，导致月经失调。如能整复错位的腰椎，就能在一定程度上调整月经不调。

专家提示

保持精神愉快，避免精神刺激和情绪波动。
注意卫生，预防感染，注意外生殖器的卫生清洁。

月经不调的脊疗

step1

患者体位：俯卧
治疗部位：腰骶部
治疗手法：按揉
治疗目的：松弛肌肉

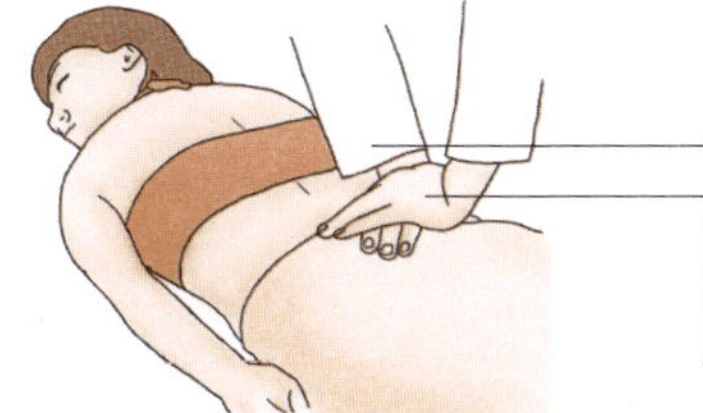

医者右手按在患者腰骶部，并施力按揉。

医者左手按在右手手背，辅助右手施力。

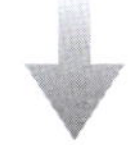

step2

患者体位：侧卧
治疗部位：腰骶部
治疗手法：牵引
治疗目的：整复腰椎

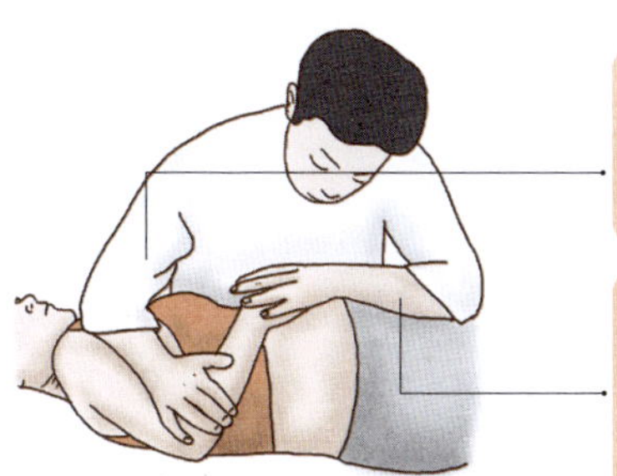

医者右肘顶压住患者右肩锁骨部，并将患者肩部推向后并加以固定。

医者左手拇指按压患者的患椎棘突，左肘按压患者右臀部，将其扳按到最大角度，收紧左肘。

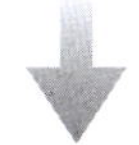

step3

患者体位：侧卧
治疗部位：腰骶部
治疗手法：扳按
治疗目的：整复腰椎

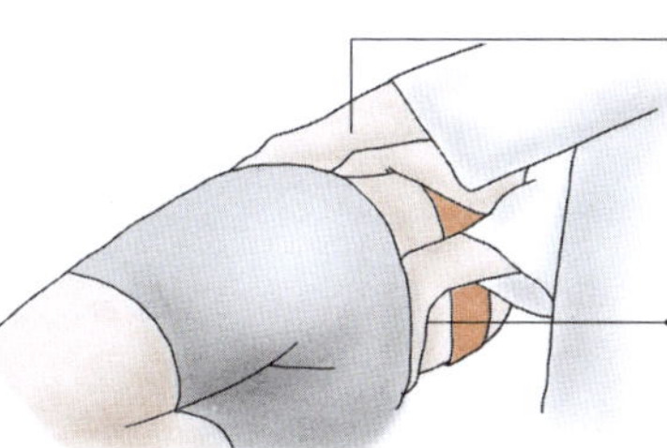

医者左手抓扶患者髂前上棘部，配合右手往后拉伸患者的身体。

医者右手掌根按住患者骶椎中部，在左手拉的同时往前推。

对症食疗

【鸡蛋马齿苋汤】

材料：马齿苋 250 克，鸡蛋 2 颗，盐适量。

制作：将马齿苋用清水洗净，鸡蛋煮熟后去掉壳，将马齿苋、鸡蛋放入锅内一起煮 5 分钟放入盐调味即可食用。每日 1 剂，分 2 次服用，吃蛋喝汤。

061 痛经 活血化瘀，行气止痛

痛经是指女性在经期及其前后，出现下腹及腰骶疼痛的病症，是常见的妇科病之一，多由气血运行不畅而引发。此外，当第 1 至第 4 腰椎错位后，也有可能造成痛经。

病症概述

痛经是指经期前后或行经期间出现不适的病症，主要症状表现为经期或行经前后，发生下腹部胀痛、冷痛、灼痛、刺痛、隐痛、坠痛、绞痛、痉挛性疼痛、撕裂性疼痛。

诊断

痛经主要分为原发性痛经和继发性痛经两种。

原发性痛经的诊断：

1. 初潮后 1 ～ 2 年内发病。

2. 在出现月经或在此之前几个小时开始痛，疼痛持续时间不超过 48 ～ 72 小时。

3. 疼痛性质属痉挛性或类似分娩产痛。

4. 妇科双合诊或肛诊阴性，可得出原发性痛经之诊断。

继发性痛经的诊断：

1. 有反复盆腔炎发作史、月经周期不规则、月经过多、放置宫腔节育器、不育等病史有助于继发性痛经的诊断。

2. 通过双合诊及三合诊，可发现一些导致痛经的病因，如子宫畸形、子宫肌瘤、卵巢肿瘤、盆腔炎块等。

3. 其他检查：如血沉、白带细菌培养、B 超盆腔扫描、子宫输卵管造影、诊断刮宫，最后应用宫腔镜、腹腔镜检查，可及早明确痛经之发病原因。

专家提示

先用逆时针摩法按摩小腹，再进行穴位按摩，治疗效果更好。

避免食用一切生冷及不易消化和刺激性食物，如辣椒、生葱、生蒜、胡椒、烈性酒、咖啡、茶、可乐、巧克力等。

痛经的脊疗

step1

患者体位：俯卧
治疗部位：腰骶部
治疗手法：按揉
治疗目的：松弛肌肉

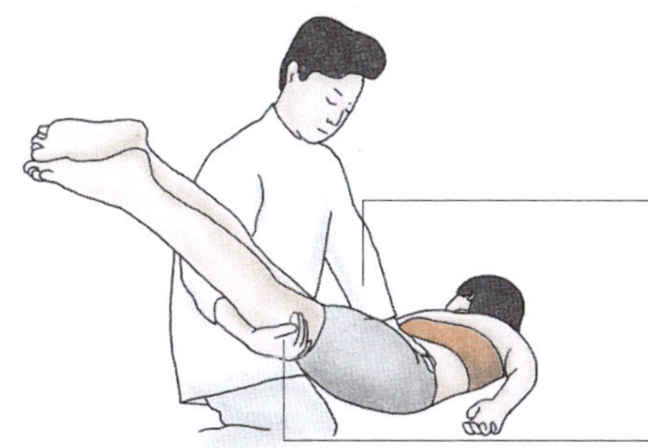

医者左手按揉患者背部，以松弛腰骶部肌肉。

医者右手托举患者的大腿，固定患者的身体。

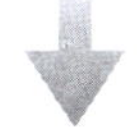

step2

患者体位：俯卧
治疗部位：腰骶部
治疗手法：牵引
治疗目的：整复腰椎

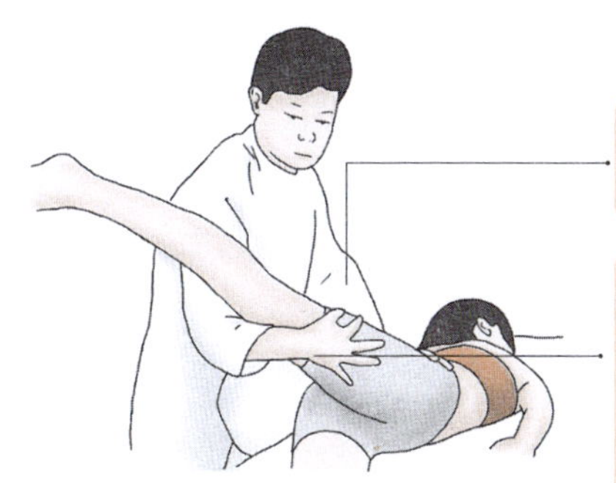

医者左手手掌根按压患者错位的棘突。

医者右手扶持患者大腿，在左手的反方向用力，向斜后方扳动患者大腿，呈15～25度。

对症食疗

【田七佛手炖鸡】

材料：鸡肉150克，田七15克，佛手10克，红枣5颗。

制作：选鲜嫩鸡肉，洗净，切块；田七、佛手洗净；红枣去核，洗净备用。把全部用料放入炖锅中，加适量开水，加盖隔水用小火煲3小时，调味即可食用。

【肉桂甜粥】

材料：肉桂3克，粳米100克，红糖适量。

制作：将肉桂用清水洗净，放到一边备用;粳米也用清水淘洗干净。在粳米中加适量水，煮沸后再加入肉桂及红糖，一同煮粥，即可食用。

健康贴士

注意调节情志，消除恐惧、焦虑等情绪。
月经期间避免进行剧烈运动和过重的体力劳动。

062 女性不孕 温中益气，补精填髓

女性不孕是指女性婚后1~3年以上，规律性生活，未避孕而未受孕。其病因很多，如内分泌异常、肾上腺功能异常、重症糖尿病都可能导致不孕。此外，腰椎的异常也与女性不孕有一定关系。

病症概述

女性不孕，指育龄妇女婚后1~3年以上，规律性生活，未采取避孕措施而未受孕的病症。

诊断

1. 肾虚型不孕：面色晦暗，容易乏力，婚久不孕，经期延后，量少色暗，白带清稀。

2. 血虚型不孕：面色枯黄，形体消瘦，头晕目眩，婚久不孕，月经量少色淡。

3. 痰湿型不孕：形体肥胖，容易乏力，性欲淡漠，多年不孕，月经不调，带下量多。

4. 肝郁型不孕：经常烦躁，婚久不孕，胸胁乳房胀痛，月经不调，有痛经症状。

5. 血瘀型不孕：久不受孕，胸胁乳房胀痛，月经后期有腹痛，色暗有血块。

病理病因

生殖器官异常，如阴道、宫颈管、子宫、输卵管、卵巢及腹膜等发育异常、狭窄、阻塞、炎症、黏连、肿瘤、颈管黏液分泌异常、精子宫颈黏液亲和性不良及子宫内膜功能异常、子宫内膜异位等都可能造成女性不孕。

在中医理论中，女性不孕被认为与体质有关，尤其是先天禀赋不足、肾阴不足、胞宫虚冷、经来腹痛者都是不孕的高危险群。

在脊椎病因方面，女性不孕则与腰椎有关。由于腰椎主管膀胱，所以在矫正腰椎后，可以促进膀胱经行畅通，并能缓解输卵管和子宫受到的压迫，使其恢复正常功能，进而帮助受孕。

专家提示

不孕妇女应注意平时的饮食和调养，在月经前后应禁食生冷之物，以防腹部出现冷痛症状。久坐、久站、久卧都容易造成血液循环不良，进而引起内分泌失调，应适当进行调节，隔一段时间就要活动一下。

女性不孕的脊疗

脊椎整复

step1

患者体位：俯卧
治疗部位：腰骶部
治疗手法：触诊
治疗目的：诊断病情

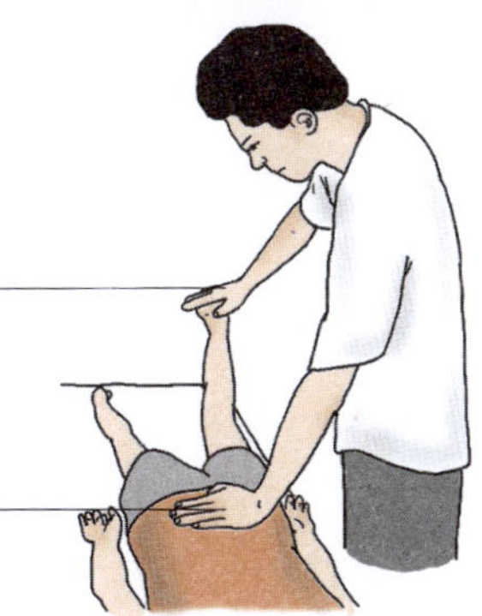

医者右手抓拉患者的两脚，比较患者双腿的长度。

医者左手触摸患者腰椎棘突，确认错位的腰椎。

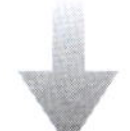

step2

患者体位：侧卧
治疗部位：腰骶部
治疗手法：推压
治疗目的：整复腰椎

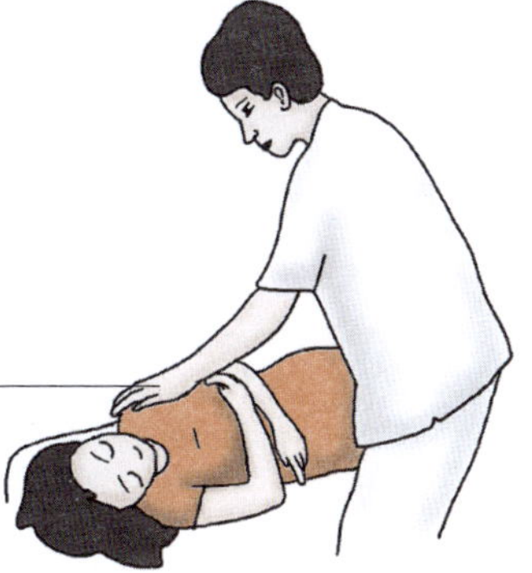

医者左手按压患者肩部，往前推压，运用瞬间顿力整复腰椎。

对症按摩

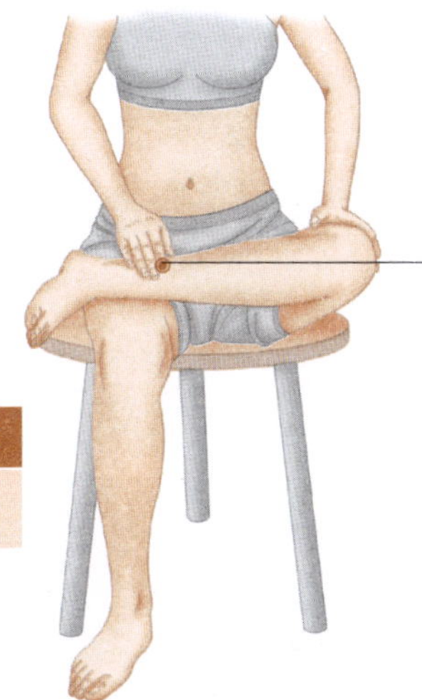

三阴交穴

正坐，抬脚置另一腿上，以另一侧手除拇指外的四指并拢伸直，并将小指置于足内踝上缘处，则食指下、踝尖正上方胫骨边缘凹陷处即是该穴。

按摩疗法：

按摩手法	按摩功用	按摩次数
按揉	调经止痛	36 下

063 子宫肌瘤 行气活血，消积化癥

子宫肌瘤是女性生殖器最常见的一种良性肿瘤，其具体原因不明，长期的雌激素含量过高、神经中枢活动异常都可能引起子宫肌瘤。此外，如能矫正腰椎病变，则对子宫肌瘤的治疗有着较好的效果。

病症概述

子宫肌瘤又称“子宫平滑肌瘤”，是指子宫内部、肌肉层长出的瘤状物，多无症状，少数表现为阴道出血、腹部触及肿物以及压迫症状等。

诊断

1. 月经改变：子宫肌瘤最常见的症状，表现为月经周期缩短、经量增多、经期延长、不规则阴道流血等。

2. 腹块：腹部胀大，下腹能触摸到肿物，伴有下坠感。

3. 白带增多：白带增多，有时伴有大量脓血性排液及腐肉样组织，有臭味。

4. 疼痛：一般患者无腹痛，会出现下腹坠胀、腰背酸痛等感觉。当浆膜下肌瘤蒂扭转时，会有剧烈的腹痛且伴发热。

5. 压迫症状：当肌瘤向前或向后生长，会影响膀胱、尿道或直肠，引起尿频、排尿困难、尿潴留或便秘；当肌瘤向两侧生长，会压迫输尿管，引起输尿管或肾盂积水。

病理病因

子宫肌瘤的确切病因不明，长期的雌激素含量过高、神经中枢活动异常、细胞遗传都可能引起子宫肌瘤，如高脂肪食物会促进某些激素的生成和释放，所以肥胖妇女的子宫肌瘤发生率明显升高。中医理论则认为子宫肌瘤是七情内伤、气滞血瘀所致。

从脊椎病理来看，当第 1 至第 5 腰椎错位时，会使气血运行不畅，如对病变脊椎进行矫正，就会达到疏通气血的目的，对子宫肌瘤的治疗有事半功倍的效果。

专家提示

子宫肌瘤患者应注重调节情绪，避免大悲大喜和过度劳累，保持情绪的平和。平时应节制房事，注意房事卫生，保持外阴清洁，以防肾气亏虚，加重病情。

子宫肌瘤的脊疗

脊椎整复

step1

患者体位：俯卧
治疗部位：腰骶部
治疗手法：按揉
治疗目的：松弛肌肉

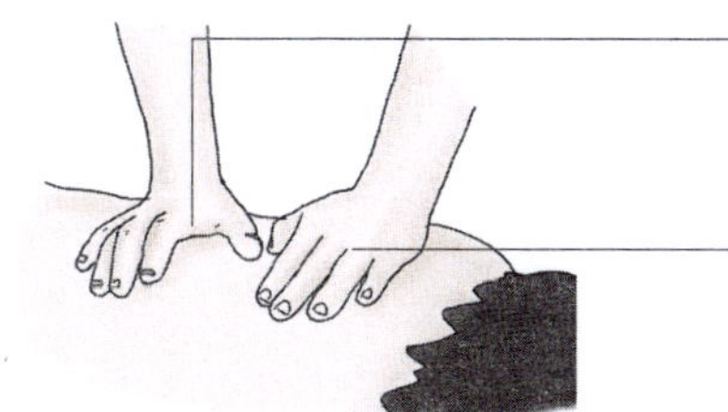

医者右手手掌按揉患者腰椎附近肌肉，约持续15分钟。

医者左手配合右手，由左至右地按揉腰椎肌肉。

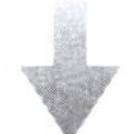

step2

患者体位：侧卧
治疗部位：腰骶部
治疗手法：推压
治疗目的：整复腰椎

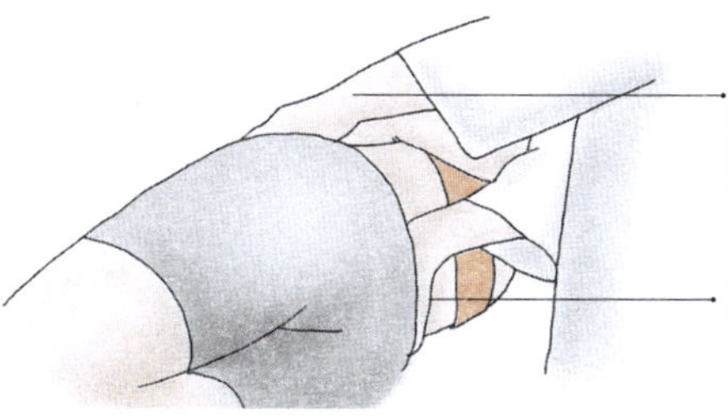

医者左手抓扶患者髂前上棘部，配合右手往后拉伸患者的身体。

医者右手掌根按住患者骶椎中部，在左手拉的同时往前推。

对症按摩

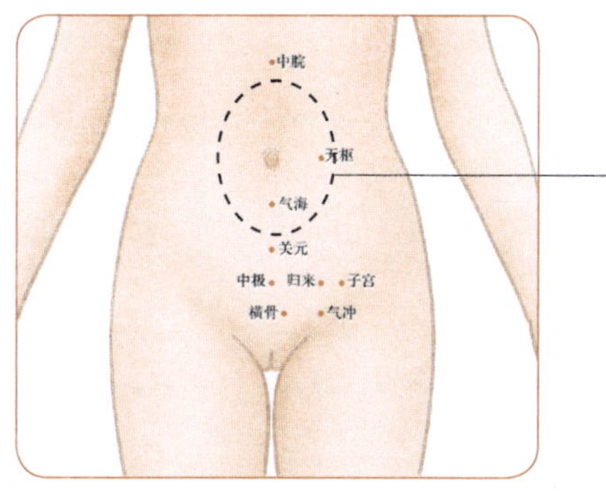

睡前用双手的食指、中指和无名指轮流按压肚脐周围2寸的经络，可以抑制子宫肌瘤的发展。

健康贴士

早晨起来先饮用300毫升的温盐水，也可以吃一些优酪乳，然后做一些伸展操，来促进排便，以预防子宫肌瘤。

064 子宫脱垂 益气健脾，及早治疗

子宫脱垂是指子宫从正常位置沿阴道下降至坐骨棘水平以下，甚至在阴道口以外的症状，多因分娩时损伤宫颈、宫颈主韧带所致。此外，第 7 胸椎的病变也与子宫脱垂有一定关系。

病症概述

子宫脱垂是一种常见的妇科病，俗称“落袋”、“阴挺”，是指子宫从正常位置沿阴道下降，宫颈外口达坐骨棘水平以下，甚至子宫全部脱出于阴道口以外的病症。

诊断

1. 按照子宫下降的程度，临床上分为三度。

2. 患者常感觉会阴处坠胀，有物脱出，劳累后病情加剧，并伴随腰酸、大便困难、小便失禁等症状。

3. 子宫脱垂严重者，子宫局部可能感染或糜烂。在过度劳累、剧烈咳嗽、排便时用力过大等情况下，常可引起反复发作，还可能导致尿失禁。

病理病因

现代医学认为子宫脱垂多因分娩时造成宫颈、宫颈主韧带及子宫韧带损伤，或因分娩后支持组织没有及时恢复正常，导致子宫沿阴道向下移位，或因生育过多或分娩时用力过度造成骨盆筋膜和肌肉纤维受损引起。中医认为该病是形体羸弱，孕育过多，耗损肾气；或脾胃虚弱，中气下陷；或肝经湿热下注等原因造成。

从脊椎病理来看，治疗子宫脱垂最关键的是要改善个人体质，如能调整第 7 胸椎的病变，就能一并解决内脏和子宫脱垂的困扰。

专家提示

产后一段时间内不宜参加重体力劳动，应多卧床，防止子宫后倾。

分娩后一个月内避免进行腹压的劳动。哺乳时间不宜过长。

预防风寒，忌食辛辣燥烈食物，注意小腹保暖，不可过度行房。多吃蔬菜、水果、芝麻、核桃等纤维丰富的食物，保持大便畅通。

子宫脱垂的脊疗

患者体位：坐位
治疗部位：背部
治疗手法：推压
治疗目的：整复胸椎

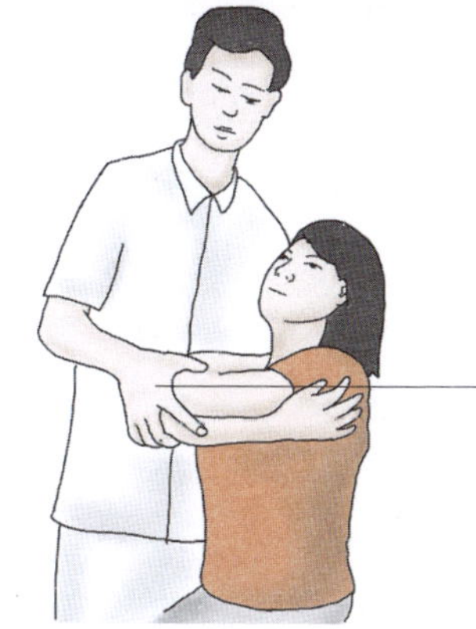

患者直坐，双手环抱，医者右手抓住患者双手的交叉处，用左手直接推压患者的第7胸椎。

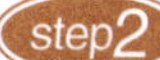

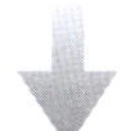

患者体位：坐位
治疗部位：背部
治疗手法：推压
治疗目的：整复胸椎

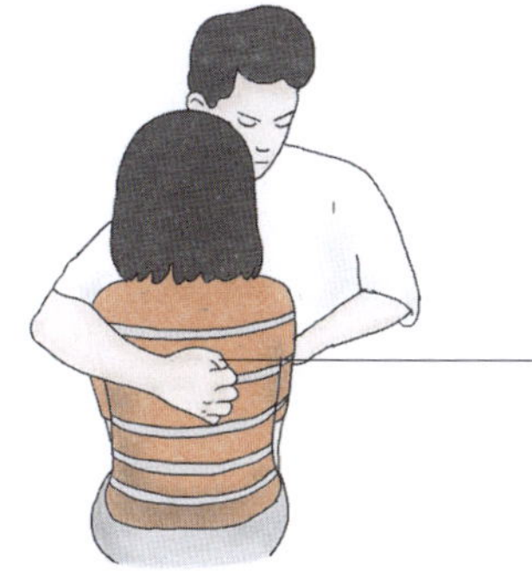

如患者的第7胸椎向右偏歪，医者左手抓住患者双手的交叉处，用右手由右向左推压患椎，若向左偏歪则相反。

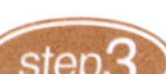

step3

患者体位：仰卧
治疗部位：背部
治疗手法：按压
治疗目的：整复胸椎

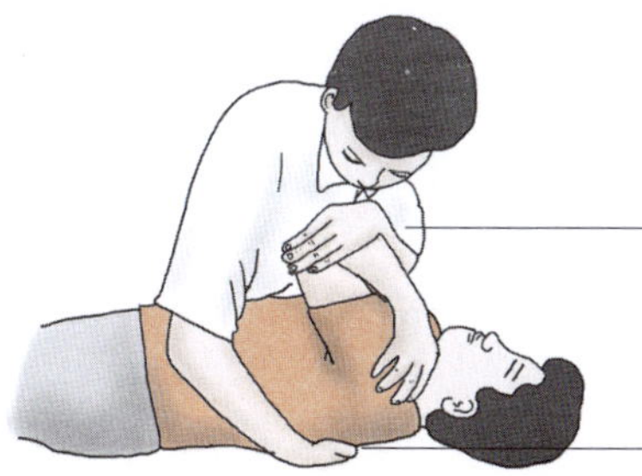

如患者的第7胸椎凸起，医者左手压住患者双手的交叉处，稍用力下压。

医者右手扣拳，将患者的患椎突出处扣入拳中。

健康贴士

第7胸椎位于两肩胛的底部边缘连线与脊椎的交汇点下。如患有子宫下垂，会在第7胸椎棘突两侧触摸到明显的压痛点，进一步检查会发现棘突的错位、偏歪现象。

校正完毕后，应让患者静躺10分钟再起身。

065 静脉曲张 健脾利湿，活血通络

静脉曲张是血管突出皮肤表面的一种症状，多因先天性血管壁膜比较薄弱或长时间维持同一姿势所引起，常发生于下肢。此外，第 3 腰椎的病变也与静脉曲张有一定关系。

病症概述

静脉曲张是静脉系统最常见的疾病，多发生在小腿肚和膝盖后屈处，但在腹腔静脉、胃部食道静脉等处也会发生静脉曲张的症状。

诊断

1. 患者的表层血管明显凸出皮肤，像小蛇一样曲张，多呈团状或结节状。

2. 腿部有酸胀感，皮肤颜色发暗，或伴有脱屑、瘙痒、水肿等症状。

3. 双腿多有水肿、疼痛、酸沉无力、麻木发凉现象，晚上症状较重，早上较轻，并在运动时、夜间加剧。

4. 患肢变细，表皮温度升高，有压痛感。轻者皮肤出现颜色发暗、脱屑、瘙痒、足踝水肿等多种症状，重者出现溃疡、烂腿、坏死，甚至截肢。

5. 出现腹水、肝脾肿大、呕血、黑便等症状。

病理病因

静脉曲张的主要原因是先天性血管壁膜比较薄弱或长时间维持同一姿势，此时静脉受到不同程度的压迫，使血液蓄积下肢，无法回流，最终导致静脉变粗，出现静脉曲张症状。此外，妇女在怀孕时，也很容易因胎儿的压迫而导致静脉曲张。

在中医理论中，静脉曲张被认为因先天禀赋不足、筋脉薄弱，加之久行久立、过度劳累所致，此时经脉不合，气血运行不畅，瘀血阻滞脉络，日久则交错盘曲，形成瘤体。

从脊椎病因来看，静脉曲张与第 3 腰椎的病变有关，如能对此节脊椎进行矫正，则能在一定程度上解除脊椎病变对血液与神经的压迫，进而促进静脉的回流，减轻静脉曲张的症状。

专家提示

避免长时间站或坐，应经常让腿做抬高、放下的运动，可以在休息或看电视时，尽量抬高双脚的位置。在饮食方面，多摄取豆类、核果类、牛肉等热量较高的食物，改善血液循环，即使在减肥期间，也不可忽视这些营养成分的摄入。

静脉曲张的脊疗

脊椎整复

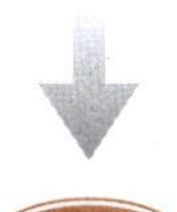

step1

患者体位：俯卧
治疗部位：腰骶部
治疗手法：捏脊
治疗目的：整复腰椎

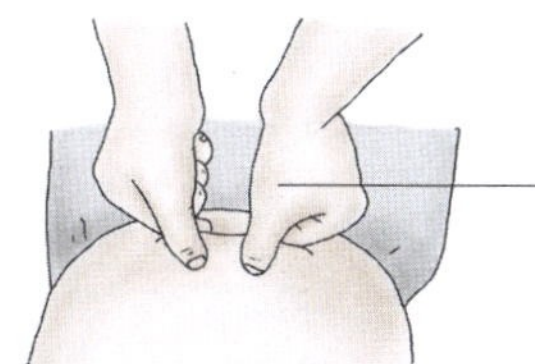

针对脊椎下陷的情况，医者双手以拇指在前、食指在后，沿患者第5腰椎棘突至第3腰椎棘突两侧捏拿皮肤，连做3次。

step2

患者体位：俯卧
治疗部位：腰骶部
治疗手法：拉伸
治疗目的：整复腰椎

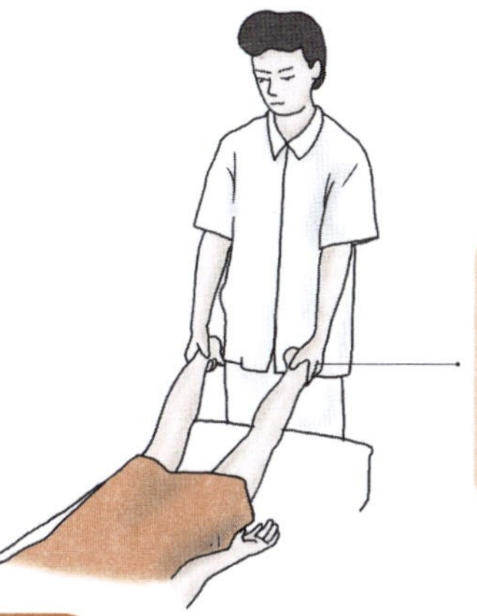

医者从后面抓起患者的脚踝，提高15度左右，然后上下轻晃患者的身躯，重复3～5次后，再适当地加速抖动患者的下肢。

静脉曲张的自疗法

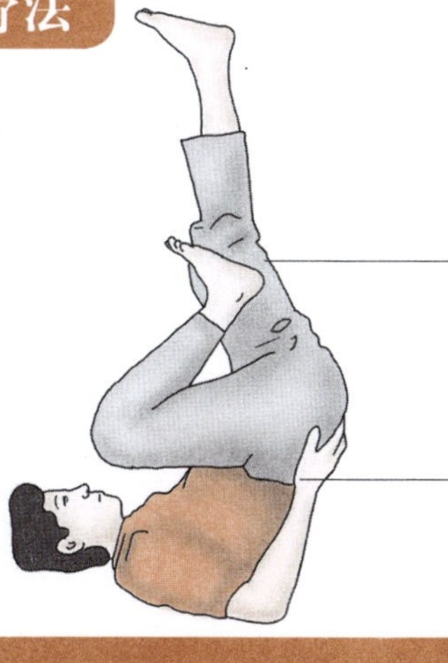

双腿以骑自行车的姿势上踩100下，以促进下半身的血液循环。

入睡前，在床上仰卧，两脚尽量抬高，悬空腰部，以双手撑住。

健康贴士

静脉曲张患者在每天起床后，可以穿上医用弹力袜，在睡前再脱下，以降低小腿静脉压。

每天应坚持运动腿部1小时，散步、快走、骑自行车、跑步皆可。

066 性功能障碍 滋阴补肾，填精益髓

性功能障碍是性心理发生障碍的病症，多是因心理因素而造成。此外，腰椎、骨盆的病变也与性功能障碍有一定关系，如能对其进行矫正，对性功能障碍的防治很有功效。

病症概述

性功能障碍是指不能进行正常的性行为，或在正常的性行为中不能获得满足的障碍，主要包括早泄、不射精、性冷感等，大多症状都没有器质性病变，而是心理因素造成的，因此常被称为“性心理功能障碍”。

诊断

1. 性欲的抑制：表现为持续性、蔓延性地对性缺乏兴趣以及对性唤起的抑制。

2. 性兴奋的抑制：表现为男性射精和女性阴道润滑的障碍，如阳痿、性冷淡等。

3. 性高潮抑制：表现为男性能勃起和女性能出现正常的性兴奋期，但是性高潮出现障碍，或反复发生，或不适当地推迟，如早泄、射精延迟、女性性高潮缺乏等。

4. 其他性功能障碍：如性交疼痛、阴道痉挛等。

病理病因

性功能障碍多是由心理问题引起，其原因大致有三种：

1. 长时间的两情不悦。如男性前戏不够、气氛不佳，可能会因湿润不足而造成女方疼痛，进而产生排斥心理；而男性如经常得不到满足，久之也会在潜意识中出现性功能障碍。

2. 年轻时不加节制。如果在年轻时过于追求感官刺激，以致于性生活过于频繁，久之也会出现性功能障碍。

3. 工作或生活压力。当男性在工作或生活中受到过大的压力，很容易引起不安的情绪，以致于出现性功能障碍。

从脊椎病因来看，性功能障碍与腰椎、骨盆有关。当两者不协调，或契合度不够时，会使膝盖出现无力感，影响到性功能或性行为的支撑力，进而造成性功能障碍。

性功能障碍的脊疗

脊椎整复

step1

患者体位：俯卧
治疗部位：腰骶部
治疗手法：推揉
治疗目的：松弛肌肉

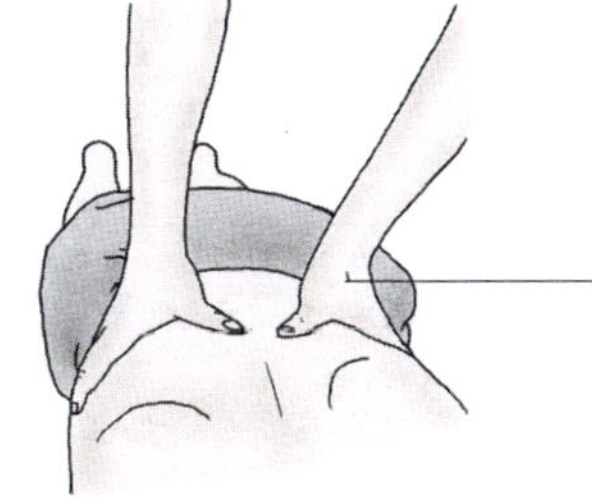

医者以双手掌心在患者偏歪脊椎处顺时针画圈推揉，以松弛腰部肌肉，大约舒筋15分钟。

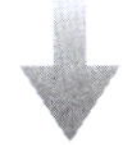

step2

患者体位：俯卧
治疗部位：腰骶部
治疗手法：按压
治疗目的：整复腰椎

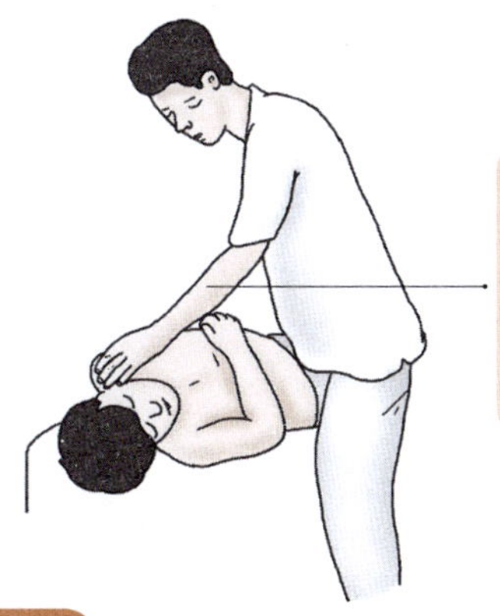

患者往右侧卧，医者左手按压患者左肩，右手按压患者的髋关节，然后左手往前推压，右手往里面扳，以瞬间力量矫正患椎。

性功能障碍自疗法

① 提肛法：深呼吸，将气推至丹田，突出下腹部，然后用力收缩肛门，感觉要将丹田的气排出体内，心中默数5秒后再吐气，坚持30～50次。在早晚可以各做1次此运动，有强化性能力的功效。

② 小便中断法：在排尿时，稍提起脚跟，在尿到一半时中断小便，同时做提肛运动，3秒后才将尿液排空，这样可以有效地增强尿道括约肌的收缩能力，进而改善早泄等性功能问题。

健康贴士

如出现性功能障碍，患者应尽量保持平和的心态，及时放松与调整紧张心态，尽量避免过多的精神负担。

日常生活应做到起居有时，争取有规律地生活，保证充足的睡眠。

积极参加体育锻炼，以调节紧张的脑力劳动或神经体液。

067 阳痿 补益肾气，壮阳起痿

阳痿是在有性欲时，阴茎不能勃起或勃而不坚，以致影响性交的完成，多因慢性病、体质衰弱、精神衰弱而引发。此外，当腰椎、骨盆出现病变后，也可能造成阳痿。

病症概述

阳痿是指在未到性功能衰退时期，男子在有性欲要求时，阴茎不能勃起或勃起不坚，或者虽然勃起也有一定程度的硬度，但不能保持足够时间的性交。阴茎完全不能勃起叫完全性阳痿，阴茎虽能勃起但硬度不够称不完全性阳痿，从发育开始后就发生阳痿者称原发性阳痿。

诊断

1. 轻度阳痿：房事中阴茎勃起有时不能持续；有时不能顺利插入阴道；勃起的角度尚可达到 90 度，但硬度不理想；较以前性交频率减少，性快感还算可以。

2. 中度阳痿：房事时阴茎经常不能勃起或经常有勃起不能持续的状况，阴茎在房事时经常不能顺利地插入阴道，勃起角度达不到 90 度，且硬度非常差；性交频率显著减少；性快感明显减退。

3. 重度阳痿：房事时没有阴茎勃起，完全不能插入阴道进行性交；没有勃起角度和硬度；性交活动基本停止，也没有性快感。

病理病因

功能性阳痿的原因为慢性病、体质衰弱或过度疲劳引起的身体衰弱或神经衰弱。害怕妊娠、性交环境不良、夫妇感情冷淡或自慰过多而担心性功能有问题等精神因素也能造成阳痿。器质性阳痿的原因是内分泌障碍、血运不足和神经障碍等。

从脊椎病因来看，阳痿与腰椎、骨盆的病变有直接联系。当腰椎和骨盆出现错位，或契合度不够、骨盆两侧高低不一时，就会使支配生殖系统的自主神经受到刺激或压迫，进而出现功能紊乱，影响了性功能或性行为的支撑力，甚至导致阳痿。

专家提示

长期房事过度，是导致阳痿的原因之一，所以要适当节制性欲。

精神性阳痿的人往往缺乏自尊、自信心，充满自卑感。因此，要改善不良情绪或自卑懦弱的性格，正确认识性。

阳痿的脊疗

step1

患者体位：俯卧
治疗部位：腰骶部
治疗手法：按揉
治疗目的：松弛肌肉

医者右手按揉患者的腰骶部，以松弛软组织。

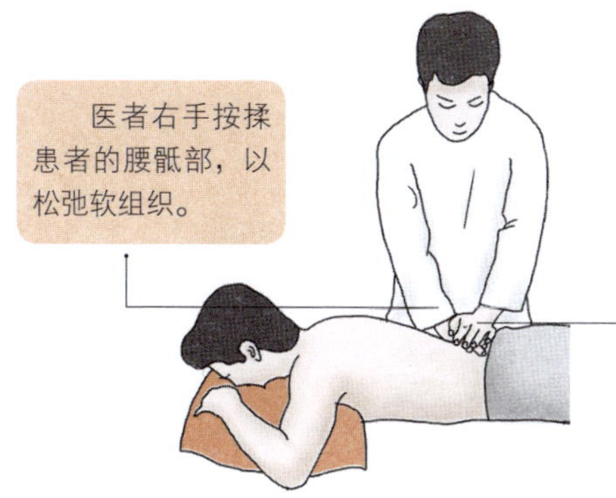

医者左手按在右手手背上，辅助右手施力。

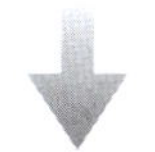

step2

患者体位：俯卧
治疗部位：腰部
治疗手法：摇动
治疗目的：整复腰椎

医者右手按在患者的偏歪棘突上，保持定点。

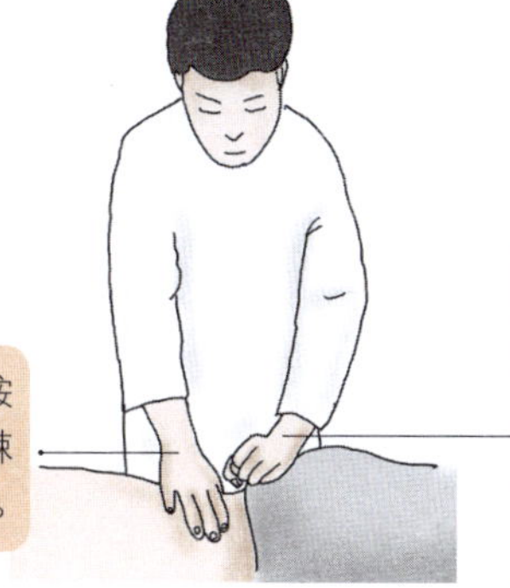

医者左手握住患者腰部裤带做推拉摇动，使患者臀部摇动，每次摇按5～8分钟。

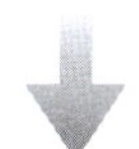

step3

患者体位：俯卧
治疗部位：腰部
治疗手法：牵引
治疗目的：整复腰椎

医者右手掌压在患者的患椎，当患者下肢移至最大角度时，加力按压。

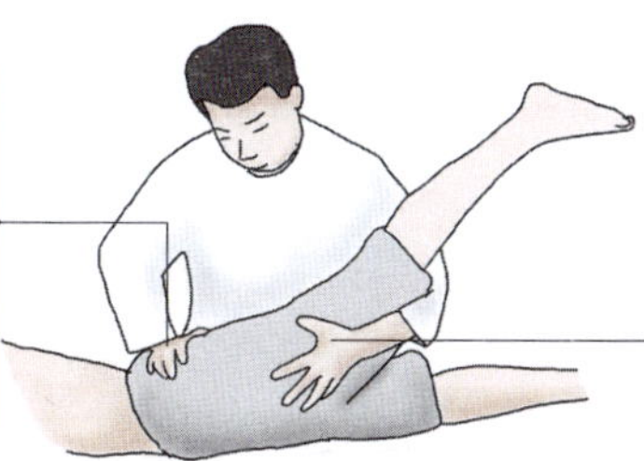

医者左手托起患者的左下肢，并扳向右后方，当其移至最大角度时，施以闪动力并稍微扳动。

对症食疗

【鲜羊肉粥】

材料：新鲜羊肉150～200克，粳米适量。

制作：羊肉与粳米一同煮粥，可佐餐食用。温热食，适于在秋冬季节服用。能益气血、补虚损、暖脾胃、治阳痿。

068 前列腺肥大 温肾补血，清热祛湿

前列腺肥大是指前列腺过于肥大的病症，多发生于中老年，当第 1 腰椎出现病变时，就可能会压迫到神经，造成排尿困难。

病症概述

前列腺位于膀胱出口处，包围著尿道，当其快速生长，会导致前列腺肥大，出现尿迟缓、尿频及夜尿等症状，严重影响生活品质。

诊断

1. 排尿变细：前列腺肥大时，会造成下尿路阻塞，排出的尿柱也变得软弱无力，排尿时间也随之拉长。

2. 排尿中断：因膀胱阻力变大，排尿变得断断续续、藕断丝连。

3. 残尿感：因膀胱无法排清，常有余尿堆积，常会有尿意，甚至不到两个小时，就又想上厕所。久之可能会引起尿路感染、膀胱结石，严重时会影响到肾脏功能。

4. 尿急：膀胱长期阻塞后，会影响贮尿功能，常有尿急感，严重时会有尿失禁症状。

病理病因

前列腺肥大的具体原因不明，一般而言，当男人到 45 岁以后，前列腺会有部分快速生长，甚至变成鸡蛋大小，造成前列腺肥大。

在中医理论中，前列腺肥大和肾脏有关，是肾气不足所致。特别是老年人体质虚弱，下元亏虚，导致闭合不利。此外，常年食用辛辣和刺激食品，也会积湿生热，影响膀胱，导致水道不通。

从脊椎病因来看，前列腺肥大与腰椎有关，特别当第 1 腰椎出现病变时，可能会压迫到神经，造成排尿困难。

专家提示

生活中要保持心情舒畅，避免因情绪问题而导致前列腺肥大。

在饮食方面，应少食辛辣及刺激性食物，多吃一些蔬果和含锌类食物，如南瓜子、芝麻、洋葱、全麦面包等。

多喝开水少憋尿，避免尿路感染，并保持大便通畅。

前列腺肥大的脊疗

脊椎整复

step1

患者体位：俯卧
治疗部位：腰骶部
治疗手法：摇转
治疗目的：松弛肌肉

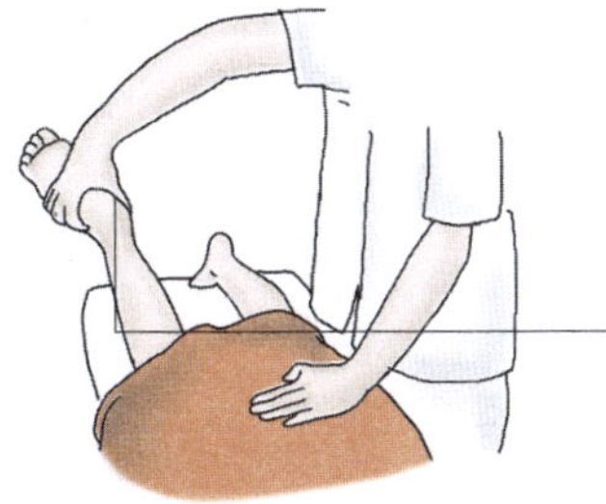

患者膝盖往后弯，医者抓住其脚尖轻轻摇转，松弛腰部肌肉。此后可进行热敷，大约持续15分钟。

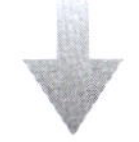

step2

患者体位：侧卧
治疗部位：腰骶部
治疗手法：推压
治疗目的：整复腰椎

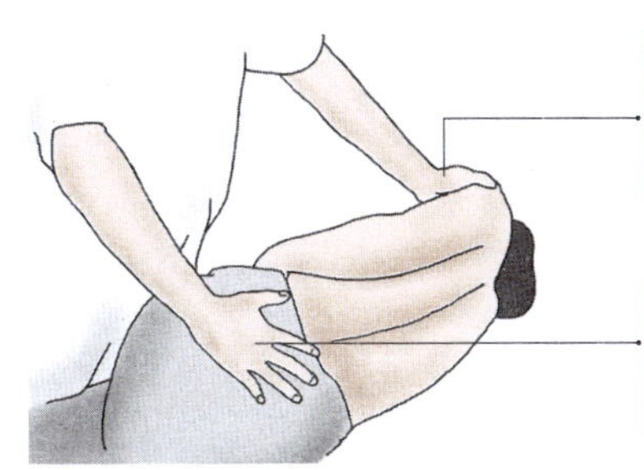

医者左手按住患者肩膀，左足往前半步，以左手往下、往后推压。

医者比较患者两胯骨高低程度，以右手伏在较高的胯骨上，紧按不动。

前列腺肥大自疗法

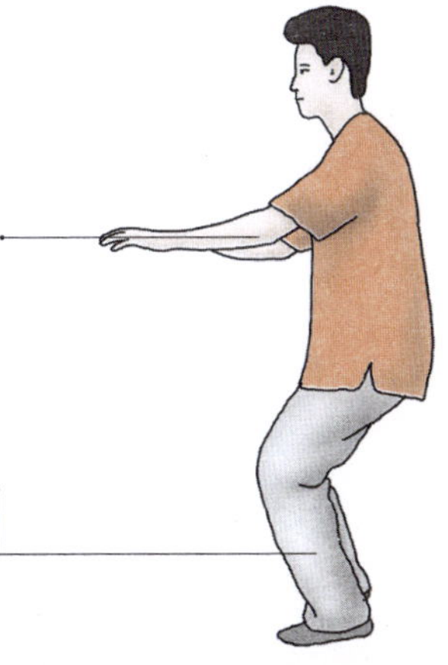

将上半身挺直，双手抬起，与肩同宽，手肘微弯，手掌朝下。

两脚打开与肩同宽，脚尖向前，然后半蹲，保持3分钟。

注意事项

矫正第1腰椎时，角度必须正确，手法必须熟练。如未能成功矫正，可在棘突两侧肌肉施行局部的拉脊方法，若在急速拉起时，听到“卡”的声音，表示局部下陷的棘突已成功复位。

068

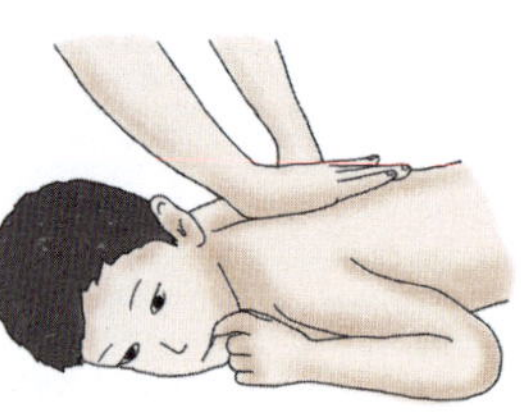

DIBAZHANG

第八章

小儿常见病症的治疗

在小儿疾病治疗方面，脊疗不仅有着显著的疗效，更免除了打针、吃药之苦，因而深受家长和患儿的喜爱，经常被应用于治疗儿科疾病。

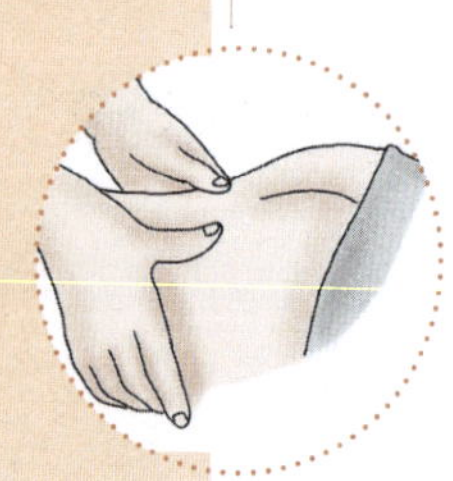

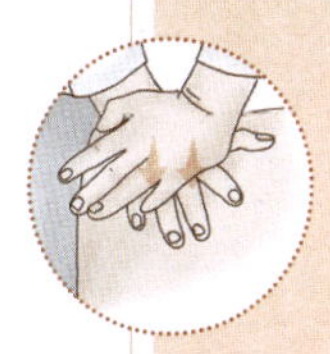

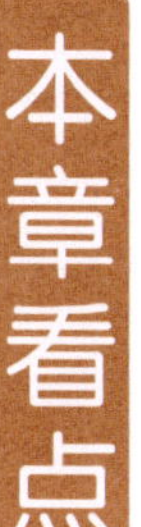

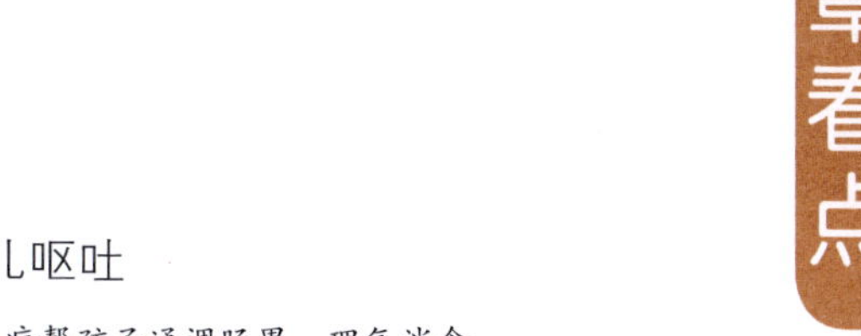

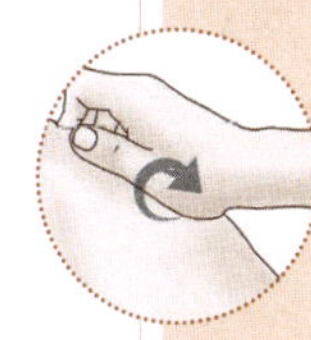

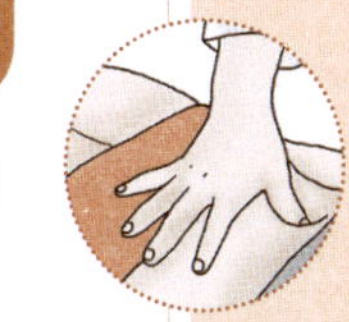

- 小儿呕吐

  用脊疗帮孩子通调肠胃、理气消食

- 小儿便秘

  用脊疗帮孩子润肠通便、通气补血

- 小儿疳积

  用脊疗帮孩子调补脾胃、利湿强筋

- 小儿遗尿

  用脊疗帮孩子清热祛湿、补肾温脾

- 小儿夜啼

  用脊疗帮孩子健脾和胃、清热宁神

- 小儿贫血

  用脊疗帮孩子健脾益气、滋养气血

- 百日咳

  用脊疗帮孩子润肺止咳、滋阴养液

- 暑热症

  用脊疗帮孩子清暑益气、养阴生津

069 小儿呕吐 通调胃肠，促进消化

小儿呕吐是幼儿临床常见病症之一，可在小儿多种疾病中出现，其病因也比较复杂，如饮食不节、受冷等都会引发呕吐。

病症概述

小儿呕吐是常见的幼儿病症之一，是指胃内容物反入食管，经口吐出的一种反射动作。一般的婴幼儿呕吐多为突然发生，也可能出现恶心后呕吐。如果婴幼儿出现反复呕吐，会导致脱水、营养不良，影响幼儿的生长发育。

诊断

1. 胃寒呕吐：呕吐时作时止、时轻时重、吐物不化，或为清稀黏稠，没有特别的酸腐气味，进食比平时稍多也容易发生呕吐。脸部和唇部都发白，身体发寒，四肢发冷。

2. 胃热呕吐：进食就吐，吐物有恶臭或黄水，口干渴，唇发干，身热面赤，烦躁不安，胃部疼痛或胃胀不适。

3. 伤食呕吐：频繁呕吐，吐物味道酸臭，常伴有没有消化的乳汁或食物残渣，厌食，吐气恶臭，腹部疼痛不适，吐后疼痛缓解，大便秘结或酸臭不化，便后疼痛减轻。

病理病因

脾胃受寒：过食生冷，致寒入肠胃，胃气受到干扰，升降失和，下行受阻，上逆而发生呕吐。

脾胃受热：暑热之邪侵犯脾胃或食积化热，以致胃气上逆而呕吐。

乳食不节：小儿脾胃一般较为薄弱，乳食过量，或吃了油腻不消化的食物，就会伤及脾胃，导致胃不能消化食物，脾也不能正常运行，胃气不能下行，上逆而发生呕吐。

此外，由于婴幼儿的胃肠功能较弱，几乎任何感染和情绪紧张都能引起呕吐。

专家提示

婴幼儿呕吐时，家长应让孩子坐起，把头侧向一边，以免呕吐物呛入气管。在呕吐后，要让孩子用温开水漱口，以清洁口腔、去除异味。

小儿呕吐的脊疗

脊椎捏拿

step1

患者体位：俯卧
治疗部位：背部
治疗手法：捏拿

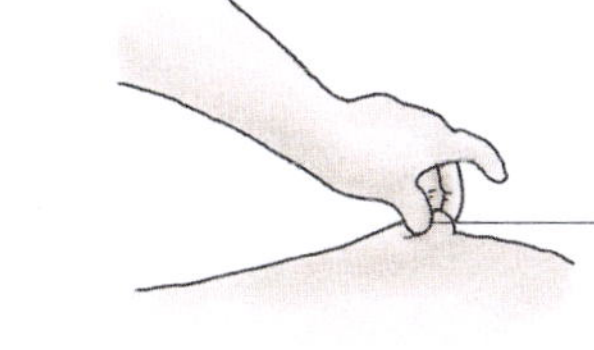

医者用双手拇指和食指、中指、无名指提捏起小儿皮肤，然后逐步向前推进捏脊。在捏脊3遍后，在背部厥阴俞穴时，稍用力向上提3次。

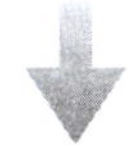

step2

患者体位：俯卧
治疗部位：背部
治疗手法：按法

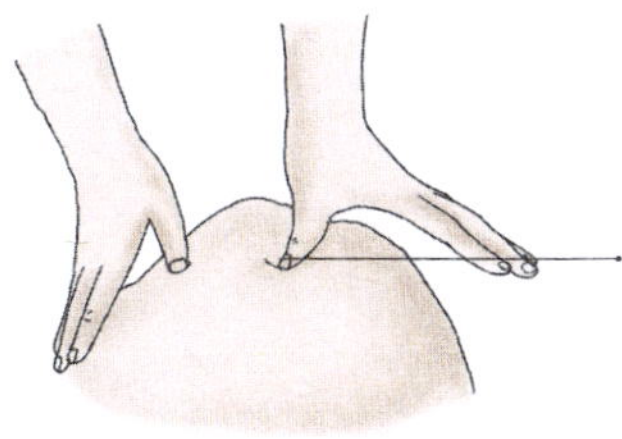

医者两手拇指分别按在小儿的厥阴俞穴，以指端着力点按，一按一松，反复21次。

step3

患者体位：俯卧
治疗部位：背部
治疗手法：按揉

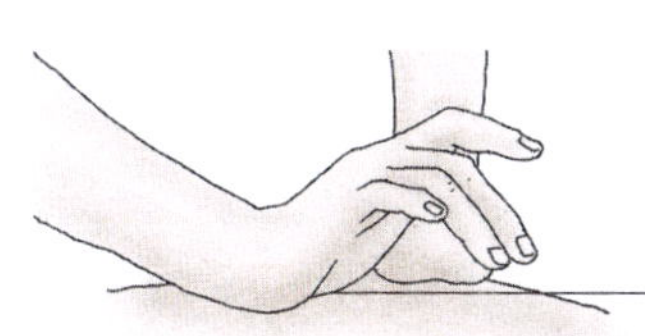

医者手掌掌根按揉小儿第4胸椎，持续3分钟。按揉的范围可稍大，以使厥阴俞穴受到刺激。

对症取穴

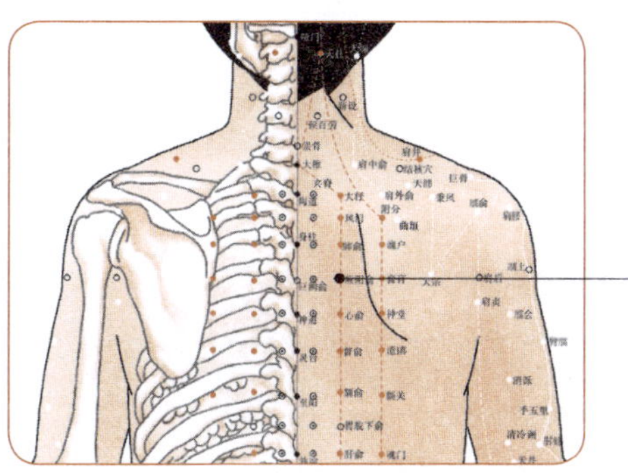

厥阴俞穴

位于第4胸椎棘突下旁开1.5寸，主治胸闷心悸、失眠多梦、盗汗、咳嗽等，也可用来治疗婴幼儿呕吐。

070 小儿腹泻 清热利湿，增强体质

婴儿腹泻也称为消化不良，多发生于 2 岁以下的婴儿中，主要是因饮食不节、天气变化而引发，可以通过按摩患儿背部的腰俞穴来进行治疗。

病症概述

小儿腹泻是婴幼儿最常见的疾病，对健康影响很大，多发病于 2 岁以下的小儿中，以腹泻为主要症状。一般说来，由饮食不当、气候影响而致泻的，病情较轻，病程较短；由胃肠道感染引起的腹泻病情较重，历时较长；由肠道外感染，比如上呼吸道感染、中耳炎、泌尿道感染等引起的腹泻，在原来的疾病治愈之后，腹泻是较易好转的。

诊断

1. 轻症：腹泻物呈稀糊状、蛋花汤样或水样，可有少许黏冻，但无脓血，每日多达 10 多次。患儿大便前可能啼哭，似有腹痛状，亦可有轻度恶心、呕吐，不发热或低热，一般情况较好。

2. 重症：患儿一天可以腹泻 10 多次，甚至 20 次以上。伴有呕吐、高热、体倦、嗜睡等现象，间有烦躁，并可见到下列症状的一部分。

3. 脱水：眼眶与前囟凹陷，皮肤弹性减弱或消失，黏膜干燥，少尿或无尿。

4. 循环衰竭：吐泻严重时，大量失水使血液浓缩，循环血量减少而引起循环衰竭。面色苍白，肢冷，脉微数，心音弱，血压下降。

5. 酸中毒：呕吐次数很多，呼吸深而快，烦躁不安，嘴唇呈樱桃红色。

病理病因

婴幼儿消化系统发育不成熟，分泌的消化酶较少，消化能力还比较弱，很容易发生腹泻。再者，婴幼儿神经系统对胃肠的调节功能也比较差，如果饮食稍有改变，比如对添加的辅助食物不适应、短时间添加的种类太多或者一次喂得太多、突然断奶；或者饮食不当，吃了不易消化的蛋白质食物；天气的突然变化，过冷或过热，都可引起幼儿腹泻。

专家提示

注意气候变化，适当加减衣着，避免幼儿着凉或者过热。注意小儿锻炼，增强幼儿体质，提高机体抵抗力。

小儿腹泻的脊疗

脊椎捏拿

step1

患者体位：俯卧
治疗部位：背部
治疗手法：捏拿

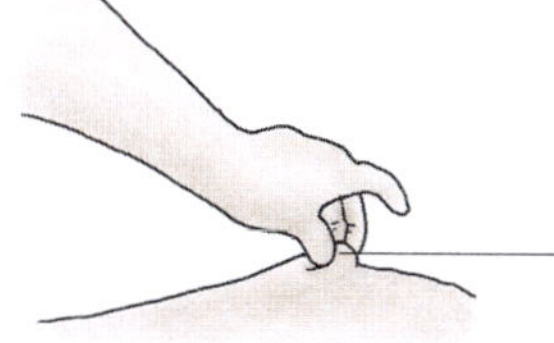

医者用双手拇指和食指、中指、无名指提捏起小儿皮肤，然后逐步向前推进捏脊。在捏脊3遍后，在背部腰俞穴时，稍用力向上提3次。

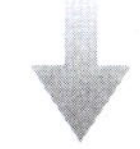

step2

患者体位：俯卧
治疗部位：背部
治疗手法：按掐

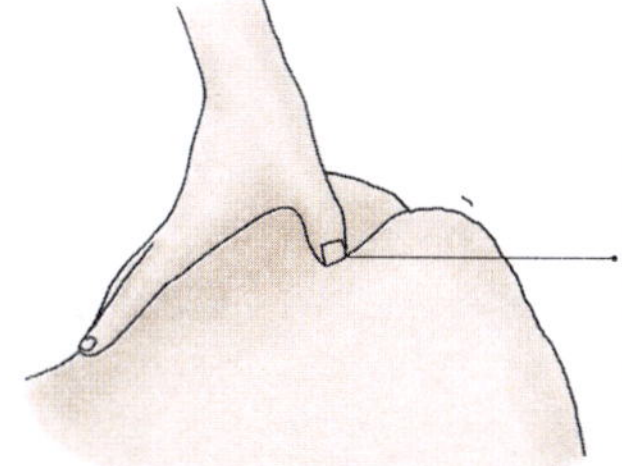

医者一手拇指按压小儿的腰俞穴，以指端甲端着力按掐，一掐一松，反复21次。

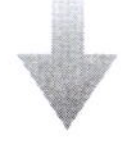

step3

患者体位：俯卧
治疗部位：背部
治疗手法：推揉

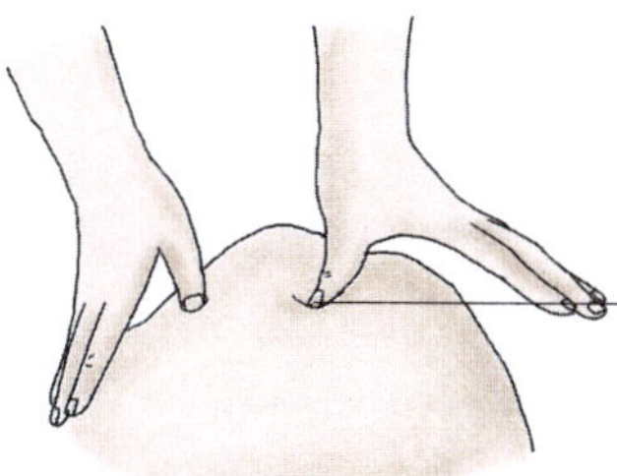

医者双手拇指指腹用力推揉腰俞穴，持续3分钟，以使腰俞穴受到刺激。

对症取穴

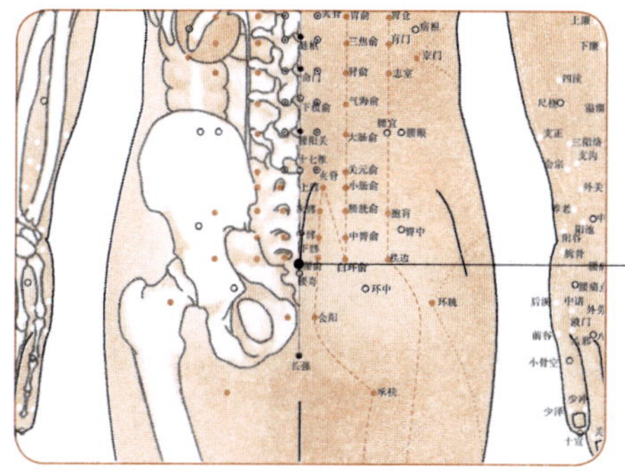

腰俞穴

位于骶部骶管裂孔处，对腰俞穴进行按摩，对肾亏引起的慢性腹泻、小儿腹泻、虚性便秘、直肠脱垂、癫痫等都有治疗效果。

071 小儿便秘 润肠通便，理气补血

小儿便秘是排便不顺、秘结不通的病症，多因饮食不当、乳食积滞、燥热伤胃等引发，可以通过按摩患儿的长强穴来进行治疗。

病症概述

小儿便秘是指小儿大便秘结不通，排便时间延长，或欲大便而艰涩不畅的一种病症。具体症状为大便干硬难解，或隔 2 ～ 3 天甚至更长时间才排便 1 次，一年四季均可发生，并不局限于干燥季节。

诊断

1. 大便并不是很干，但排便次数明显减少，脾气急躁，腹部疼痛，可能是气郁便秘，因肝脾不和而出现便秘。

2. 出现食欲减退、面黄、乏力、多汗、易困等症状，可能是气虚便秘，因身体虚弱、肠胃传送功力不足而出现便秘。

3. 出现大便干燥、盗汗、好动等症状，可能是因缺少水分、肠液干涸而出现便秘。

病理病因

一般而言，营养不良、贫血、缺乏维生素 B_1、运动量少导致腹肌无力、肠胃传送功能不足，可使小儿便秘。而患有佝偻病、营养不良、甲状腺功能低下的小儿也会因为腹肌张力差而导致便秘；患有先天性巨结肠的小儿更会在出生不久便出现便秘、腹胀和呕吐等病症，这是由于患儿的腹腔肿瘤压迫肠腔，使大便不能顺利通过，以致于引起便秘。

另外，小儿平时没有形成规律性的排便习惯，虽然有排便的感觉，可能由于贪玩而有意识地抑制便意，时间长了，肠内排便的反射敏感度降低，堆积于肠内的大便吸收水分而导致便秘。

此外，环境变化、精神压抑等因素也会造成小儿便秘。当小儿精神紧张时，肛管静息压就会升高，排便时肛门括约肌不能放松，就会造成便秘。

专家提示

小儿应适当增加户外活动，增加抗病能力。

培养小儿按时排便的习惯。

小儿便秘的脊疗

脊椎捏拿

step1

患者体位：俯卧
治疗部位：背部
治疗手法：捏拿

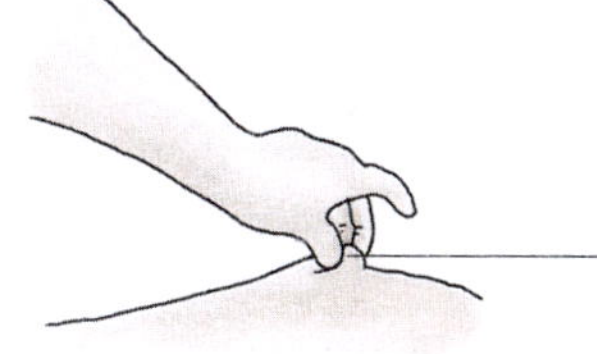

医者用双手拇指和食指、中指、无名指提捏起小儿皮肤，然后逐步向前推进捏脊。在捏脊3遍后，在背部长强穴时，稍用力向上提3次。

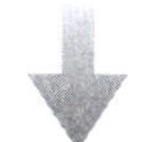

step2

患者体位：俯卧
治疗部位：背部
治疗手法：按法

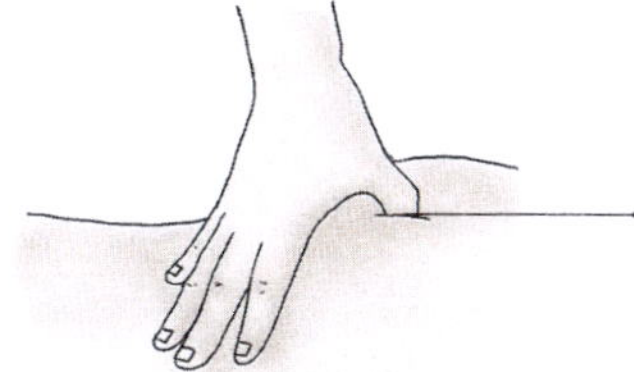

医者一手拇指按在小儿的长强穴，用指端着力点按，一按一松，反复21次。

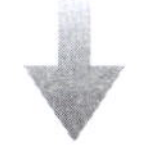

step3

患者体位：俯卧
治疗部位：背部
治疗手法：推擦

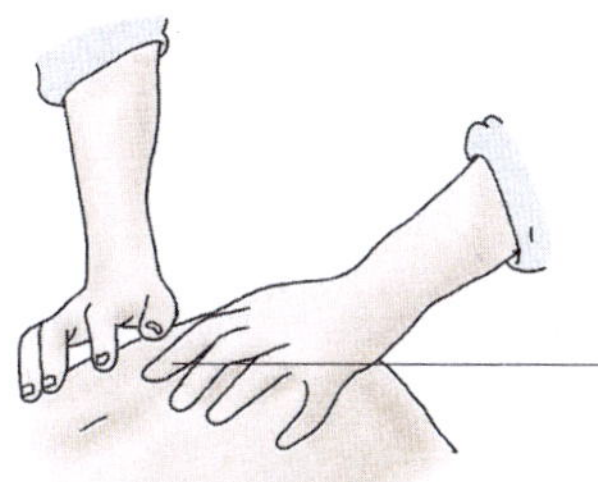

医者手掌掌根放在小儿的腰下骶椎处，用力均匀地做向上的推擦运动，持续3分钟，主要刺激骶骨中线部位。

对症取穴

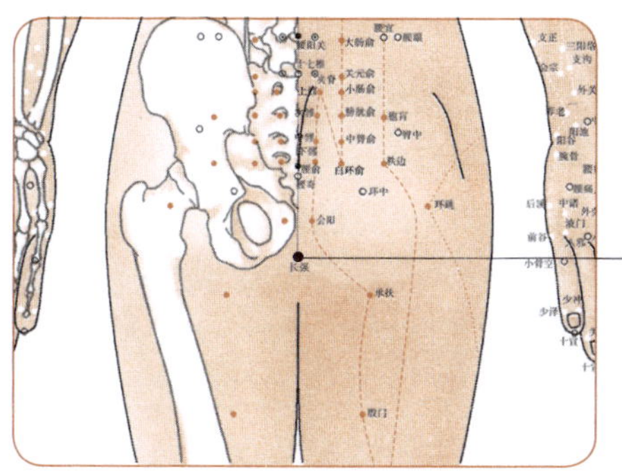

长强穴

位于尾骨尖端与肛门连线的中点处，刺激此穴对便秘、泄泻、痢疾、痔疮等肛肠疾病有很好的防治效果。

072 小儿食积 调补脾胃，滋阴养液

小儿食积是常发的一种胃肠道疾病，多因哺乳不节、喂养不当而引发，可以通过按摩胃仓穴来进行治疗。

病症概述

小儿食积是指小儿饮食不当，食物停滞在胃肠里形成的一种胃肠道疾病，临床上以食物不能消化、肚腹胀满、大便干燥或时干时稀为主要症状。

诊断

1. 内积：面黄肌瘦，烦躁多啼，夜卧不安，食欲不振，伴有呕吐、腹胀，可能伴有腹痛、小便赤黄、大便酸臭。

2. 脾虚：面色发黄，患儿困倦无神，喜欢按抚，精神疲惫，形体消瘦，夜睡不宁，不思饮食，伴有呕吐、大便稀薄酸臭。

病理病因

小儿食积是小儿常见的病症，其病因有很多，主要有伤乳和伤食。

伤乳：哺乳不节，食乳过量或乳液变质。由于小儿机体的功能尚未完善，特别是消化系统的功能相对薄弱，对食物的吸收能力较差，且乳食时又不能自我控制，一旦家长在喂养中稍有粗心，就很容易造成小儿的消化功能紊乱，久之就会形成食积。

伤食：饮食喂养不当，偏食或嗜食，饱食无度，杂食乱吃，生冷不节；或食物不化；或过食肥甘厚腻及不易消化的食物。由于小儿饮食不能自节，很容易饮食过量，特别是过食油腻肥厚食品、生冷食品、营养食品，往往会损伤脾胃，导致消化功能减弱，进而引起小儿食积，甚至会导致营养不良、体质虚弱，致使小儿免疫能力下降，引发疾病。

专家提示

小儿饮食应适度，忌暴饮暴食，少吃巧克力、油煎食品等脂肪过高的饮食，多吃含有丰富维生素、矿物质的各种蔬菜、鱼、蛋、精肉、豆制品。

家长哺育不宜过急，应定食定量喂养，注意做到“乳贵有时，食贵有节”。

小儿食积的脊疗

脊椎捏拿

step1

患者体位：俯卧
治疗部位：背部
治疗手法：捏拿

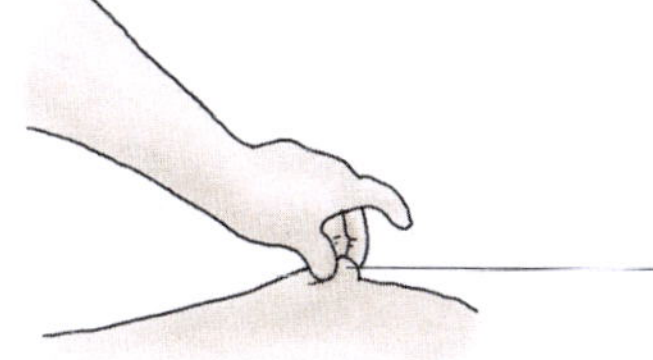

医者用双手拇指和食指、中指、无名指提捏起小儿皮肤，然后逐步向前推进捏脊。在捏脊3遍后，在背部胃仓穴时，稍用力向上提3次。

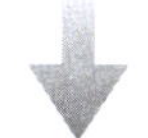

step2

患者体位：俯卧
治疗部位：背部
治疗手法：按擦

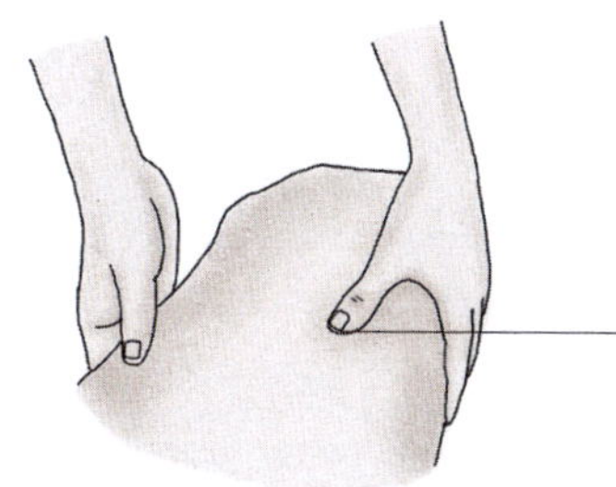

医者两手拇指分别按在小儿的胃仓穴，用指腹推擦，持续3分钟。

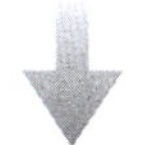

step3

患者体位：俯卧
治疗部位：背部
治疗手法：按推

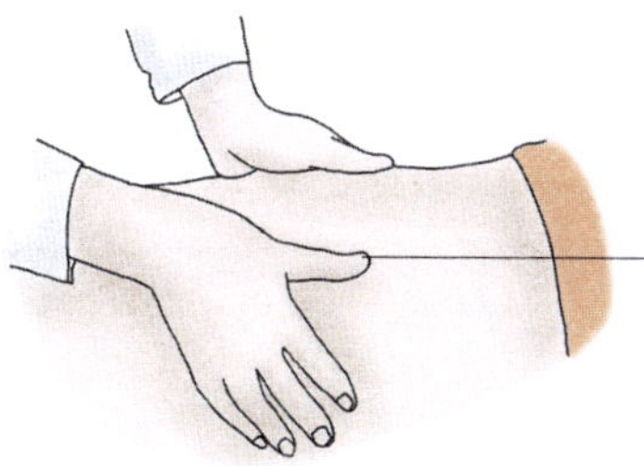

医者两手拇指分别按压小儿的胃仓穴，在下按的同时，分别向两侧分推，持续3分钟。

对症取穴

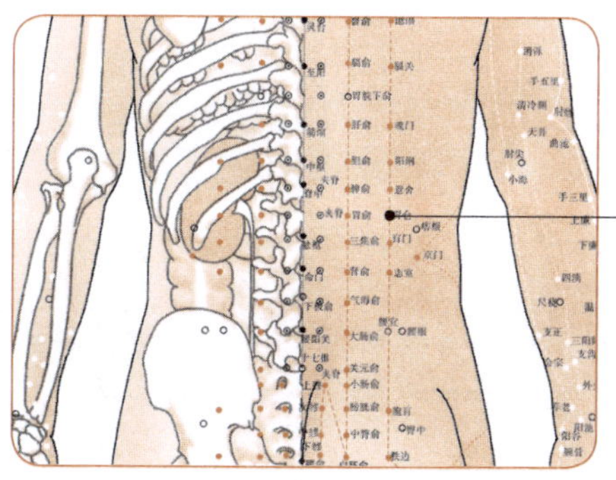

胃仓穴

位于第10胸椎棘突下旁开3寸，位于胃俞之旁，主治胃病，尤其对小儿食积、胃脘痛、腹胀、水肿、胃痉挛有很好的防治效果。

073 小儿疳积 清热利湿，健脾和胃

小儿疳积是小儿时期，尤其是1～5岁儿童的一种常见病症，多是由于喂养不当而引发，可以通过按摩痞根穴来进行治疗。

病症概述

小儿疳积是一种常见病症，是指由于喂养不当，或多种疾病的影响，使脾胃受损而导致全身虚弱、面黄消瘦、发枯，即平常所说的营养不良，尤其多发于1～5岁儿童中间。

诊断

1. 恶心呕吐，不思饮食，腹胀腹泻。
2. 烦躁不安，哭闹不止，睡眠不实，喜欢俯卧，手足心热，口渴喜饮，两颧发红。
3. 小便混浊，大便时干时稀。
4. 面黄肌瘦，头发稀少，头大脖子细，肚子大，精神不振。
5. 根据程度的不同，小儿疳积可以分为三种：轻度疳积是腹部、躯干和大腿内侧的皮下脂肪变薄，肌肉松弛，体重比正常低15%～25%；中度疳积是腹部、躯干、四肢皮下脂肪明显消失，皮肤苍白，体重比正常低25%～40%；重度疳积是全身的皮下脂肪完全消失，面颊极度消瘦，体重比正常低40%以下。

病理病因

哺食过早，或者甘肥生冷食物吃得太多，损伤脾胃之气，耗伤气血津液，出现消化功能紊乱而发生疳积。

慢性腹泻或长期呕吐的患儿，治疗不彻底也会引起疳积。某些疾病如婴幼儿先天性幽门狭窄、腭裂、传染病、寄生虫病等，也会引起小儿疳积。

专家提示

提倡母乳喂养，添加辅食时要合理搭配，循序渐进。喂养要得当，定时定量喂奶，进食营养丰富、易于消化的食物。

经常带小儿到户外活动，呼吸新鲜空气，多晒太阳，有利于增强小儿体质。

注意小儿的饮食卫生，积极预防各种肠道传染病和寄生虫病。

小儿疳积的脊疗

脊椎捏拿

step1

患者体位：俯卧
治疗部位：背部
治疗手法：捏拿

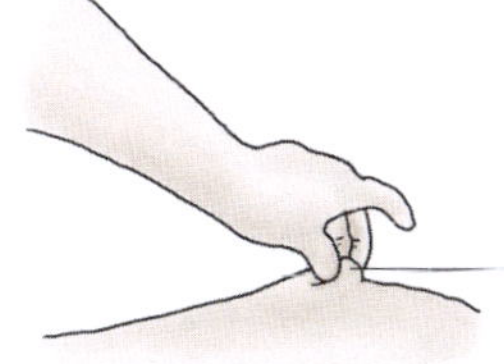

医者用双手拇指和食指、中指、无名指提捏起小儿皮肤，然后逐步向前推进捏脊。在捏脊 3 遍后，在背部痞根穴时，稍用力向上提 3 次。

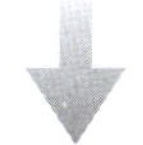

step2

患者体位：俯卧
治疗部位：背部
治疗手法：按法

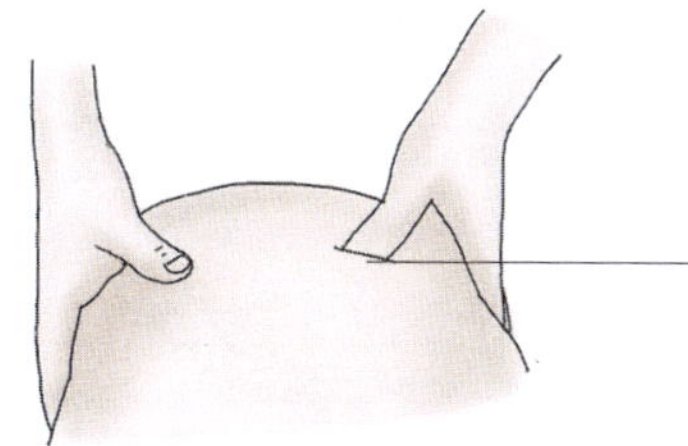

医者两手拇指分别按在小儿的痞根穴，以指腹点按，一按一松，反复 21 次。

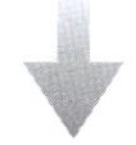

step3

患者体位：俯卧
治疗部位：背部
治疗手法：按擦

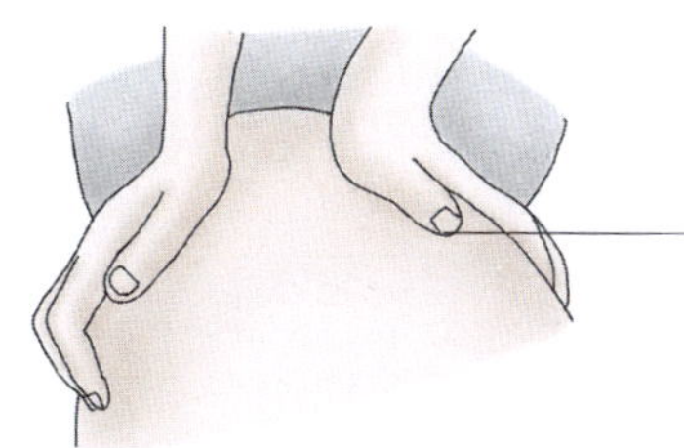

医者两手掌根分别按在小儿的痞根穴，施力推擦，以刺激痞根穴，持续 3 分钟。

对症取穴

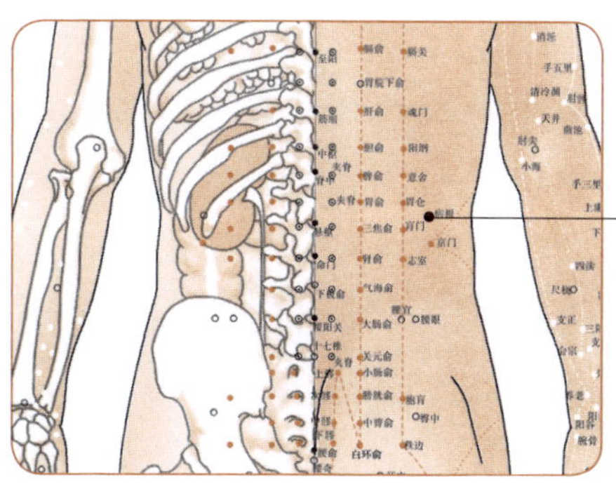

痞根穴

位于第 1 腰椎棘突下缘中点旁开 3.5 寸，按摩此穴对小儿疳积、痞块、腹胀、腹痛、腰痛等有很好的防治效果。

074 小儿厌食 健脾和胃，理气消食

小儿厌食表现为较长时期因饮食乏味而吃的很少，甚至不吃，多由胃肠疾病、不良饮食习惯而引发，可以通过按摩胃俞穴来进行治疗。

病症概述

小儿厌食是指小儿较长期食欲减退或缺乏食欲的病症，其主要症状是不愿进食，常伴有呕吐、腹泻、便秘、腹胀、腹痛和便血等症状。

诊断

1. 年龄：14 岁以下的男女儿童。

2. 厌食时间：6 个月及 6 个月以上。

3. 食量：3 岁以下儿童每天谷类食物摄取量不足 50 克，3 岁以上儿童每天谷类食物摄取量不足 75 克，同时肉、蛋、奶等摄入也极少。

4. 营养调查：蛋白质、热能摄入量不足供给量标准的 70% ~ 75%，矿物质及维生素摄入量不足供给量标准的 5%。

5. 生长发育：除遗传因素外，身高和体重均低于同龄正常平均水平；厌食期间身高、体重未增加。

6. 味觉敏锐度降低，舌菌状乳头肥大或萎缩。

病理病因

小儿厌食并非一种独立的疾病，某些胃肠道疾病，如消化性溃疡、急慢性肝炎、慢性肠炎、各种原因的腹泻及慢性便秘等都是常见的原因，还有一些消化道变态反应、全身性疾病也会引起厌食，如服用红霉素、氯霉素等引起恶心、呕吐，造成厌食。

但是，大多数小儿厌食不是由于疾病引起，而是由于不良的饮食习惯、不合理的饮食时间、不佳的进餐环境造成的，特别是不良的饮食习惯更是厌食的主要原因，如生活不规律、无固定进食时间、两餐之间随意吃点心零食、片面追求高营养等都会造成厌食。

专家提示

饮食要规律，要定时进餐，少吃零食和甜食，多吃粗粮杂粮和水果蔬菜。在进食时要改善周边环境，使孩子保持心情舒畅，能够集中精力去进食。

小儿厌食的脊疗

脊椎捏拿

step1

患者体位：俯卧
治疗部位：背部
治疗手法：捏拿

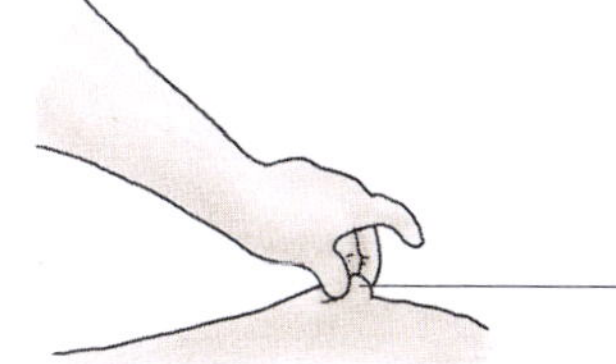

医者用双手拇指和食指、中指、无名指提捏起小儿皮肤，然后逐步向前推进捏脊。在捏脊 3 遍后，在背部胃俞穴时，稍用力向上提 3 次。

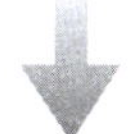

step2

患者体位：俯卧
治疗部位：背部
治疗手法：按法

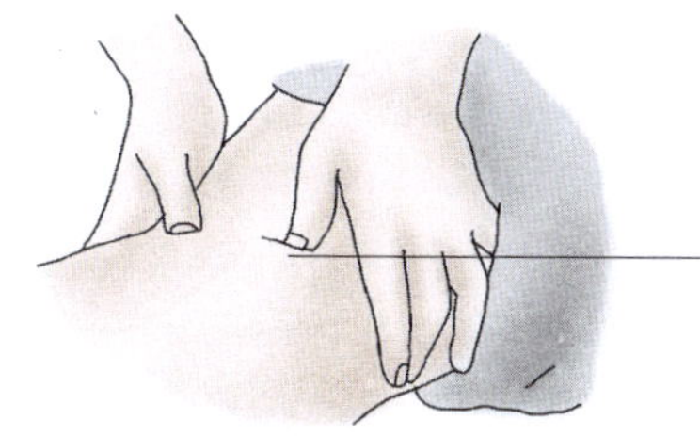

医者两手拇指分别按在小儿的胃俞穴，以指端着力点按，一按一松，反复 21 次。

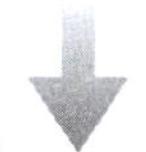

step3

患者体位：俯卧
治疗部位：背部
治疗手法：按推

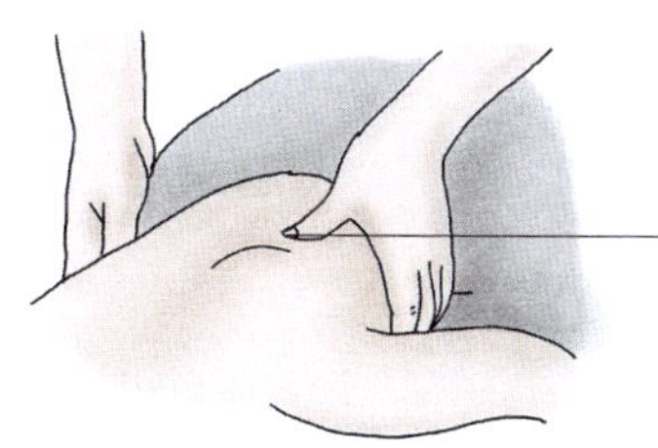

医者双手按在小儿的脊椎两侧，从中间向两侧分推，从第 12 胸椎一直推至第 1 胸椎。

对症取穴

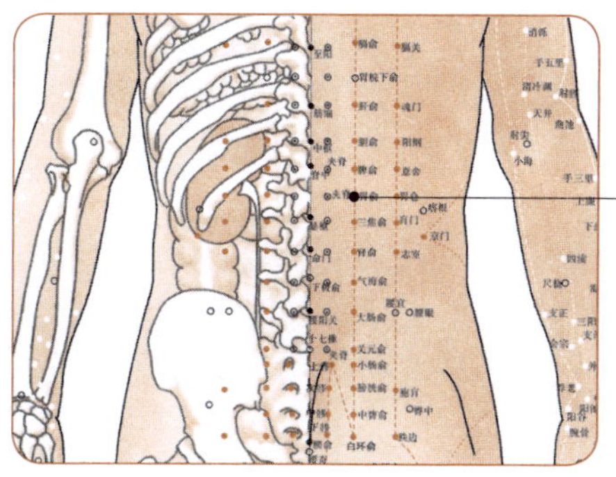

胃俞穴

位于第 12 胸椎棘突下缘中点旁开 1.5 寸，主治消化系统疾病，按摩此穴对胃炎、胃溃疡、胃下垂、胃痉挛、小儿厌食等都有较好的疗效。

075 小儿腹胀 消胀排气，防治感染

小儿腹胀是小儿疾病最常见的临床表现之一，大多是因为喂养不当或消化不良而引发，可以通过按摩关元俞穴来进行治疗。

病症概述

小儿腹胀的主要表现是腹部持续膨胀，并有张力。在正常情况下，2 岁以上小儿的小肠内应无气体，而新生儿的小肠则会充气，特别在饱食后腹部会完全膨胀，如果一直膨胀不消可能就是腹胀。

诊断

小儿腹胀的症状主要是：

1. 患儿的腹部隆起，以致于高出胸部。腹胀严重时甚至可影响呼吸，使患儿不能平卧。

2. 患儿的腹胀明显，伴有频繁呕吐、精神差、不吃奶、腹壁较硬、发亮、发红等症状，或可见到静脉曲张、肿块，或伴有黄疸、白色大便、血便、柏油样大便和发热症状。

新生儿腹胀的症状主要是：

1. 婴儿腹部隆起，伴有经常性呕吐食物、胆汁、粪样物等，且日渐消瘦，可能患有先天性巨结肠。

2. 婴儿的腹胀时胀时消，喂乳后腹胀明显，放屁后腹胀减轻，按摸腹部不会摸到粪样物，且无消瘦症状，可能是由于喂养方法不当而引起腹胀。

3. 婴儿几天不大便后，出现腹胀、哭闹，可能是胎粪内积。

病理病因

小儿腹胀多是由于喂养不当或消化不良而导致，尤其是新生儿在进食时，如奶瓶的奶嘴孔大小不适当，或过度哭闹，或吸吮地太急促都有可能使腹部吸入空气，引发腹胀。

专家提示

为了预防小儿腹胀，应在饮食多加注意，如少食或不食不易消化的食物，如炒豆、硬煎饼等硬性食物都会长时间滞留在胃肠中，产生较多气体。

小儿腹胀的脊疗

脊椎捏拿

step1

患者体位：俯卧
治疗部位：背部
治疗手法：捏拿

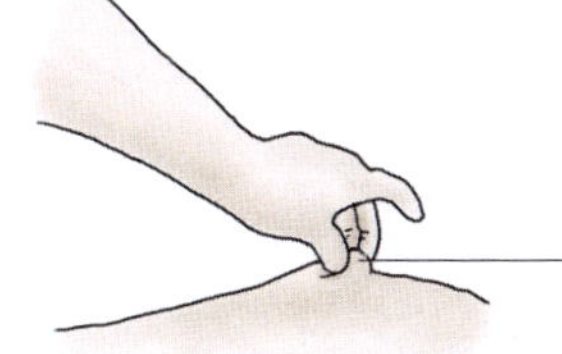

医者用双手拇指和食指、中指、无名指提捏起小儿皮肤，然后逐步向前推进捏脊。在捏脊3遍后，在背部关元俞穴时，稍用力向上提3次。

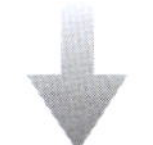

step2

患者体位：俯卧
治疗部位：背部
治疗手法：按法

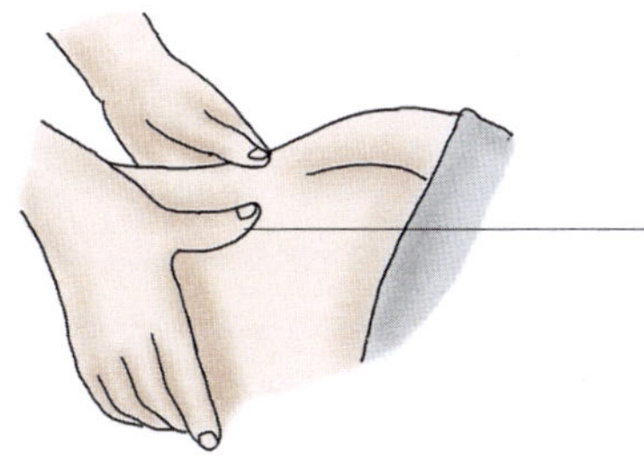

医者两手拇指分别按在小儿的关元俞穴，以指端着力点按，一按一松，反复21次。

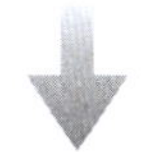

step3

患者体位：俯卧
治疗部位：背部
治疗手法：梳搔

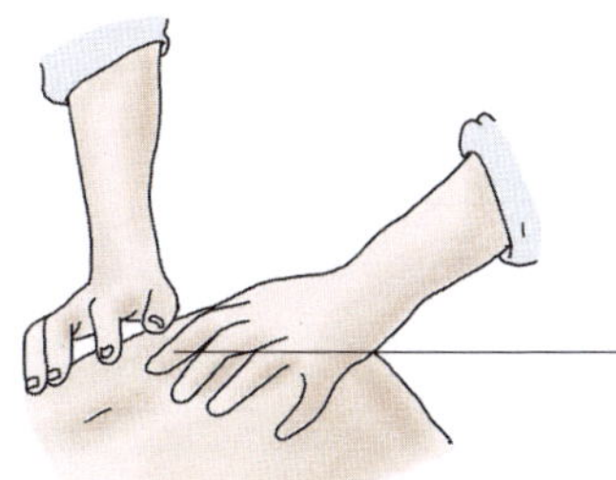

医者十指弯曲，用稍重的力度从脊椎向两侧梳搔，由颈后逐步下移到尾骶部。

对症取穴

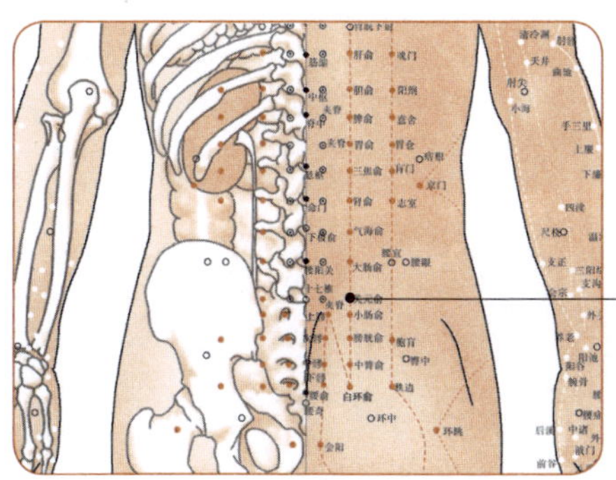

关元俞穴

位于第5胸椎棘突下旁开1.5寸，是联络人体元气的穴位，按摩此穴对腹胀、腹泻、尿频、腰痛等有较好的防治效果。

076 小儿遗尿 辨证施治，益肾健脾

小儿遗尿指3岁以上小儿睡眠中小便，醒后才发现的一种病症，多由睡眠不正常、遗传因素、心理因素等引发，可以通过按摩命门穴进行治疗。

病症概述

遗尿指的是在睡眠中不知不觉中小便，一般以5～15岁儿童较多见。一般情况下，孩子在3～4岁开始控制排尿，如果5～6岁以后还经常尿床，每周2次以上并持续6个月就是遗尿。

诊断

1. 小儿遗尿常有规律性，多发生在前半夜固定的时间，遗尿次数则不定，或一夜数遗，或数夜一遗，或每月仅1～2次。

2. 小儿遗尿的临床表现主要为嗜睡难醒、尿频、怕冷、多汗挑食、面色淡白、体弱多病、发育缓慢等。

3. 学龄儿童因白日游戏过度、精神疲劳等原因偶然发生遗尿，不属于遗尿症。而超过3岁、特别是5岁以上的幼童，熟睡时不能自主控制排尿，经常遗尿，则属于遗尿症。

病理病因

患儿因为没有受到排尿训练，没有良好的夜间排尿习惯，久之容易发生尿床。睡眠环境或气温的突然变化，小儿没有适应也可能发生遗尿。

此外，发育迟缓、睡眠不正常、遗传因素、心理因素以及疾病影响也很容易造成遗尿。特别是2～4岁时，是控制儿童夜间排尿的最敏感阶段，如在这段时间生活环境不稳定、神经紧张就易导致遗尿。而对于小儿遗尿，家长如多加责备和惩罚，也会加重孩子的心理负担，影响孩子的正常发育。

专家提示

白天应注意不要让孩子过度疲劳，帮助孩子养成睡觉之前排空小便再上床的习惯。鼓励孩子在排尿中间中断排尿，然后再把尿排尽，训练并提高孩子膀胱括约肌控制排尿的能力。

每日适当控制饮水，尤其晚饭前后少喝水。

小儿遗尿的脊疗

脊椎捏拿

step1

患者体位：俯卧
治疗部位：背部
治疗手法：捏拿

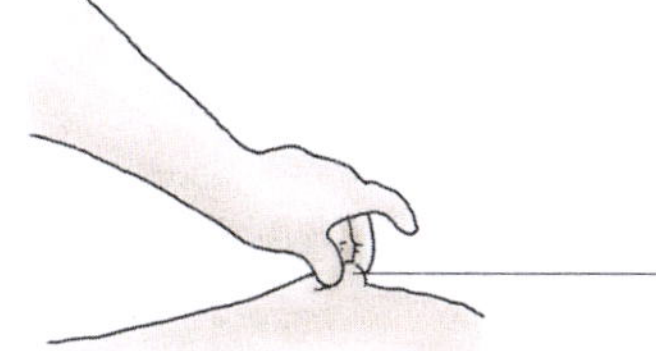

医者用双手拇指和食指、中指、无名指提捏起小儿皮肤，然后逐步向前推进捏脊。在捏脊 3 遍后，在背部命门穴时，稍用力向上提 3 次。

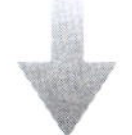

step2

患者体位：俯卧
治疗部位：背部
治疗手法：按法

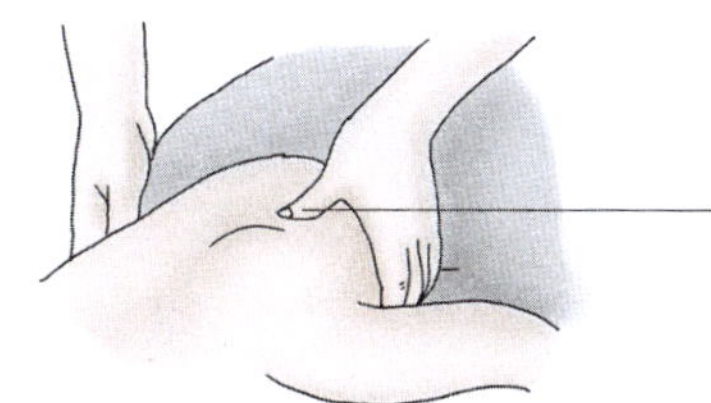

医者一手拇指按在小儿的命门穴，以指端甲缘着力掐按，一掐一松，反复 21 次。

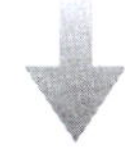

step3

患者体位：俯卧
治疗部位：背部
治疗手法：按揉

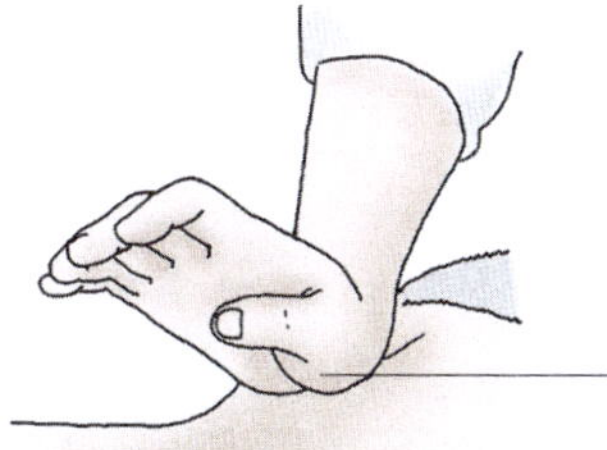

医者一手掌根按摩小儿的腰骶部，首先按摩尾骶部，当局部有发热感时，向上按摩，直至腰部。

对症取穴

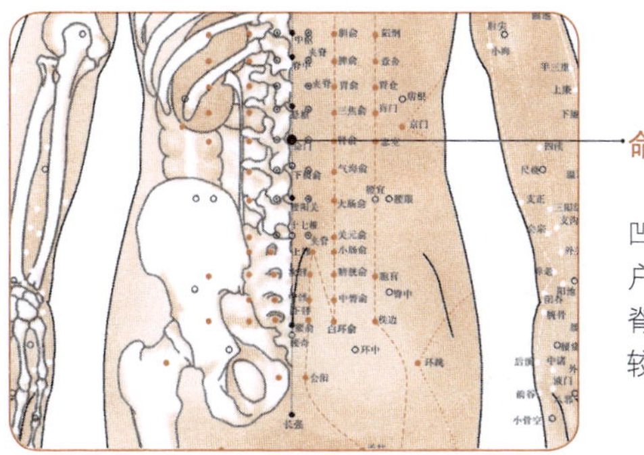

命门穴

位于第 2 腰椎棘突下凹陷处，是生命的重要门户，按摩此穴对小儿遗尿、脊椎侧凸、个子矮小等有较好的防治效果。

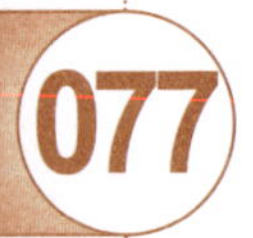

小儿夜啼 温中健脾，清热安神

小儿夜啼是指小儿白天一切如常、入夜则啼哭不安的病症，多因先天不足、饮食不节等引发，可以通过按摩神道穴进行治疗。

病症概述

小儿每到夜间间歇啼哭或持续不已，甚至通宵达旦，而白天一切正常，就是夜啼症，民间俗称“夜啼郎”。

诊断

1. 脾寒夜啼的患儿啼哭声软，用手按着腹部，手脚发冷，伴有腹泻。
2. 心热夜啼的患儿面红耳赤，烦躁不安，哭声粗壮，便秘，小便短黄。
3. 食积夜啼的患儿夜间阵发啼哭，腹部胀满，呕吐，大便酸臭。

病理病因

幼儿在饥饿、尿布潮湿、有便意、室温过高或过低、被子过厚、强大音响的刺激等情况下的啼哭，是生理性啼哭，家长不必过分担心。需要注意的是病理性夜啼。

先天不足、后天失调引起的脾寒，使患儿气血不通，入夜后腹痛而啼哭；患儿心热导致心火太盛、内热烦躁，不能安睡而啼哭；母乳喂养或饮食不节制，导致患儿乳食积滞、腹部胀痛而啼哭。

此外，当幼儿对环境不适应时也会引起夜啼，如有些孩子日夜颠倒，父母白天上班时睡觉，父母晚上睡觉时开始清醒，如果将孩子抱起玩耍，就不会再哭闹，这时可以增加孩子白天的活动量，必要时要请教儿童保健医生。

夜啼既可由于疾病引起，也可是生理性的。因此，对于幼儿的夜啼，家长应仔细地观察护理。在排除饥饿、尿布潮湿等生理原因后，如果幼儿仍有夜啼，应请医生检查，找出原因并治疗。

专家提示

养成幼儿良好的睡眠习惯。夜间要保持环境安静平和，以免幼儿受到惊吓。孕妇和乳母不宜多吃寒凉或辛辣的食物。

饮食温度适中，注意幼儿腹部保暖。

小儿夜啼的脊疗

脊椎捏拿

step1

患者体位：俯卧
治疗部位：背部
治疗手法：捏拿

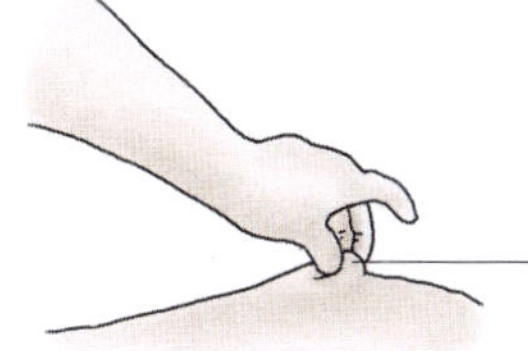

医者用双手拇指和食指、中指、无名指提捏起小儿皮肤，然后逐步向前推进捏脊。在捏脊 3 遍后，在背部神道穴时，稍用力向上提 3 次。

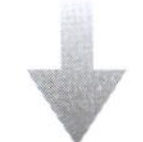

step2

患者体位：俯卧
治疗部位：背部
治疗手法：按法

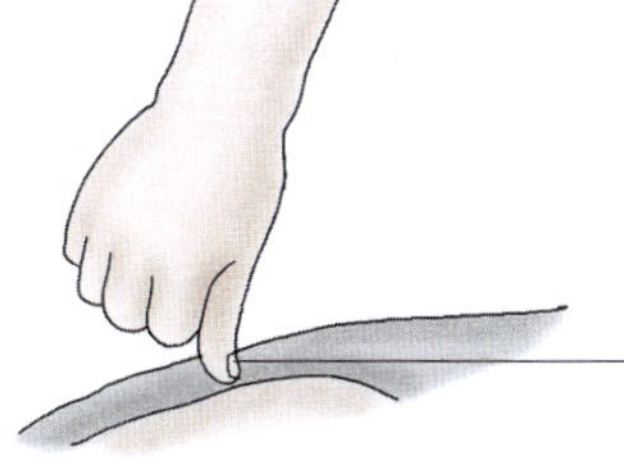

医者一手拇指按在小儿的神道穴，以指腹点按，一按一松，反复 21 次。

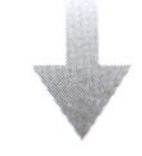

step3

患者体位：俯卧
治疗部位：背部
治疗手法：推擦

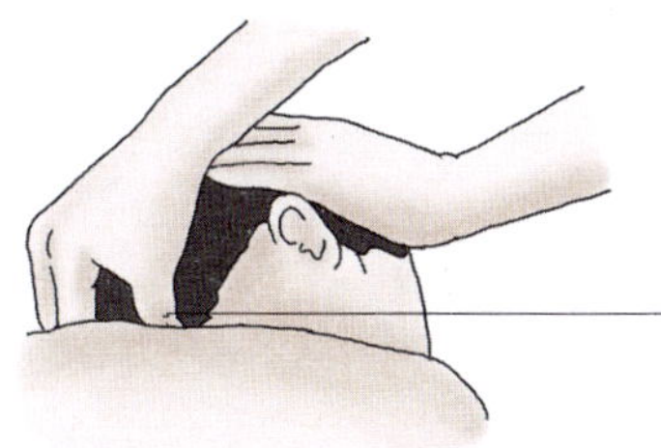

医者一手拇指指腹推擦小儿的颈椎和胸椎，从第 1 颈椎往下，直至神道穴，连推 3 分钟。

对症取穴

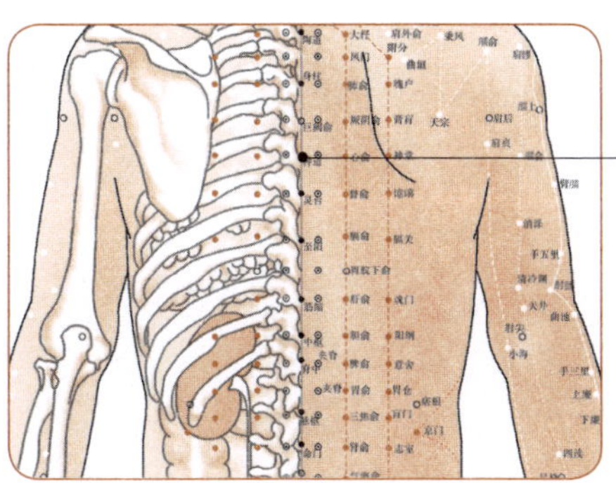

神道穴

位于第 5 胸椎棘突下凹陷处，是连接心的穴位，主治失眠多梦、心悸、健忘、癫痫、咳嗽、气喘等病症。

078 小儿惊厥 清热解毒，平肝熄风

惊厥是小儿常见的急症，主要表现为突然发作的肌群强直性和阵挛性抽搐，多由感染、代谢性疾病等引发，可以通过按摩肝俞穴来进行治疗。

病症概述

惊厥是大脑皮层机能的暂时紊乱，表现为突然发作的全身性或局限性肌群强直性和阵挛性抽搐，多数伴有意识障碍。由于小儿大脑的发育尚未完善，兴奋易于扩散，所以小儿常常发生惊厥，其发病率为成人的 10 倍，尤以婴幼儿多见。

诊断

临床表现：患者突然发病，而且发作时间短暂，肌肉阵发性痉挛，四肢抽动，两眼上翻，口吐白沫，牙关紧闭，口角牵动，呼吸不规则或暂停，面部与口唇发绀。可伴有意识丧失、大小便失禁。

病理病因

从年龄来看，不同年龄发生热惊厥的原因不同。

初生～1 个月内：以颅脑损伤（产伤）、窒息、颅内出血、核黄疸、脑发育畸形、代谢紊乱、破伤风、化脓性脑膜炎、败血症、高热惊厥等多见。

2～6 个月内：常见的有手足抽搐症、大脑发育不全、脑出血后遗症、各种脑膜炎、高热惊厥。

7 个月～2 岁内：常见的有高热惊厥（上呼吸道感染较多见）、各种脑膜炎、手足抽搐症、血糖过低。

2 岁以上：常见的有高热惊厥（细菌性痢疾与中毒性肺炎较多见）、各种脑膜炎、脑炎、高血压脑病、癫痫。

专家提示

小儿惊厥时，家长不要慌乱，应立即使小儿卧床，解开小儿的衣领钮扣及裤带，将其头偏向一侧，以免呕吐物吸入气管。此外，可用纱布包好压舌板，或用手绢拧成麻花状塞在患儿的口舌间，以免咬伤舌头，口腔的分泌物也要清除干净。

小儿惊厥的脊疗

脊椎捏拿

step1

患者体位：俯卧
治疗部位：背部
治疗手法：捏拿

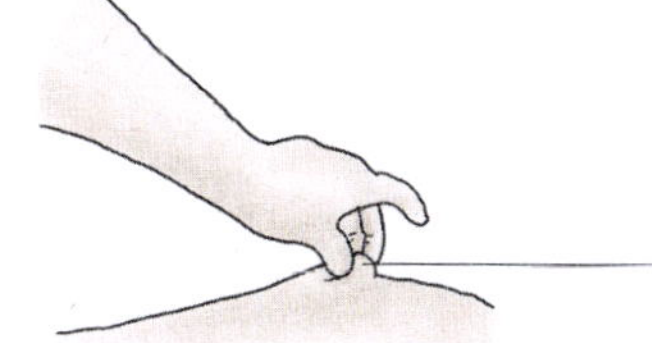

医者用双手拇指和食指、中指、无名指提捏起小儿皮肤，然后逐步向前推进捏脊。在捏脊3遍后，在背部肝俞穴时，稍用力向上提3次。

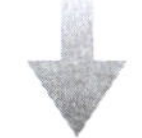

step2

患者体位：俯卧
治疗部位：背部
治疗手法：按法

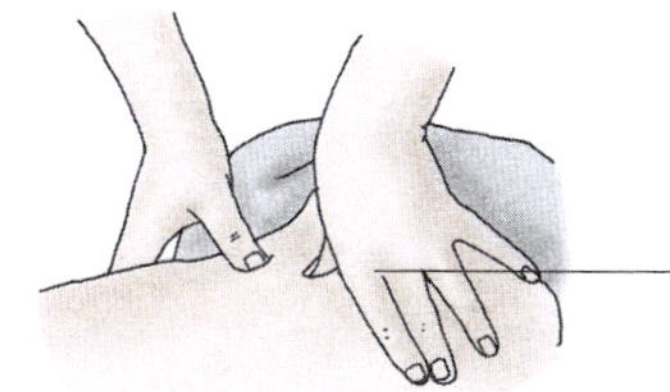

医者两手拇指分别按在小儿的肝俞穴，以指端着力点按，一按一松，反复21次。

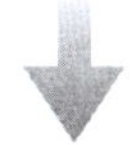

step3

患者体位：俯卧
治疗部位：背部
治疗手法：推擦

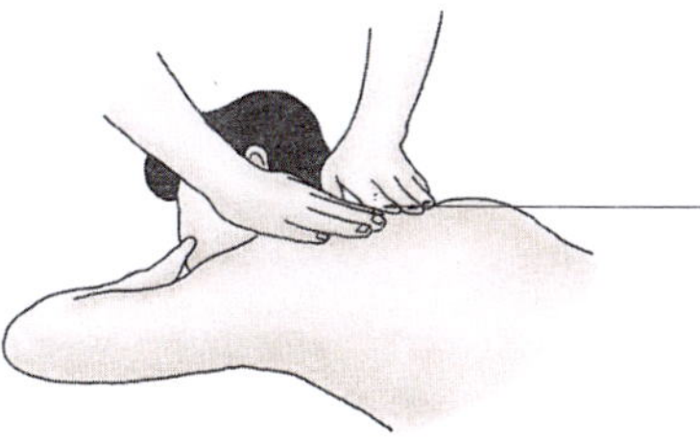

医者双手张开，分别按在小儿背部两侧，从颈后沿脊椎向下推擦，直至胸椎尽处，连推3次。

对症取穴

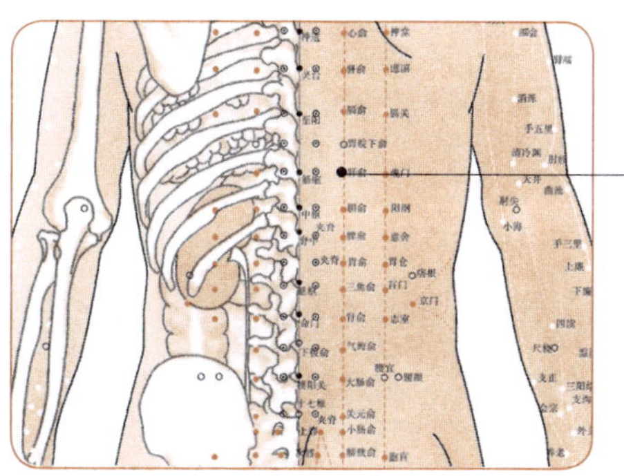

肝俞穴

位于第9胸椎棘突下旁开1.5寸，是肝气输注的穴位，按摩此穴对胁痛、吐血、目赤、癫痫、脊背痛、肋间神经痛有较好的防治效果。

079 小儿贫血 健脾益气，滋养气血

贫血是小儿常见的疾病，主要表现为皮肤、黏膜苍白，多因缺铁、饮食不节而引发，可以通过按摩膈俞穴与脾俞穴来进行治疗。

◉ 病症概述

贫血是小儿时期常见的一种疾病，具体是指小儿血液中单位容积内红细胞数、血红蛋白量以及红细胞压积低于正常数值，或其中一项明显低于正常数值。

◉ 诊断

临床上，根据小儿血红蛋白量和红细胞数的程度，可将贫血分为四种，其中轻度贫血是指血红蛋白在 9 ～ 12 克 / 分升、红细胞数在 300 万 ~ 400 万 / 立方毫米；中度贫血是指血红蛋白在 6 ～ 9 克 / 分升、红细胞数在 200 万 ~ 300 万 / 立方毫米；中度贫血是指血红蛋白在 3 ～ 6 克 / 分升、红细胞数在 100 万 ~ 200 万 / 立方毫米；极重度贫血是指血红蛋白 3 克 / 分升以下、红细胞数在 100 万 / 立方毫米以下。

此外，小儿贫血还有多种症状：

1. 皮肤黏膜苍白，可能伴有黄疸、青紫或皮肤色素沉着。病程较长的患儿常容易疲倦，毛发干枯，体格发育也比较缓慢。

2. 呼吸系统可能出现心动过速、脉搏加快、呼吸加速等症状，重度贫血甚至出现心脏扩大和充血性心力衰竭。

3. 肠胃因受到新陈代谢影响，会出现食欲减退、恶心、腹胀或便秘等症状。

4. 患儿常表现出精神不振、注意力不集中、情绪易激动等，年长儿会出现头痛、眩昏、耳鸣等症状。

◉ 病理病因

小儿贫血多发于婴幼儿 6 个月至 3 岁之间，其病因多被认为是缺铁。此外，幼儿时期许多疾病，如消化不良、长期腹泻、肠道寄生虫病、结核病等，也都会引起贫血。

专家提示

在饮食方面，家长应注意多喂养一些含铁量高且易吸收的食物。

小儿贫血的脊疗

脊椎捏拿

step1

患者体位：俯卧
治疗部位：背部
治疗手法：捏拿

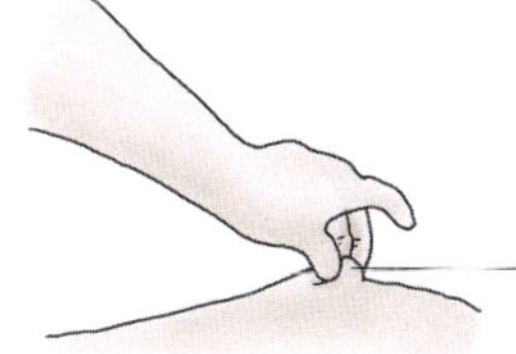

医者用双手拇指和食指、中指、无名指提捏起小儿皮肤，然后逐步向前推进捏脊。在捏脊3遍后，在背部膈俞穴和脾俞穴时，稍用力向上提3次。

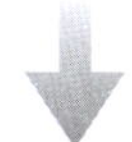

step2

患者体位：俯卧
治疗部位：背部
治疗手法：按法

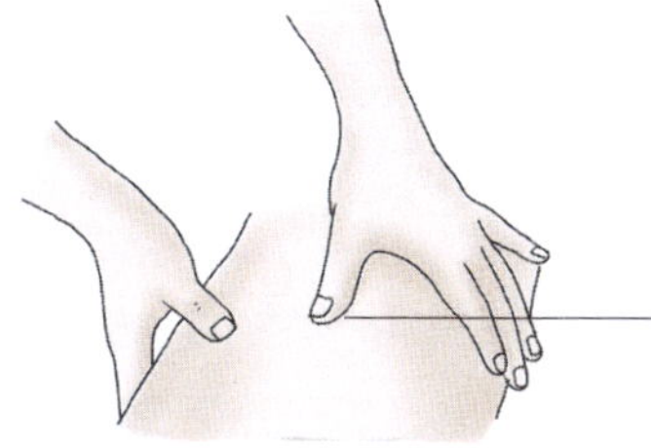

医者两手拇指分别按在小儿的膈俞穴，以指端着力点按，一按一松，反复21次。然后再用此法点按脾俞穴。

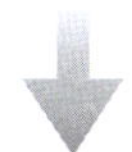

step3

患者体位：俯卧
治疗部位：背部
治疗手法：按揉

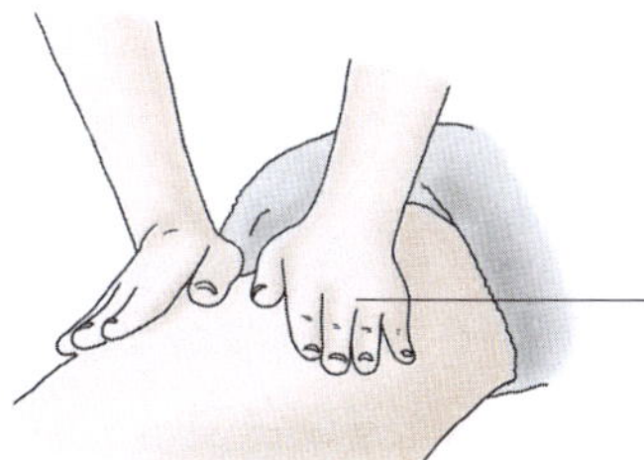

医者双手张开，分别按在小儿背部两侧，用掌面在膈俞穴与脾俞穴做按揉运动，连揉3遍。

对症取穴

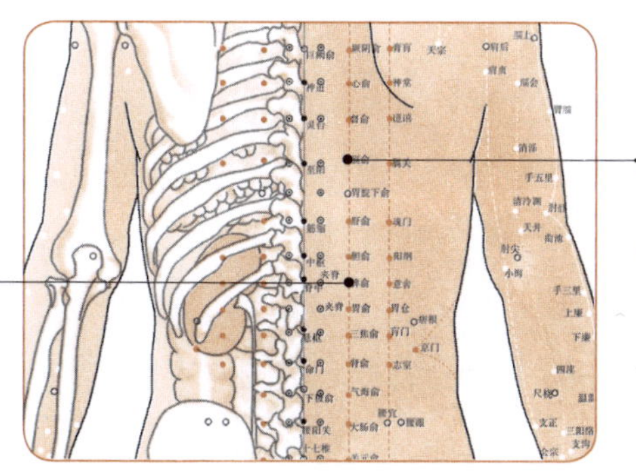

膈俞穴

位于第7胸椎棘突下旁开1.5寸，主治膈肌疾病，也可调治血病。

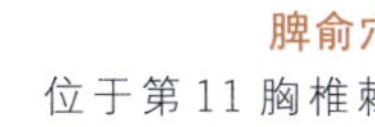

脾俞穴

位于第11胸椎棘突下旁开1.5寸，主治脾脏疾病。

080 佝偻病 补充钙质，正常发育

佝偻病是因维生素 D 缺乏引起钙磷代谢紊乱，而使骨骼钙化不良的疾病，多发生在 3 岁以下，可以通过按摩脊中穴来进行治疗。

病症概述

佝偻病俗称“软骨病”，是由于身体缺钙致使骨骼长得不硬。此病多发于 3 岁以下小儿中，以 6 个月至 1 岁最易发病。这是由于小儿的骨骼生长很快，尤其在 1 岁左右生长最快。而构成骨骼的主要原料是钙质，因此在小儿生长的过程中需要大量的钙，如果钙质缺乏，就会导致佝偻病。

诊断

佝偻病主要表现为神经、骨骼、肌肉和造血等四个系统的症状，以骨骼系统表现最为突出。

1. 患儿不活泼，却喜欢摇头，易使后面的头发脱落，而且很容易发脾气。夜间易出现睡眠不安和多汗现象，且汗的气味很酸臭。

2. 患儿肌肉松弛无力，且坐、立、走都比一般小儿晚些。

3. 患儿可见贫血，面色苍白，肝脾肿大，胃口不好。

4. 骨骼发育不良：如头部在 6 个月以内患病，颅骨会软化，手按上去像乒乓球。6 个月以上，主要表现为前额两侧与顶骨两侧突起形成“方头”。而 1 岁以上的患儿因为坐立，使脊椎负担较大，加上肌肉无力，往往形成前凸、后凸或侧凸畸形，上下肢长骨也可因负重而弯曲成畸形，手腕与足踝附近的骨端都膨大。

病理病因

当小儿食物中缺钙，或者太阳晒得太少，身体中缺乏维生素 D，即使吃进钙质，肠胃也不吸收；或者小儿消化不好，吃进去的钙都被拉掉，结果身体就缺钙，骨骼的生长缺少原料，长得不硬，形成佝偻病。

专家提示

对于满月后的婴儿要让其经常晒太阳，多吃新鲜蔬菜。

提倡母乳喂养，6个月以后及时增加辅助食品，如蛋黄之类。

佝偻病的脊疗

脊椎捏拿

step1

患者体位：俯卧
治疗部位：背部
治疗手法：捏拿

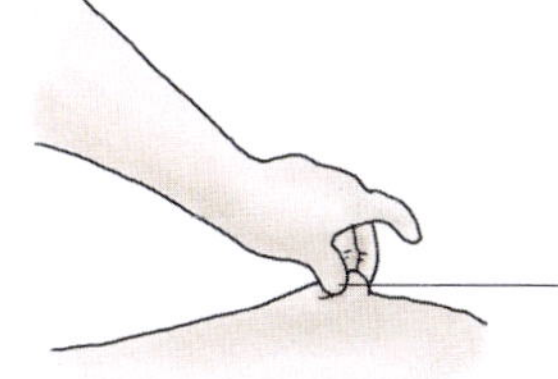

医者捏脊 3 遍，在按捏至背部脊中穴时，稍用力向上提 3 次。

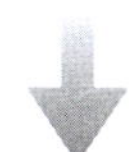

step2

患者体位：俯卧
治疗部位：背部
治疗手法：按法

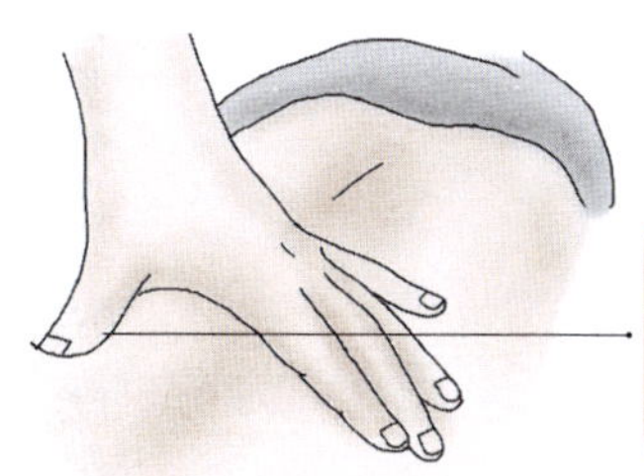

医者一手拇指按在小儿的脊中穴，以指端着力点按，一按一松，反复 21 次。

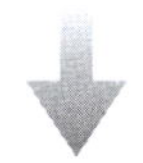

step3

患者体位：俯卧
治疗部位：背部
治疗手法：点按

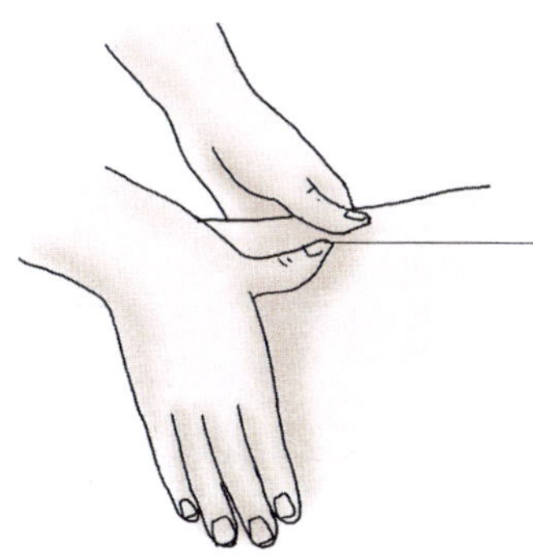

医者两手拇指分别按在小儿背部第 1 胸椎旁开 1.5 寸，用拇指点按 14 次，一直按到骶椎尽头。

对症取穴

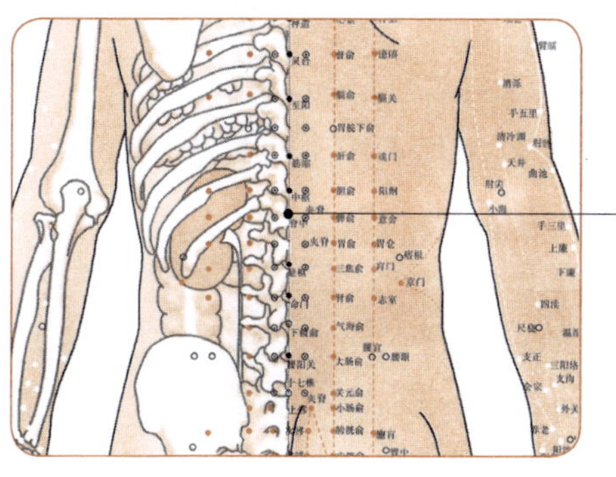

脊中穴

位于背部第 11 胸椎棘突下凹陷处，是脊背正中的穴位，按摩此穴对腰脊强痛、腹泻、痢疾、直肠脱垂有较好的防治效果。

081 百日咳 抑制病菌，润肺止咳

百日咳是百日咳杆菌引起的急性呼吸道传染病，主要表现为阵发性痉挛性咳嗽、鸡鸣样吸气吼声，可以通过按摩身柱穴来进行治疗。

病症概述

百日咳，俗称“鸡咳”、“鸬鹚咳”，是一种儿童常见的传染病。临床上以阵发性痉挛性咳嗽、鸡鸣样吸气吼声为特征，病程可长达2～3月，因此起名为百日咳。此病多发生于冬、春两季。

诊断

1. 炎症期：初起现象为微热、咳嗽、流涕等，类似感冒，为期大约7天左右。

2. 痉咳期：咳嗽逐渐加重，且呈阵发性咳嗽，尤以夜间为多。发作时以短咳形式连续咳十余声至数十声，形成不断地呼气。咳毕有特殊的鸡鸣样回声，易引起呕吐，病程常延长到2～3月。

3. 减退期：阵咳逐渐减轻，次数减少，趋向痊愈，为期约2～3周。

病理病因

百日咳多为嗜血性百日咳杆菌引起急性呼吸道传染，经由飞沫传染而引发。

中医认为，百日咳的原因主要在肺脏失调。

百日咳的防治

患者在饮食上，宜食用具有顺气、化痰、宣肺、降逆、止咳功效的食物，如大蒜、白萝卜、胡萝卜、白果、山药等。患者应忌食生冷、辛辣、油腻、肥厚之物；忌食过甜、过咸或辛香的食物，蜂蜜虽润肺，但味甜不宜多；忌吃黏糯滋腻的食物及煎炸炒烤物，如龙眼肉、石榴、梅子、荔枝、腌制咸菜、大葱、生姜、韭菜、辣椒、洋葱、胡椒、丁香等。

专家提示

因为本病具有传染性，所以患病的小孩子应该隔离4～7周。患病期间不应该从精神上刺激患儿，加强对患儿的营养，并要尽量带患儿去户外活动。

百日咳的脊疗

脊椎捏拿

step1

患者体位：俯卧
治疗部位：背部
治疗手法：捏拿

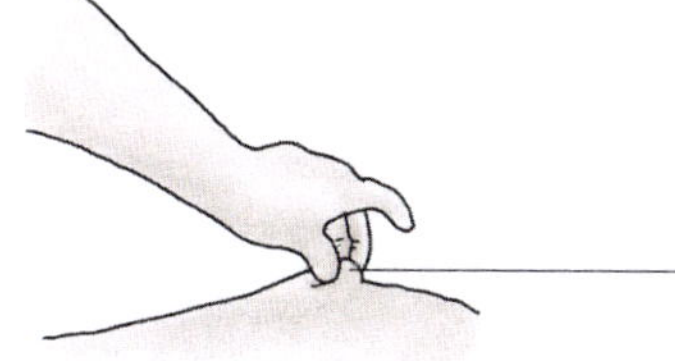

医者用双手拇指和食指、中指、无名指提捏起小儿皮肤，然后逐步向前推进捏脊，共进行3遍。在按捏至背部身柱穴时，稍用力向上提3次。

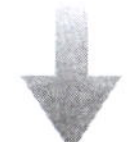

step2

患者体位：俯卧
治疗部位：背部
治疗手法：按法

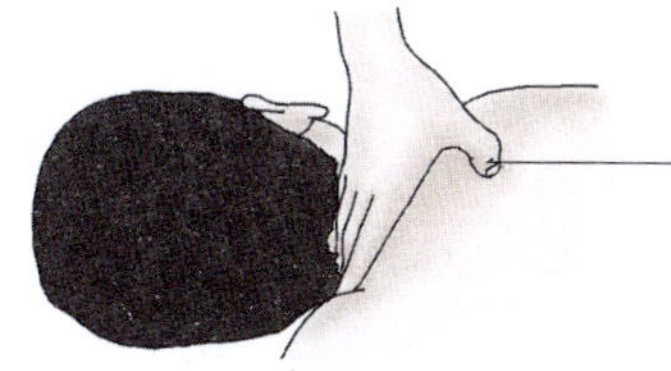

医者一手拇指按在小儿的身柱穴，以指端甲缘着力掐按，一掐一松，反复21次。

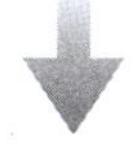

step3

患者体位：俯卧
治疗部位：背部
治疗手法：按揉

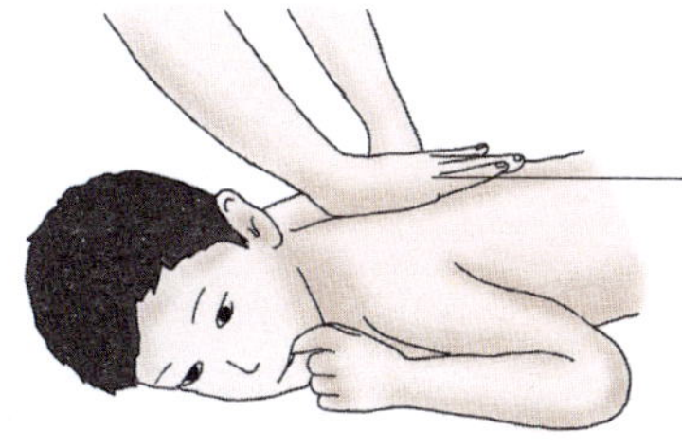

医者手掌在小儿的背部做和缓的按揉运动，从第1胸椎向下按至第12腰椎处，连揉3分钟。

对症取穴

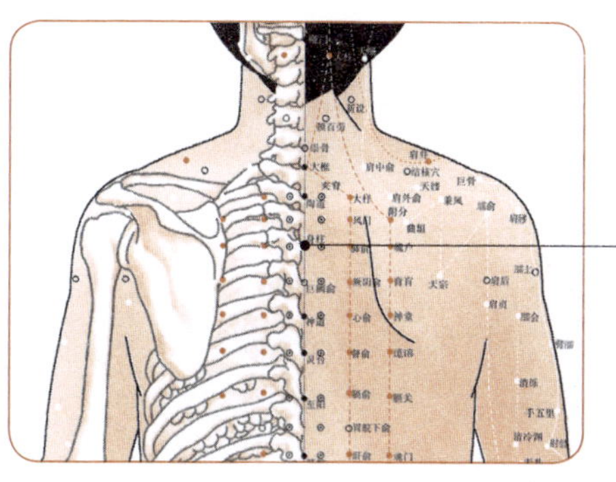

身柱穴

位于第3胸椎棘下凹陷处，约与两侧肩胛冈高点相平，刺激此穴对百日咳、哮喘、支气管哮喘、癔病、腰脊强痛等有较好的防治效果。

082 暑热症 清暑益气，养阴生津

暑热症是常在夏天发生的病症，多发于3岁以内的小儿中，主要是因为气候炎热所致，可以通过按摩灵台穴来进行治疗。

病症概述

暑热症因为具有季节性，所以又称为“夏季热”，是指由于小儿发育尚未成熟不能适应夏天炎热的环境而发生的一系列症状。

诊断

1. 季节：夏季（6、7、8月）。

2. 年龄：3足岁以内的婴幼儿，5岁以上患本病者很少见。

3. 症状：长期发热，其热度的高低可随气温的高低而变化，一般波动在38～40℃之间。本病的主要特征为口渴、多尿、无汗或少汗、烦躁等，可伴有轻度恶心、食欲不振、咽红等症状。

4. 愈后良好，秋凉后均能自愈。

病理病因

暑热症的发病一般被认为与气候有关，当气温炎热时，小儿的体温调节中枢功能失调，汗腺分泌也随之减少或缺乏，以致于产生暑热症。

在中医理论中，暑热症是因体质虚弱，加上夏季暑热熏蒸所致。当小儿体质虚弱时，一感受暑气后，就会在肺胃积蕴热气，使肺胃的阴津受损，身体内部也产生炽盛的热量，结果外发为高热、口渴。此外，暑热伤害也会伤害小儿气血，使气虚而不能化水，水液下到膀胱而小便增多，此时小儿肺部也不能正常排出水液，以致于汗闭则尿多，尿多则津伤。

专家提示

暑热症患儿的居室应保持空气流通，室温最好控制在摄氏26～28℃，不宜过低。患儿的饮食应清淡，可适当补充一些维生素B和维生素C，但不要滥用抗生素。注意小儿体温变化，应用温水洗浴，以帮助降温散热。

暑热症的脊疗

脊椎捏拿

step1

患者体位：俯卧
治疗部位：背部
治疗手法：捏拿

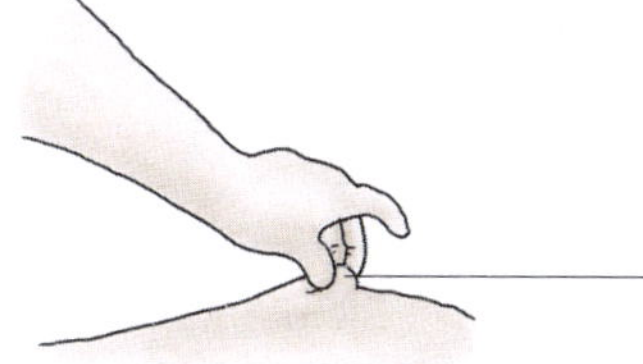

医者用双手拇指和食指、中指、无名指提捏起小儿皮肤，然后逐步向前推进捏脊，共进行3遍。在按捏至背部灵台穴时，稍用力向上提3次。

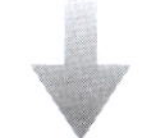

step2

患者体位：俯卧
治疗部位：背部
治疗手法：按法

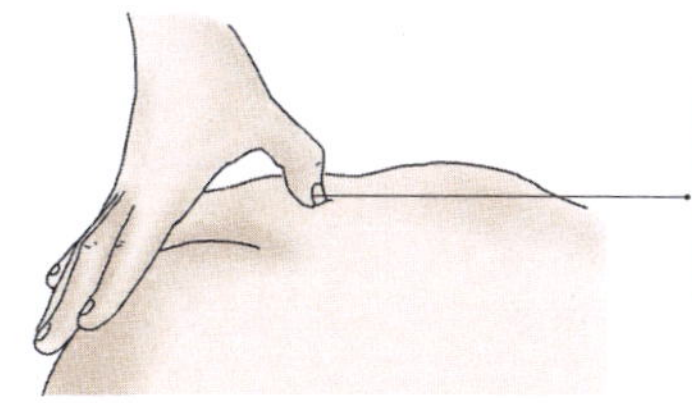

医者一手拇指按在小儿的灵台穴，以指端甲缘着力掐按，一掐一松，反复21次。

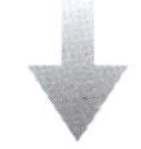

step3

患者体位：俯卧
治疗部位：背部
治疗手法：推擦

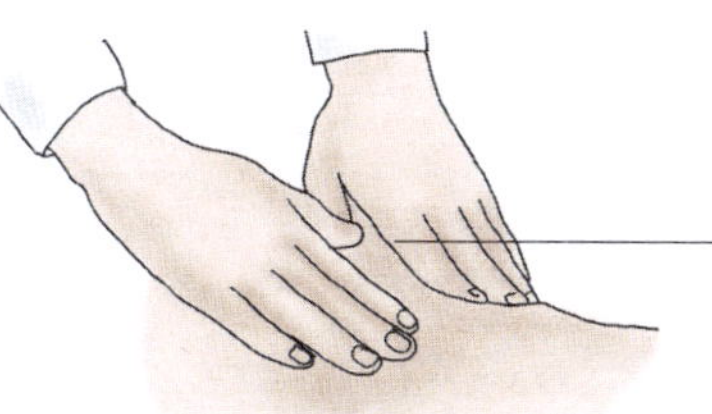

医者双手张开，分别按在小儿背部两侧，由上往下推擦，重点刺激脊中线旁开1.5～3寸部分，连推3分钟。

对症取穴

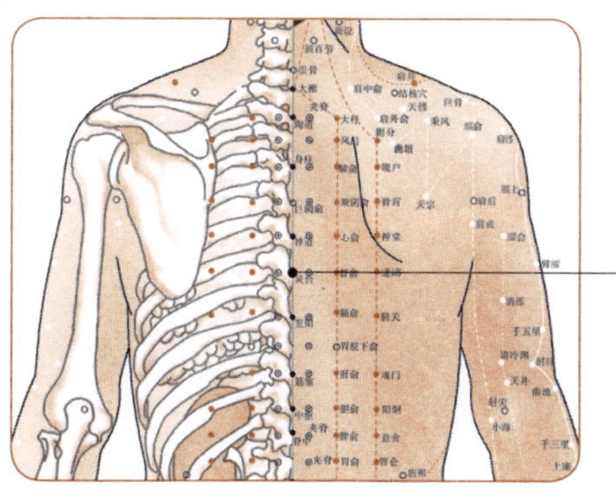

灵台穴

位于第6胸椎棘突下凹陷处，刺激此穴对身热、咳嗽、气喘、颈强、背痛、小儿暑热症等有较好的防治效果。

083 小儿发热 清热降温，排毒益气

小儿发热是儿科常见疾病之一，多由感冒引起。另外，气温过高、衣服过厚等导致的水分严重丢失，以及饮水过少使体内水分不足等因素，都可以引起小儿发热。

病症概述

小儿发热是指患儿体温超过正常温度，是多种疾病的常见症状。小儿正常体温一般以肛温 36.5℃ ~ 37.5℃，腋温 36℃ ~ 37℃为标准。若腋温超过 37.4℃，且一日间体温波动超过 1℃以上，可认为发热。低热指腋温为 37.5℃ ~ 38℃；中度热为 38.1℃ ~ 39℃；高热为 39.1℃ ~ 40℃；超高热则为 41℃以上。发热时间超过 2 周为长期发热。

诊断

1. 病史：注意起病缓急、发热日期、时间。有何伴随症状，有无受凉或传染病接触史、不洁饮食史、禽畜接触史，是否曾行预防接种，有无气温过高或多汗、饮水不足情况。

2. 体检：注意有无前囟隆起、搏动有力、皮肤黄染、皮疹或出血点、浅表淋巴结肿大、肝脾肿大、颈项强直及神经系统异常体征，详查心肺及腹部情况，长期发热者还应注意体重、精神状况与出汗情况。

3. 检验：血常规，血沉，必要时送血培养、血涂片找异常血细胞或疟原虫。尿、便常规及培养病原菌，咽分泌物培养。疑有脑膜炎者，腰椎穿刺取脑脊液检查。必要时取血、尿、便或局部分泌物作病毒分离。

4. 胸部 X 光检查：必要时作超声波检查。

病理病因

由感冒引起的小儿发热最多，这是因为小儿抗病能力不足，对环境冷热变化适应比较慢，很容易感染风寒。此外，气温过高、衣服过厚、流汗腹泻等导致水分严重丢失，会引起小儿发热。一些疾病如风湿免疫性疾病、血液系统疾病、恶性肿瘤等也会引起小儿发热。

专家提示

发热患儿应多喝水，卧床休息；病后注意营养，避免小儿气血亏损；平时对小儿要加强照顾，避风邪，防外感；保持居室空气流通，新鲜空气有利于小儿散热。

小儿发热的脊疗

脊椎捏拿

step1

患者体位：俯卧
治疗部位：背部
治疗手法：捏拿

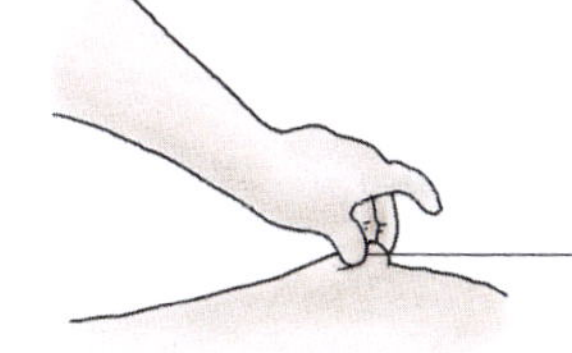

医者捏脊 3 遍，在按捏至颈后大椎穴时，稍用力向上提 3 次。

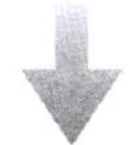

step2

患者体位：俯卧
治疗部位：背部
治疗手法：推擦

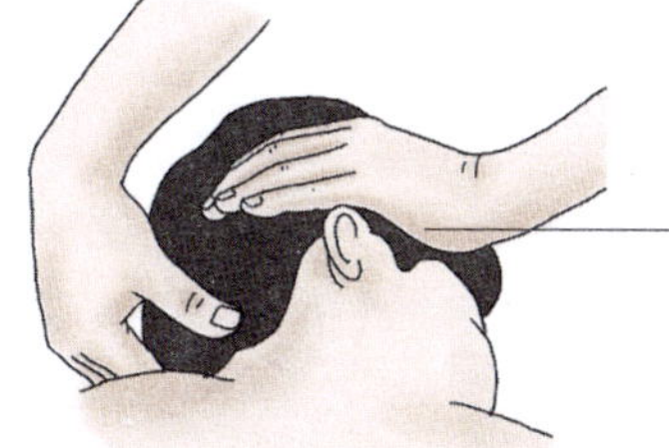

医者一手拇指按在小儿的大椎穴，以指腹推擦，坚持 1 分钟。

step3

患者体位：俯卧
治疗部位：背部
治疗手法：按推

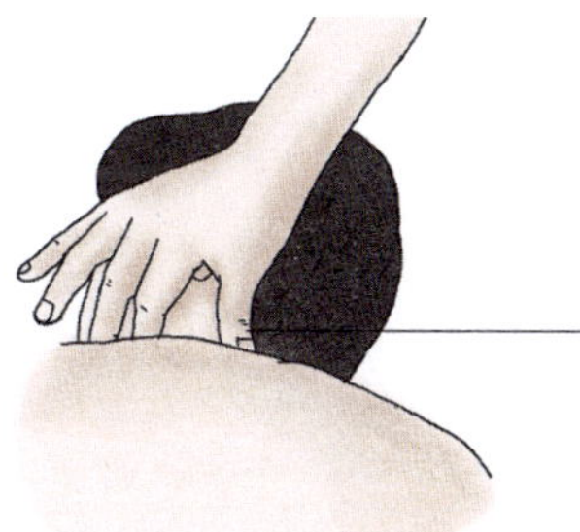

医者一手轻按小儿头部，另一手拇指施力按推小儿的颈背部，从枕骨部推到第 7 颈椎，反复 3 分钟。

对症取穴

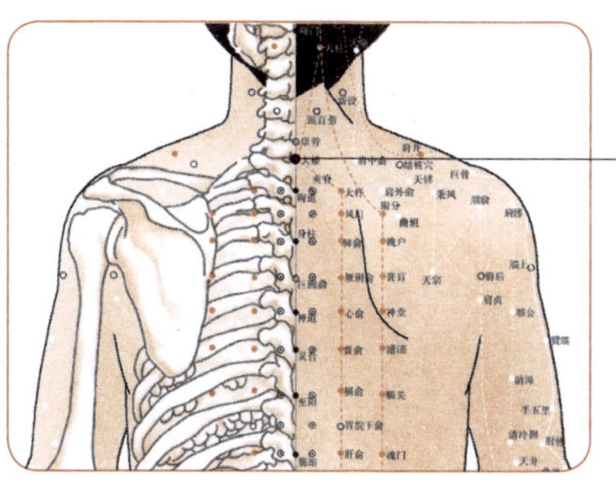

大椎穴

位于颈后第 7 颈椎棘突凹陷处，即低头时颈后的突起。按摩此穴对防治小儿支气管哮喘、惊厥、癫痫等都有较好的防治效果。

084 小儿多动症 及时矫正，健康成长

小儿多动症是一种常见病，多发生于幼儿时期，可能是由环境因素引发，如社会家庭、心理因素等都能诱发此症。

病症概述

小儿多动症是儿童和青少年期间最为普遍的心理障碍之一。多动症一般从开始上小学，即7岁前起病，病程持续6个月以上。

诊断

一般而言，患有小儿多动症者会出现以下症状，如具有以下8条以上，即可以到医院就诊。

1. 经常话多。	2. 手或脚动个不停或坐在坐位上来回扭动。
3. 爱和别人打架。	4. 容易受外界刺激而分散注意力。
5. 常打断别人的话或打扰别人正在进行的活动。	6. 别人给他说话时，不能耐心地听完。
7. 难以安静地玩。	8. 不管做作业还是做游戏都不能集中精力。
9. 经常一件事未完成就去做另一件事。	10. 别人指示的事一般完不成就去做别的事。
11. 丢三落四，常常丢失自己的物品。	12. 好参加有危险的活动而不考虑后果。

病理病因

小儿多动症的致病机制尚不明确，有多种原因可能导致此症。如患儿的母亲有大量吸烟或酗酒史，且在孕期或围产期有较多并发症就可能导致小儿出现多动症。

专家提示

由于儿童多动症的发病与饮食有一定关系，所以在饮食中，要注意不吃含水杨酸盐类多的食物，如西红柿、苹果、橘子、杏等。最好也不要在患儿的饮食中加胡椒等调味品和用酒石黄着色的食物，如贝类、柑榄等。而应多吃一些含铁的食物，如红肉和动物肝脏。

儿童多动症的脊疗

脊椎捏拿

step1

患者体位：俯卧
治疗部位：背部
治疗手法：捏拿

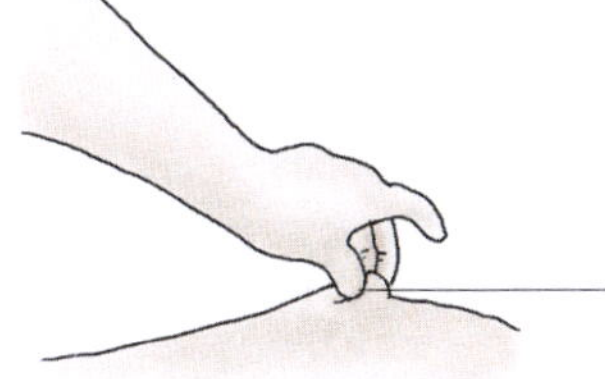

医者捏脊 3 遍，在按捏至颈后天柱穴时，稍用力向上提 3 次。

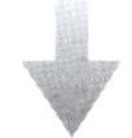

step2

患者体位：俯卧
治疗部位：背部
治疗手法：按法

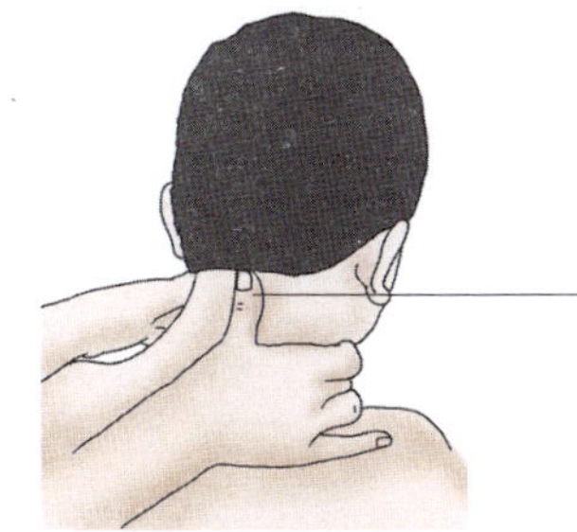

医者两手拇指按在小儿的天柱穴，以指端甲缘掐按，一掐一松，反复 21 次。

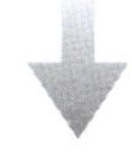

step3

患者体位：俯卧
治疗部位：背部
治疗手法：按捏

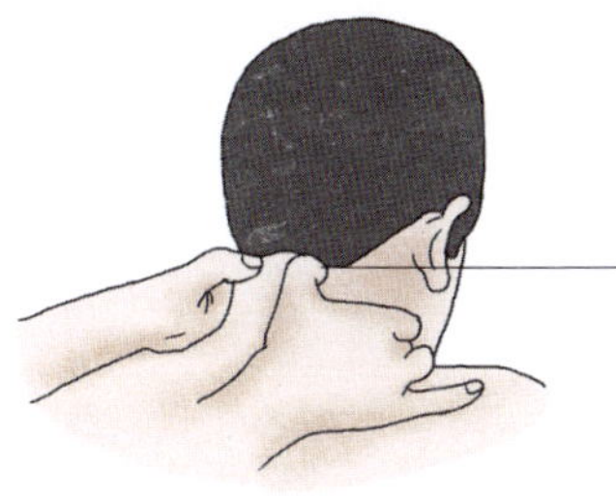

医者一手轻按小儿头部，另一手拇指与四指按捏小儿的颈背部，从枕骨部到第 7 颈椎，反复 3 分钟。

对症取穴

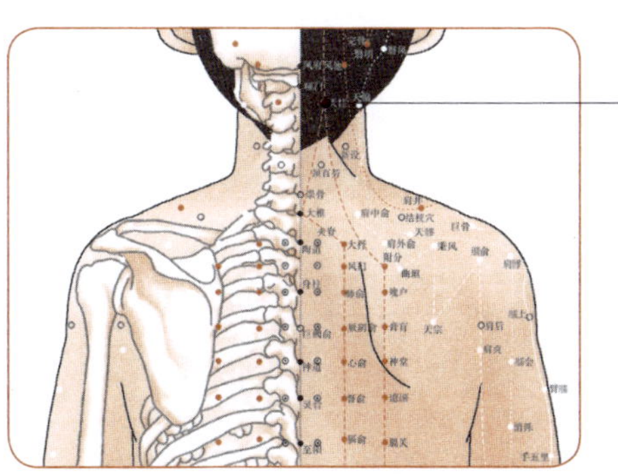

天柱穴

位于颈后发际正中直上 0.5 寸旁开 1.3 寸，按摩此穴对头痛、鼻塞、癫痫、肩背痛、小儿多动症等都有较好的防治效果。

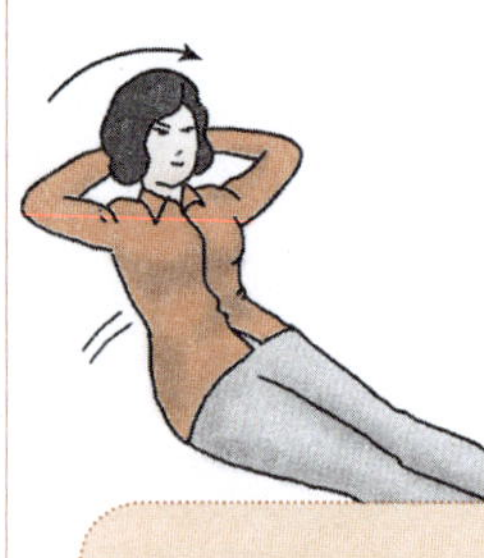

DIJIUZHANG

第九章

自我脊疗保健操

除了按脊、整脊、捏脊等手法外，一些简单的保健操在治疗脊椎病变及其引起的内脏疾病中也很有效果，如果我们可以在起床后或睡前做一些练习，就可以在运动中矫正错位的脊椎。

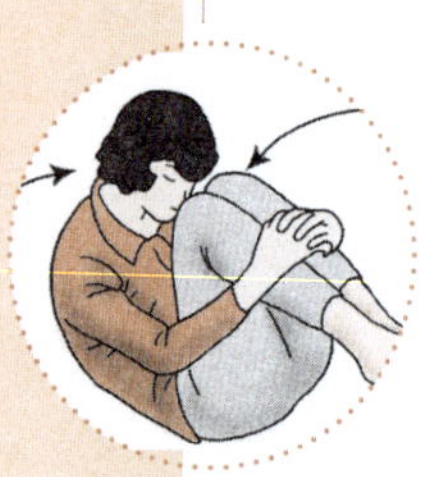

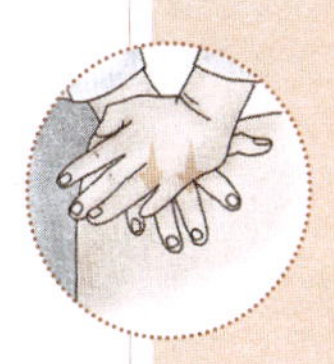

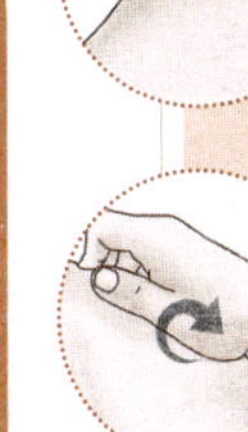

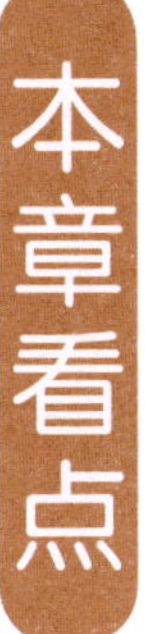

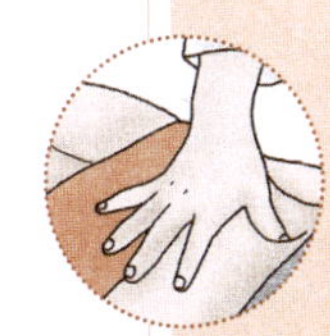

- **抱膝运动**

  用脊疗保健的王牌帮你缓解腰痛、矫正脊椎

- **双腿环绕运动**

  用双腿的环绕运动帮你矫正股骨头假移位

- **金鱼运动**

  用腰部的运动帮你刺激腹部、强化内脏

- **背部伸展运动**

  用最简单的保健操帮你保护脊椎、缓解疲劳

- **合并运动**

  用双腿合并的运动帮你矫正 X 型腿

- **腿部运动**

  用腿部的运动帮你强化腰部和腿部肌肉

085 抱膝运动 脊疗保健的王牌

抱膝运动是一种十分简单的保健操，在股骨头脱臼、脊椎异常的矫正方面很有效果，甚至被称为脊疗保健的王牌。

针对部位

抱膝运动，是抱住膝盖的运动，主要针对的是第 12 胸椎、第 1 至第 3 腰椎、骶椎病变而引起的内脏疾病。由于此运动能提高背部肌肉的伸缩性，所以对股骨头脱臼和腰椎、胸椎、颈椎异常的矫正很有效果，特别对于脊椎病变引起的腰痛，更是有理想的疗效，如果是轻度的腰痛，只要做几次抱膝运动就可以痊愈。鉴于抱膝运动在腰痛方面的疗效，美国已将其列为预防腰痛的体操，极为流行。

操作方法

1. 仰卧在地上或坚硬的床上，双手放在两侧，合拢膝盖，伸直双腿。

2. 双膝紧靠，向后缩起。

3. 双手抱住两膝，将其尽量拉往胸前，同时头部抬起，最好使鼻子接近两膝的中央。

4. 深呼吸 1 次后，慢慢放开两膝，伸直双腿，每次做 20 ～ 30 次。

如果刚开始做抱膝运动，可能会不太习惯，脊椎和背部肌肉很容易因僵硬而无法弯曲自如。这时,可以请人帮忙按住膝盖,并沿着身体中心线轻轻向胸部施力，但是要注意方向，不能从侧面或斜面施力，否则会使身体偏离用力方向，反而造成身体的扭曲。

对于双膝无法闭合者，可以使用毛巾等索状物，轻轻地绑住双膝。如果发现双腿的长短不同，可以使用卷好的毛巾放置在较短的一边的臀部下方，然后再做抱膝运动来帮助股骨头脱臼的矫正。

运动效果

抱膝运动的主要目的是矫正脊椎左右的歪斜，不仅可以同时对股骨头、骨盆、脊椎的转位和侧弯进行整复，还能恢复脊椎的生理弯曲度。

每天睡前做抱膝运动，再用绑带绑住膝上、膝下、脚踝睡觉，不仅可以使脊椎恢复正常的生理弯曲度，还能帮助睡眠，醒来后会有神清气爽的感觉。

当疲劳、心情郁闷时，也可以做抱膝运动，能立即去除疲劳。

抱膝运动的具体操作

抱膝运动是一种非常简单的脊椎保健操，对于腰痛的防治有很好的功效。

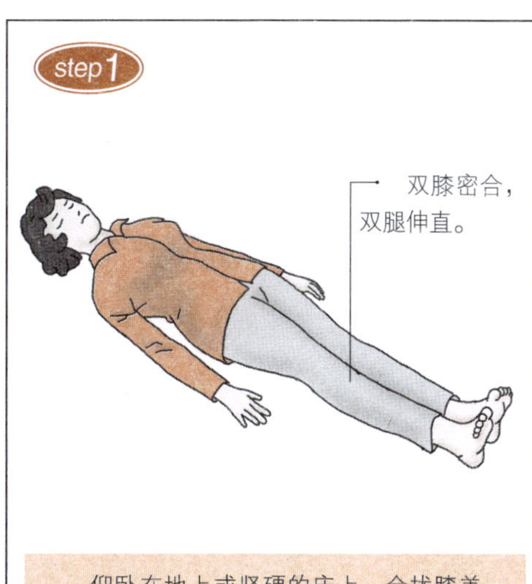

仰卧在地上或坚硬的床上，合拢膝盖，伸直双腿。

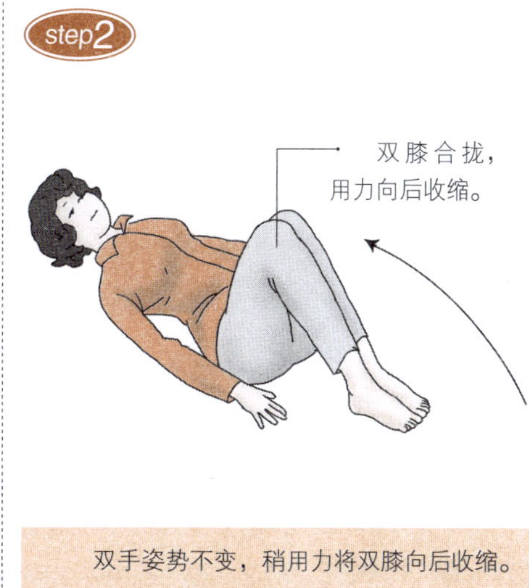

双手姿势不变，稍用力将双膝向后收缩。

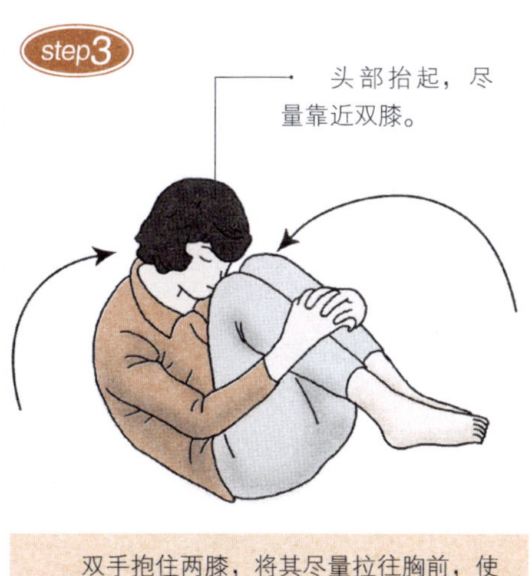

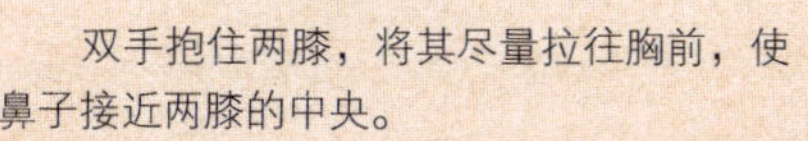

双手抱住两膝，将其尽量拉往胸前，使鼻子接近两膝的中央。

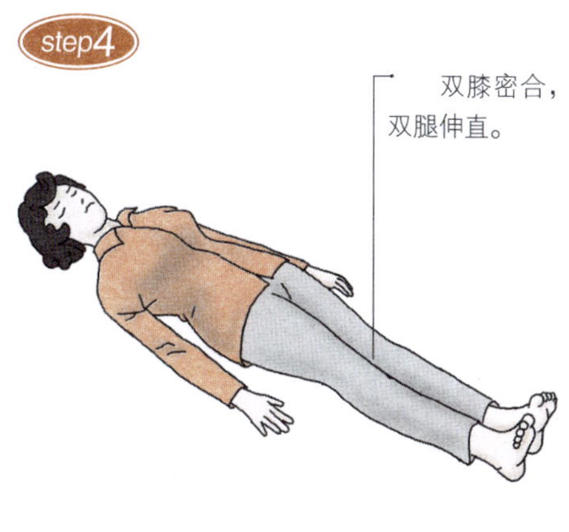

深呼吸 1 次后，慢慢放开两膝，伸直双腿，每次做 20 ~ 30 次。

专家提示

抱膝运动最好在睡前和刚起床后进行。

肥胖者在做抱膝运动时，应慢慢地弯曲膝盖，以防损伤肋骨。

086 双腿环绕运动 长短腿的矫正

双腿环绕运动是通过环绕双腿来矫正股骨头脱臼的保健操，尤其在长短腿的矫正方面有着很好的治疗效果。

针对部位

双腿环绕运动主要针对的是因第 1 至第 5 腰椎、髂骨异常引起的病变，特别对于股骨头脱臼引起的长短腿有很好的治疗效果。由于有些人关节窝很浅，一旦腿的转度过大，就会引起股骨头脱臼，造成长短腿，久之就会引起血液循环不良，使腿部变得冰冷且细小。

操作方法

根据股骨头脱臼的症状，长短腿可以分为前方转位和后方转位，其中前方转位是长腿侧的脚外转、外旋，而后方转位则是短腿侧的脚内转、内旋，这两种症状都可以通过双腿环绕运动来矫正。

前方转位矫正法：

1. 仰卧在地上或坚硬的床上，双腿伸直，双手抱住长腿侧的膝盖，向后拉到胸前。

2. 保持姿势，将膝盖转向另一只腿的方向，做内转、内旋运动。

3. 缓缓转动倒下的腿，使之沿腹部、腰部、大腿的顺序滑动。

4. 倒下的腿在另一只腿的上方放下，然后还原到双腿伸直的动作。

后方转位矫正法：

1. 仰卧在地上或坚硬的床上，双腿伸直，双手抱住短腿侧的膝盖，向后拉到胸前。

2. 保持姿势，将膝盖转向身体外侧的地板，做外转、外旋运动。

3. 缓缓转动倒下的腿，使之尽量贴着地板，慢慢地向下移动。

4. 倒下的腿沿着另一只腿滑下，然后还原到双腿伸直的动作。

运动效果

双腿环绕运动主要适用于股骨头脱臼的矫正，通过此运动不仅可以使脱臼的股骨头回复原位，还能改善长短腿，进而促进血液循环，恢复健康的体态。

前方转位矫正法

前方转位矫正法是长短腿的矫正方法之一，对长腿一侧有很好的治疗效果。

step1

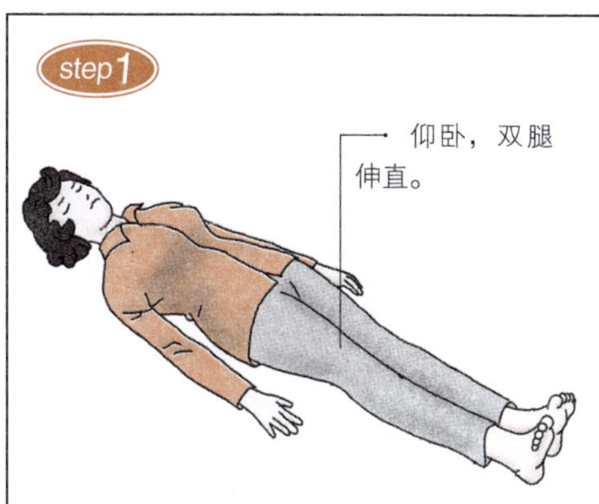

仰卧在地上或坚硬的床上，测量双腿长度。

step2

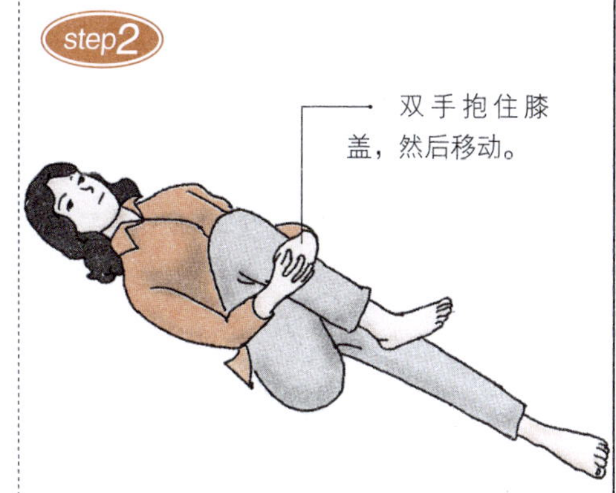

将长腿侧的膝盖转向另一只腿的方向，做内转、内旋运动。

step3

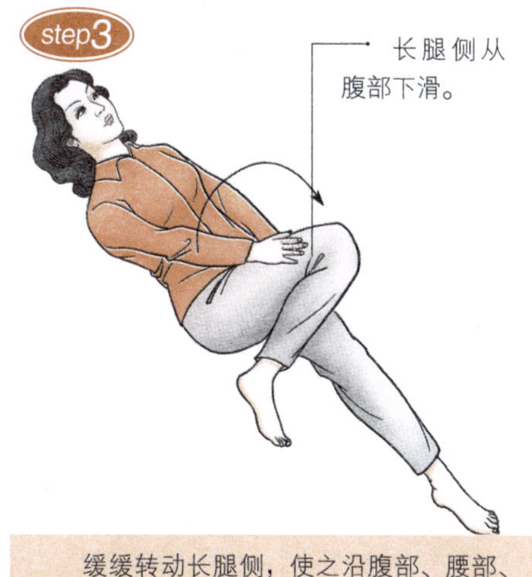

缓缓转动长腿侧，使之沿腹部、腰部、大腿的顺序滑动。

step4

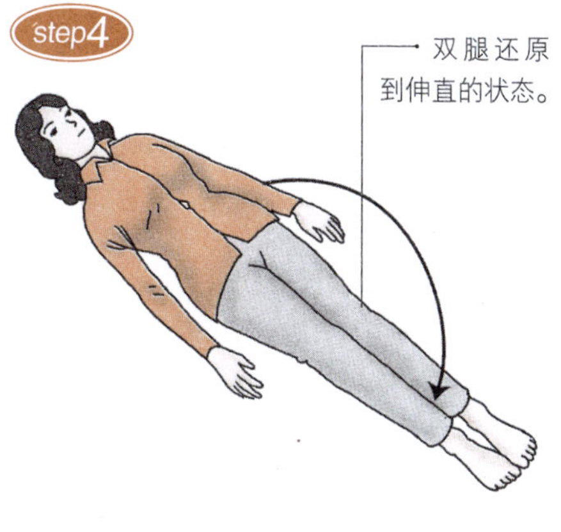

转动的腿在另一只腿的上方放下，还原到初始动作。

专家提示

在做完双腿旋转运动后，应静止休息10分钟后再站立，不可立刻站立，以免影响运动的疗效，使已矫正的股骨头再次脱臼。

087 金鱼运动 内脏功能的强化

金鱼运动是受到金鱼在水中游泳的姿势的启发而来，主要治疗脊椎的左右侧弯。由于此运动在强化内脏方面有着很好的效果，所以经常也被用来防治胃肠疾病。

针对部位

金鱼运动主要针对的是胸椎和腰椎的异常，特别是对脊椎左右侧弯有很好的矫正效果。

操作方法

1. 仰卧在地上或坚硬的床上，双手交叠，放在脑后。

2. 上半身、下半身稍稍抬起，以腰部为支点，与地板保持水平，做左右摆动。

金鱼运动的动作幅度较大，很难独自完成，可以请一个人帮忙抓住双脚，然后再做摆动的动作，这样运动也会比较轻松。但是，帮助的人应配合运动者身体的状态，以舒适的节奏进行，握住双脚的力度不可过强，动作的速度也不可太快，否则不仅会妨碍运动者，还有可能使运动者受到不必要的损伤。

独自做金鱼运动时，可以在门上的横木或墙壁悬挂绳子，然后把双脚吊起来，当脚部与地板稍有些距离时，就可以独自轻松地完成动作。

运动效果

金鱼运动不仅能矫正脊椎左右侧弯，还能缓解脊椎神经的压力，对强化脊背肌肉也很有好处。此外，此运动能刺激腹部，对内脏功能也有强化作用，特别是对肠扭转、肠闭塞、便秘有较好的功效，中年肥胖者也可做金鱼运动来使腰部变细。

近些年来，日本养生学家提出了一套名为“西氏健康法”的养生保健操，金鱼运动就被列入保健操的内容之中。根据相关资料，日本养生学家指出金鱼运动有和谐交感神经与副交感神经和全身的神经机能、预防脊椎侧弯、加强胃肠蠕动的功效，不仅能减少阑尾炎的几率，还能增进骨髓的生成。

专家提示

现在，市面上有一种有氧摇摆机，只要把双脚放在上面，就能轻松地左右摇摆，可以在睡眠时使用。

金鱼运动的具体操作

金鱼运动是矫正脊椎侧弯的保健操，对内脏也有一定的强化作用。

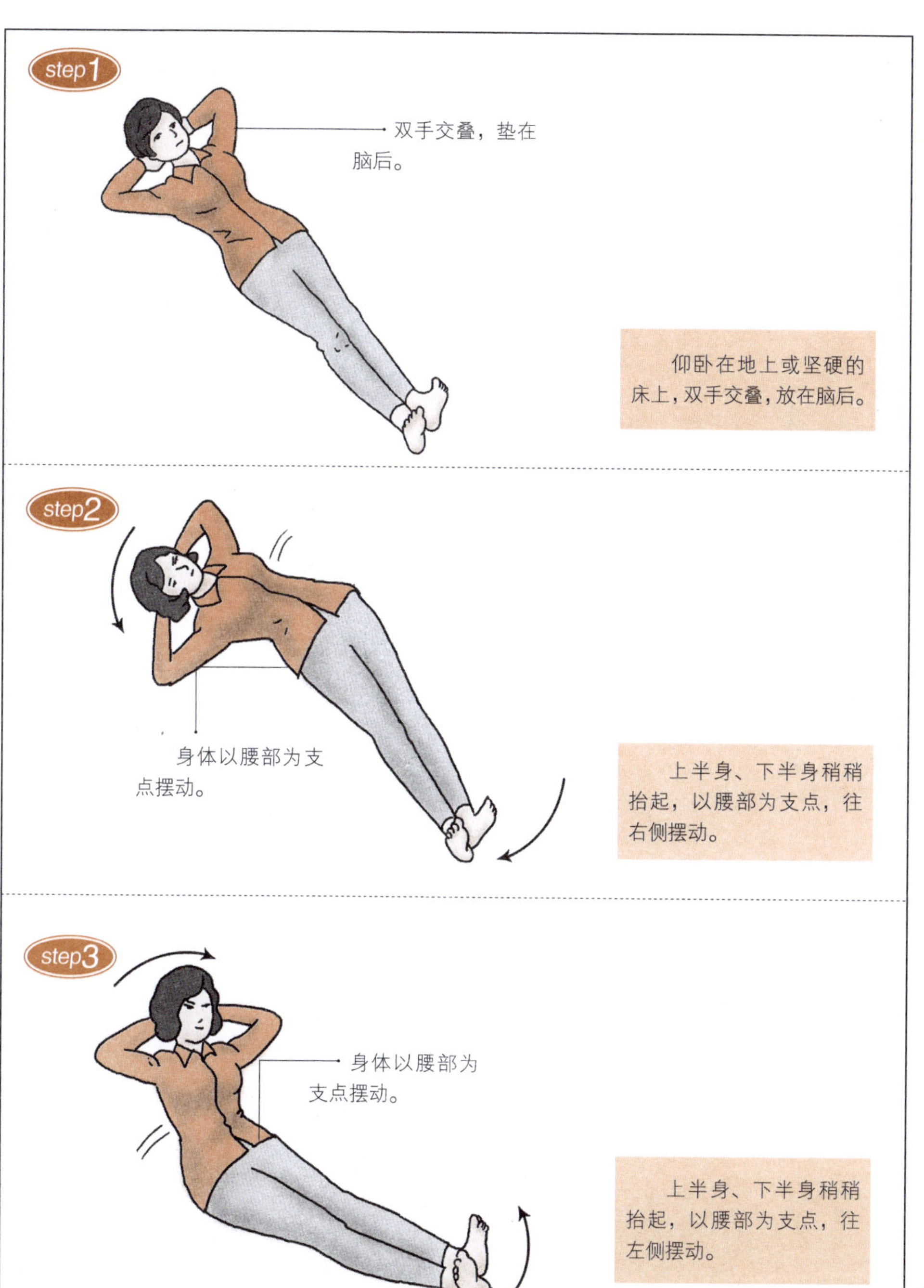

088 背部伸展运动 最简单的保健操

在脊椎保健操中，背部伸展运动最为简单，此运动主要治疗的是胸椎的异常，尤其适合长期坐办公室或长时间维持不正常姿势的族群。

针对部位

背部伸展运动主要针对的是胸椎的异常，对长期坐办公室、驼背或长时间维持不正常姿势的人很有疗效。由于这些人长时间持续一定的姿势，很容易使胸部脊神经受到压迫，还会让使用的肌肉和不使用的肌肉产生收缩差，造成不使用的肌肉的血液、淋巴液流动不良，肌肉代谢产生的肌酸等废物也无法排出体外，因而引起疲劳。此时如果做背部伸展运动，就会使受压的脊神经放松，也能使没有使用的肌肉活动起来。

操作方法

1. 双腿直立分开，与肩同宽，双手十指并拢，然后伸直高举，尽量伸展身体。
2. 使身体保持舒展，在心中默数 1 ~ 10，然后放下双手，回复直立状态。

运动效果

通过背部伸展运动，可以解除脊神经的压迫，矫正脊椎错位等病变，还能扩展胸部，使肺部获得充足的空气，促进血液中二氧化碳和氧气的交换活动，缓解身体疲劳。

此外，由于背部伸展运动可以伸展身体，一些没有使用的肌肉也能得到活动，背部肌群也能恢复正常的平衡，所以有利于脊椎的保健和矫正。特别是长期伏案工作的人，更容易压迫背部肌肉而有疲劳的感觉，应多做几次背部伸展运动，以使背部肌肉从一种固定的状态变为另一种状态，一些不常活动的肌肉也能得到活动，不仅能使背部肌肉保持平衡，还能消除工作的疲劳。由于背部伸展运动既不需要空阔的地点，也不需要工具，随时随地都可以进行，非常适合工作繁忙、没有时间运动的白领阶层。

背部伸展运动

用背部伸展矫正脊椎

背部伸展运动是矫正胸椎的保健操，非常适合长期坐办公室的族群。

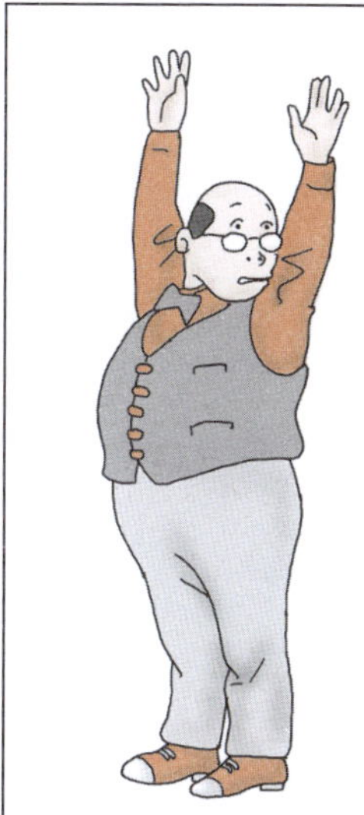

双腿与肩同宽，双手伸直高举，尽量伸展身体，男性可以用此运动来减小啤酒肚。

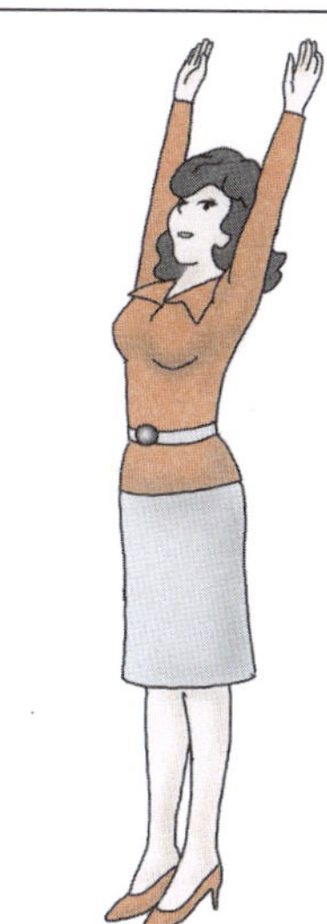

女性在伸展背部的同时，身体可以往后仰，以刺激腿部肌肉、防止臀部下垂。

用背部伸展检测脊椎

做背部伸展运动时，可以顺便利用墙壁来检测脊椎的情况。

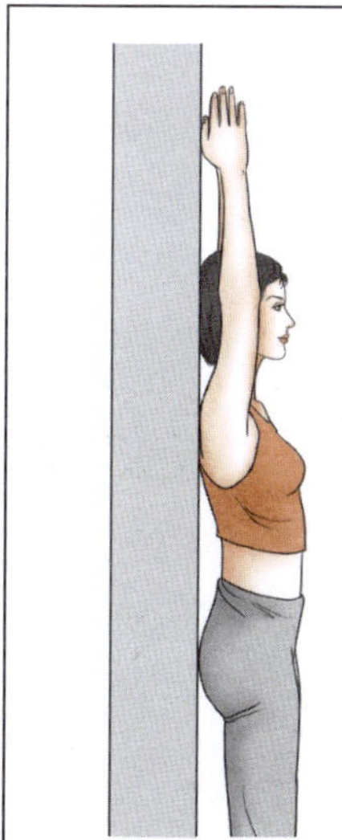

将背部平贴靠墙，脚尖往前膝盖放松，双手举起，如腰部弯度较大、离开墙面证明脊椎是收紧的。

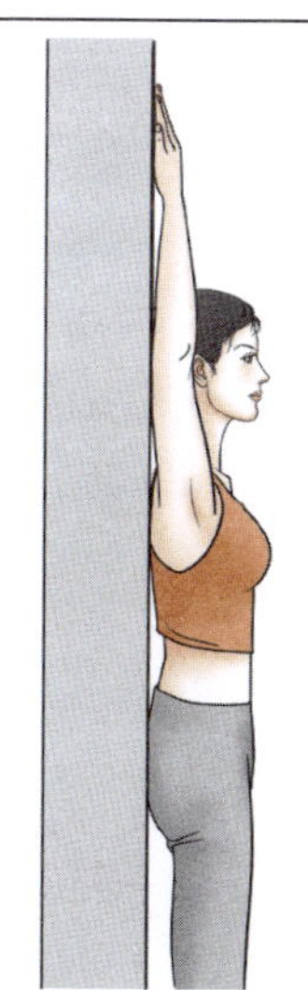

采取同样的姿势，注意手肘不能弯曲，如腰部弯度较小、平贴墙面证明脊椎已经有一些放松。

089 合并运动 X型腿的矫正方法

合并运动是通过合并双脚来矫正髋关节异常的保健操，尤其是对于股骨头脱臼形成的 X 型腿有很好的疗效。

针对部位

合并运动是合并双腿的运动，主要针对的是第 3 至第 5 腰椎、髂骨的异常，特别是对股骨头脱臼及其引起的前方转位和后方转位有很好的矫正作用。

操作方法

1. 仰卧在地上或坚硬的床上，双手交叠，放在脑后，双脚的脚掌相对合拢。
2. 双脚脚掌合拢，在地上滑行，慢慢向腰部移动，尽量使足踝接近髋关节。
3. 将双脚下滑，回复原状。

运动效果

通过合并运动，可以使脱臼的股骨头回复正常，尤其是对于因股骨头脱臼形成的 X 型腿有较好的功效，如果在矫正手术后多加练习，必可获得更大的效果。

后方移位和痛经的女性，也可以通过合并运动进行矫正，痛经的症状也能得到缓解，但是如在运动中出现疼痛或不适，应立即停止运动。

此外，合并运动通过双脚的拉伸可以运动腰部，强化腰部肌肉，对神经和骨盆内的脏器都有一定的好处。

专家提示

刚开始做合并运动时，可能会觉得困难，只要循序渐进地让足踝接近髋关节即可。

合并运动的基准是1天大约20次，如果严重的X型腿或是两腿长度相差很大的人，一天可以做50~100次，坚持3个月以上就会有良好的效果。

在做完合并运动后，应原地休息10分钟，如每天坚持练习，必会取得很好的效果。

合并运动的具体操作

合并运动是矫正腰椎的保健操，对 X 型腿有很好的治疗效果。

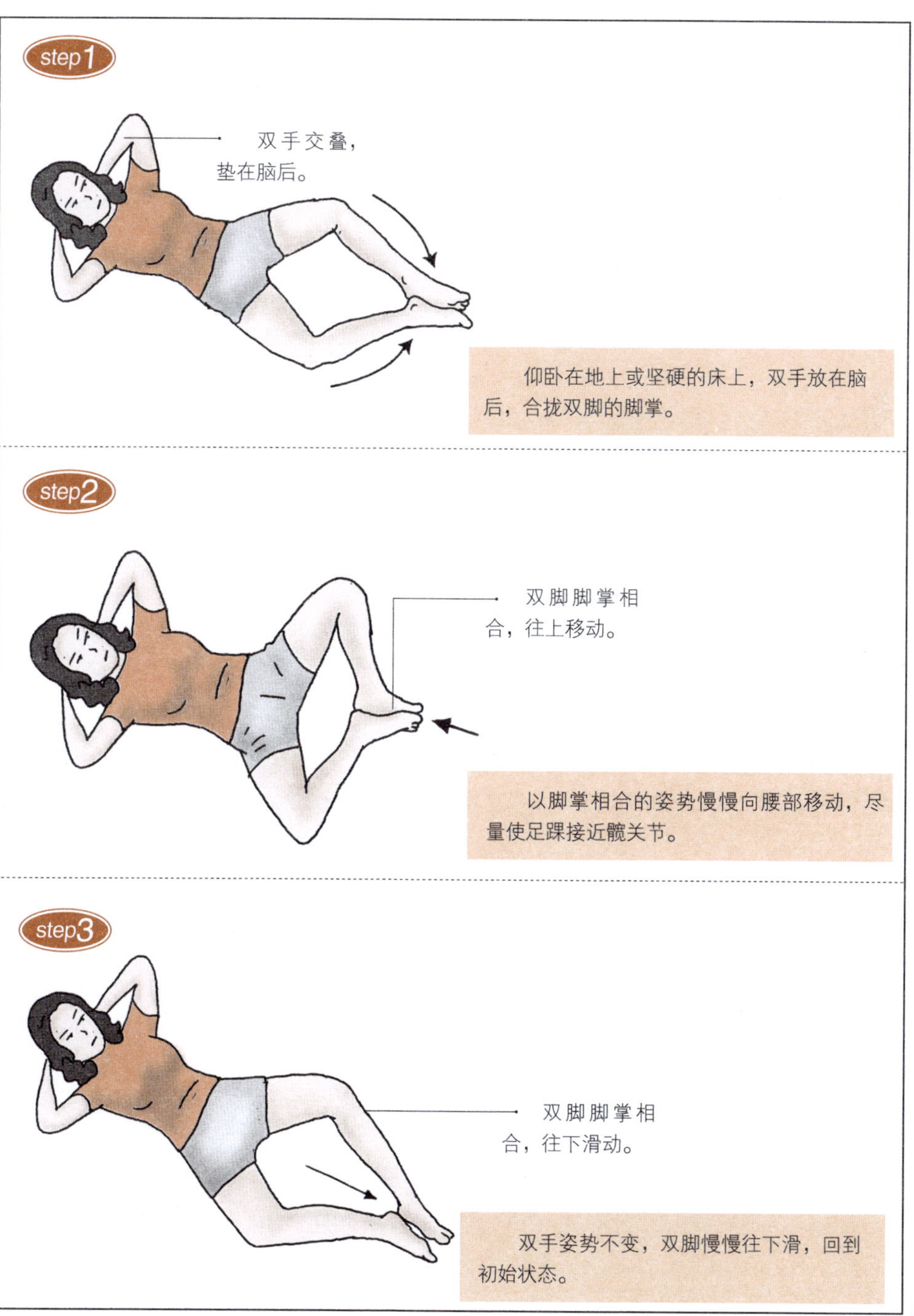

090 腿部运动 防止老化，促进平衡

腿部运动是通过牵引双腿来强化腰部和腿部肌肉的保健操，此运动不仅可以锻炼髋关节附近的肌肉，还能保持身体的平衡，增强人们的活力。

针对部位

腿部运动主要针对的是第 9 至第 12 胸椎、第 1 至第 5 腰椎、髂骨的异常，是强化腰部和腿部肌肉的运动。

腰部和骨盆的内脏器官是人体重要的部分，对人体的活力有很大的影响，特别是人体的腰椎附近有很多重要的腧穴，当腰部出现异常时，很容易影响到内脏器官，不仅使人缺乏活力，还会使膝部出现异常。一旦膝部衰弱无力，人体的弯曲就变得困难，身体也无法保持平衡，进而使上半身乃至脑部的功能减弱，甚至使全身的功能钝化，提早出现老化。

操作方法

根据姿势的不同，腿部运动可以分为站立运动法和仰卧运动法。

站立运动法：

1. 在用足相诊断双腿长度后，面对柱子或墙壁站立。
2. 较短的腿保持不动，将较长的腿往后拉 10 厘米。
3. 双手抵住柱子或墙壁，好要像抬起腰部一样，抬头挺胸，将较长的腿向后拉伸。
4. 上身姿势不变，将伸向后方的腿收回，向前抬起，形成似乎抱住膝盖的姿势。

仰卧运动法：

1. 仰卧在地上或坚硬的床上，以腰为支点，抬起双脚，然后在脚底放上一块板子，并在板子上放置重 2 千克的物品。
2. 保持姿势不变，做屈膝运动。
3. 抬起双脚，恢复原状。

运动效果

通过腿部运动，可以锻炼髋关节附近的肌肉，因此可以防止股骨头的再次脱臼，并能强化腰部和腿部的肌肉，从而保持身体的平衡，对防止老化有很大的帮助。

腿部运动的站立法

腿部运动是强化腰部和腿部肌肉的保健操，可分为站立法和仰卧法，其中站立法操作较为简单，很容易学会。

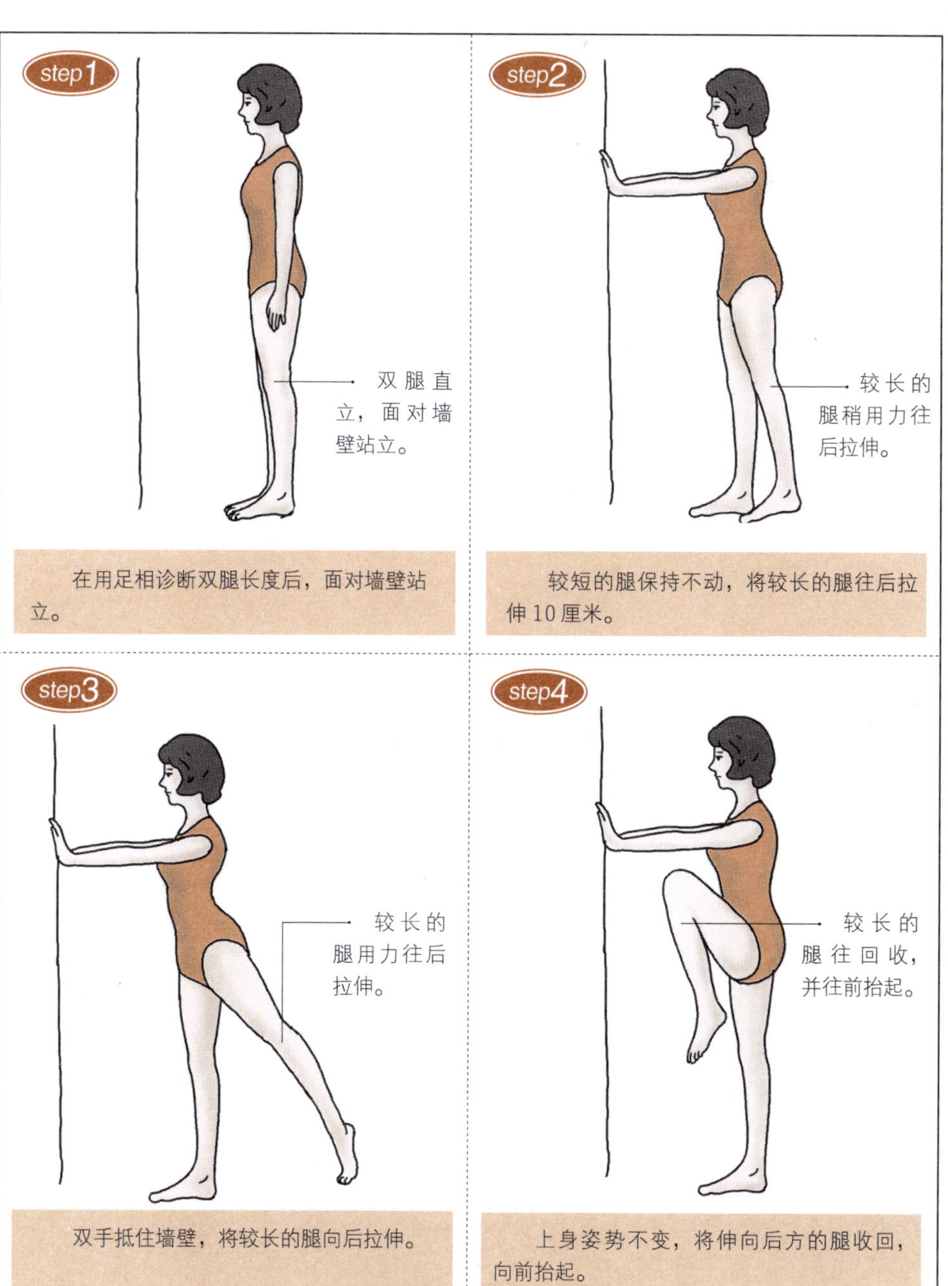

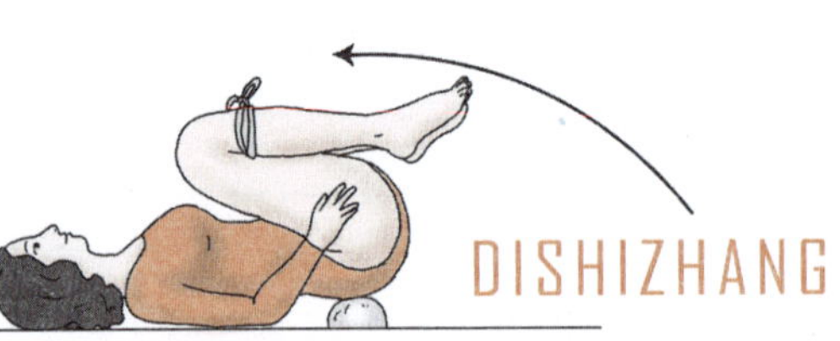

DISHIZHANG

第十章

日常生活的脊疗保健

在身体构造中，脊椎是比较容易受损的部位，而当其发生错位后，很容易影响到肌肉和内脏器官，造成功能性紊乱，此时，我们可以通过一些简单的方法来使受损的脊椎回复原位，以预防疾病的发生。

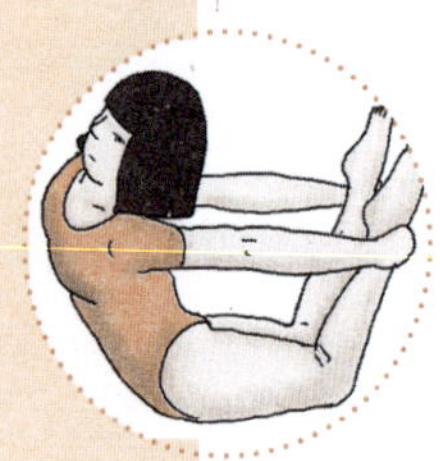

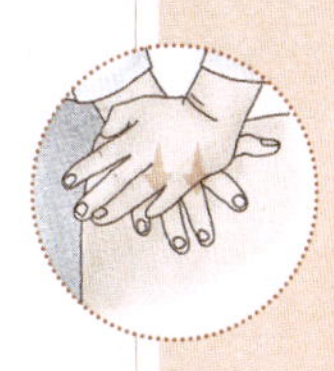

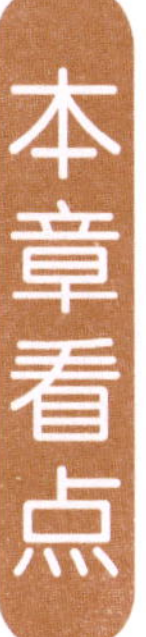

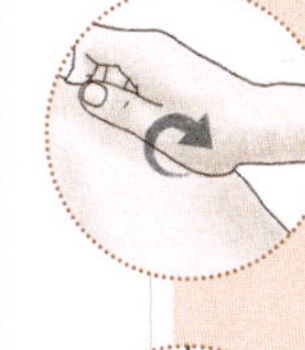

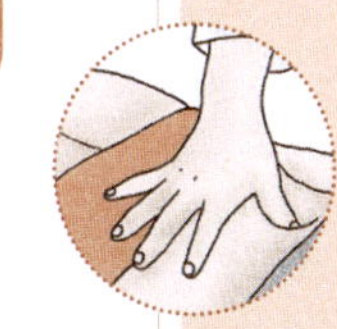

- 姿势矫正法

  用正确的姿势预防脊椎病变、维持优美体态

- 硬板床矫正法

  选择硬板床来维持身体的重心、缓解疲劳

- 枕头矫正法

  用高度最合适的枕头来保护颈椎、促进睡眠

- 肩枕和毛巾矫正法

  用肩枕和毛巾来矫正肩胛骨移位和长短腿

- 枕垫矫正法

  用枕垫来轻松地缓解腰痛、矫正胸椎

- 24 小时脊椎矫正法

  用针对白领的保健法来矫正脊椎、锻炼身体

091 姿势矫正法 用正确的姿势保护脊椎

由于脊椎很容易因不良的姿势而出现病变，所以我们有必要在生活和工作中保持良好的姿势，这样不仅可以保护脊椎，还能拥有优美的体态。

作为身体的支柱，脊椎承受着身体重心的压力，根据人体姿势的不同，脊椎也有着不同的压力负担。当人站立时，脊椎承受的压力是100%；当人弯腰时，脊椎承受的压力是200%；当人坐着时，脊椎承受的压力是150%；当人躺下时，脊椎承受的压力是25%。因此，如能养成良好的姿势，就能避免使脊椎承受不当的压力，维持脊椎健康。

在各种姿势中，站姿是最常用的姿势之一。正确的站姿应该使脊椎呈现直立的状态，腰椎和骨盆要居中平衡，身体不能呈现翘屁股或驼背的体态，身体的重量应平均分布在双脚上。如果需要长时间站立，可以先将一脚踩在箱子上或较高的地方，然后两脚轮流交换，这样会减轻久站造成的肌肉僵硬感。

除了站姿外，坐姿也会对脊椎造成较大的压力。正确的坐姿应是坐在骨盆上，也就是臀大肌突出的骨头处，这样会使骨盆和腰椎保持居中的位置，上半身也能维持腰背挺直的良好姿态。如果不能维持正确的坐姿，可以试着在两膝中间夹一张纸或一块纸板，然后用力夹住，这样就会维持正确的坐姿，大腿内侧肌群和躯干肌群的张力也会得到锻炼。

在行走或跑步时，很容易一味前行而忘记维持正确姿势，这时可以注意几个重点：在步行时，应注意脚跟先着地，然后脚掌再着地，两脚不要同时着地，要抬头挺胸、保持骨盆稳定地行进；在跑步时，也要先以脚跟着地，运用全部的肌群，使两脚同时离开地面，然后抬头挺胸地跑动。

此外，由于脊椎在搬运重物时会承受很大的压力，如果这时姿势不当，很容易伤及腰椎，造成下背部的伤害，如瞬间用力、剧烈撞击，往往会引起腰部肌肉肌腱拉伤、椎间盘突出等症状。因此，我们在搬重物时，应先蹲下，一脚踩在地面，一脚脚跟抬起，然后将重物靠近身体搬起，起身则要保持直背，用双手搬起重物，将其重量靠在腹部，这样就能减轻腰椎的压力。

正确的坐姿与站姿

在日常生活中，我们应注意保持正确的坐姿与站姿，这样不仅能拥有优美的体态，还能预防脊椎的病变。

正确的坐姿

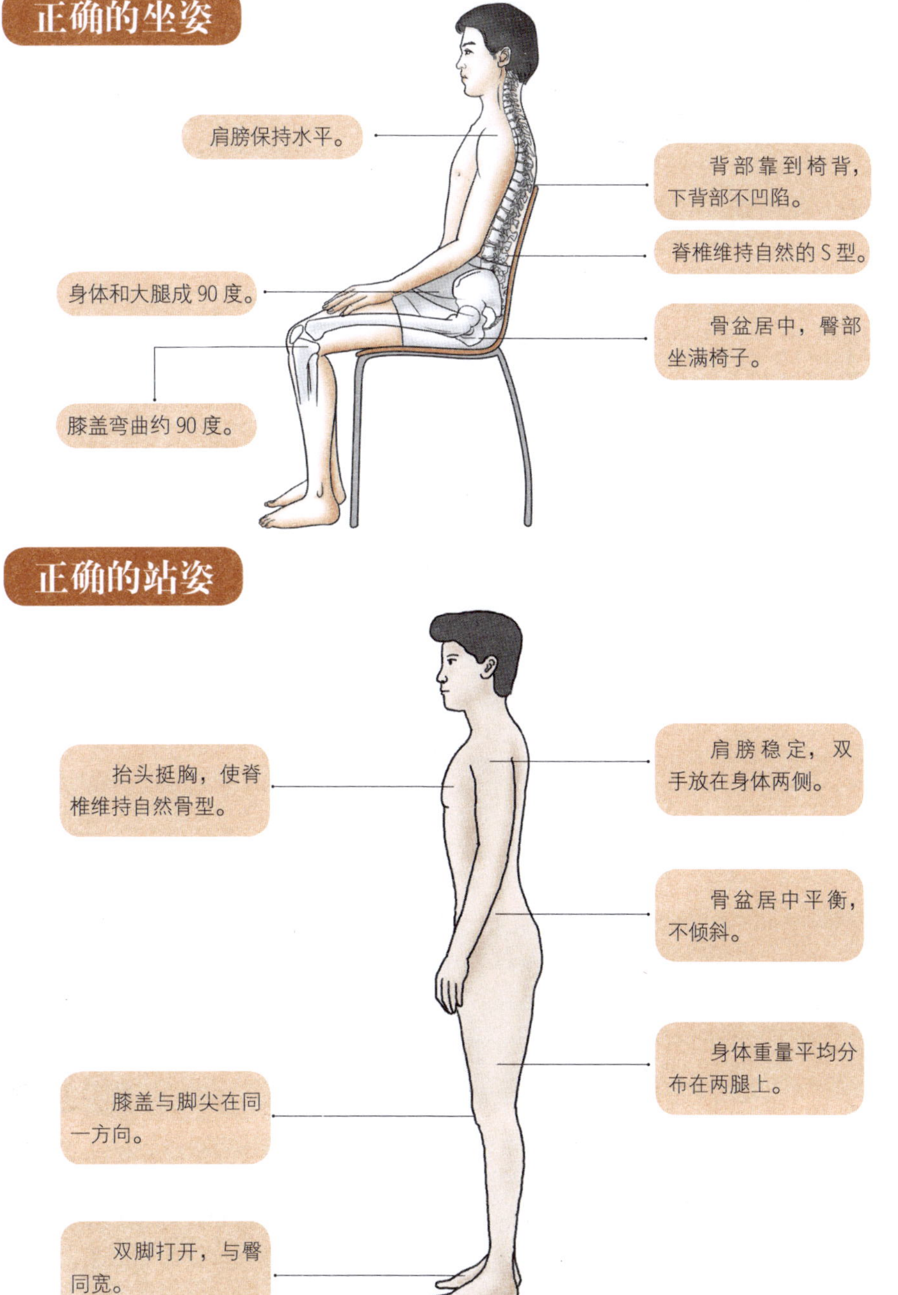

092 硬板床矫正法 选择有益健康的睡眠

在睡觉时，我们最好选择硬板床，这样不仅可以很好地缓解疲劳，还能维持固定的重心，对脊椎病变的预防和治疗都很有好处。

硬板床矫正法主要针对的是整个脊椎的异常，特别是对腰酸背痛等症状有很好的疗效。

在人类直立行走之前，都是用四肢着地，脊椎承受的压力也比较小，而当人类开始用双腿行走后，脊椎承受的压力也随之变大，不仅受到头部的重力，还要承受走路、运动的冲力。为了适应这些压力，人类的脊椎在长期的进化中，逐渐形成了 4 个生理性弯曲，即颈椎向前凸、胸椎向后凹、腰椎向前凸、骶椎向后凹。

正是由于这 4 个生理性弯曲，人体的脊椎如同弹簧一样，能在剧烈运动或跳跃时缓冲震荡，并保护了胸腔和盆腔脏器。但是也是因为 4 个弯曲在着力点和周围的小关节面上存在着间隙，一旦受到自上而下或自下而上的不均衡冲击，就会引起关节间的交合不正、歪斜等，尤其人类有 1/3 的时间是在睡眠中度过的，如果床铺的选择不当，就很容易引起脊椎关节的异常。

现在，随着人们生活水平的提高，许多高档床出现在市面上，这些床具大多十分柔软，看起来非常舒适，但是从脊椎保健的角度上，这些床具却是不健康的，这是因为它们本身就很柔软，也很有弹性，因此在睡眠时不太容易维持一个固定的重心，会随着人们睡姿的改变而变换重心，不仅使脊椎的正常弯曲受到冲击，还会使人们变得更加疲倦。

近些年来，许多人认识到了柔软床具对脊椎的损伤，硬板床也重新回到了人们的视野。日本医师渡边就曾指出睡眠时应该选择硬板床，这样不仅可以帮助错位、偏歪的脊椎小关节复位，婴幼儿还能促进骨骼的正常发育，而女性则可以保持优美的形体。

此外，与柔软的床具相比，硬板床也比较容易保持身体的重心，从而使脊椎的椎体保持平衡，同时也减少了脊椎相关疾病的发病率，有益于身体健康。

健康贴士

为了保护脊椎，我们在睡眠时最好采取仰卧和侧卧位，这样会使腰椎间隙的压力明显降低，有利于脊椎的健康。

一般而言，俯卧是最不推荐的睡姿。这是因为人在俯卧时，会向一侧扭转头颈，十分容易引起颈部肌肉、韧带、关节的劳损和退行性病变。

选择对脊椎有利的床具

睡眠是调整平衡紊乱的最佳时间，此时应该尽量使用硬板床，以便在睡眠中矫正脊椎。

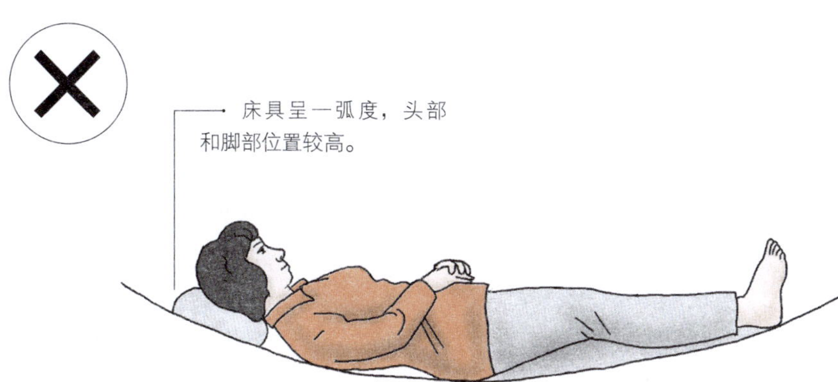

会使颈椎处于比较高的位置，身体的重心也不易固定。

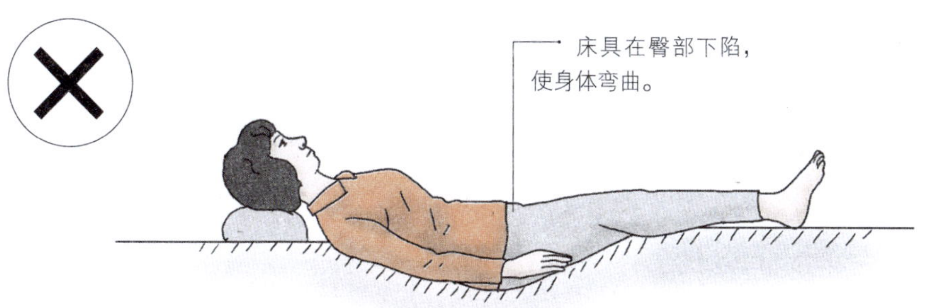

会使腰椎处于较低的位置，不能维持脊椎的正常生理弯曲。

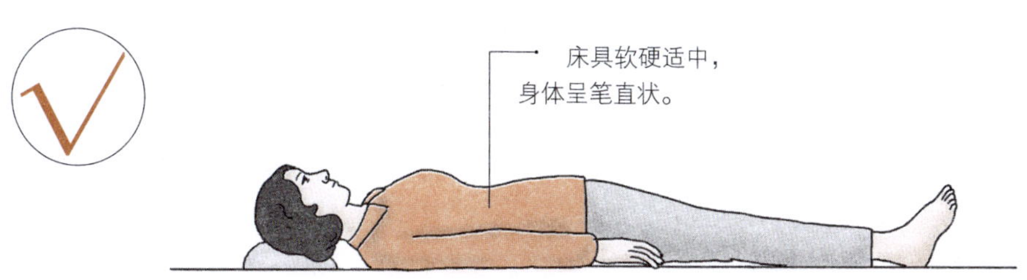

脊椎维持正常的生理弯曲，较易保持身体的重心。

093 枕头矫正法 选择最适宜的高度

在睡眠时，我们不仅要注意床铺的硬度，还要选择合适的枕头，只有枕头在 6 ~ 9 厘米时，才不会过度牵引颈椎，造成颈椎的病变。

枕头矫正法主要针对的是颈椎的异常，特别是对颈椎病有很好的防治效果。

在人体脊椎中，颈椎是最为灵活的部分，但是由于它的活动频率最高、负重也很大，所以比较容易受到损伤，尤其在颈椎的钩突和钩椎关节部位，当椎间盘退化变薄时，钩椎关节间隙也会变窄，上下椎体缘触撞的几率会随之升高，久之则出现骨质增生，进而对神经根进行压迫。另外，在颈椎劳损后，会刺激钩椎关节的关节囊，使之出现创伤性炎性反应，以致于刺激脊神经根或椎动脉。

正是因为颈椎的脆弱性，所以人们在活动、睡眠时一旦姿势不当，就有可能对颈椎造成损伤。尤其是一些长期伏案工作的人，他们的颈后肌群和韧带经常处于紧张状态，久之就引起椎板前的黄韧带张力的增大、增厚、钙化。如果他们在睡眠时使用较高的枕头，颈椎就会维持白天的体位，完全不能休息，颈后肌群、关节囊、韧带的压力也不能缓解，日久则会引发颈椎病，甚至对神经根、颈髓、血管造成刺激，乃至于引发头、颈、肩、臂的疼痛以及其他疾病。

目前，根据实验研究，6 ~ 9 厘米是枕头比较合适的高度，这个高度也是人侧卧时，耳朵到肩峰的距离。当枕着这个高度的枕头时，脑电图会出现平稳的休息波形；当枕头超过 9 厘米，就属于过高。

而在宽度方面，12 ~ 15 厘米的枕头是比较合适的，这个宽度也是人的枕骨下缘到第 7 颈椎的距离，当枕着这个宽度的枕头时，头部能保持一个后仰的姿势，颈后肌群也能得到休息。对于颈椎病患者而言，这个宽度的枕头能轻度牵引颈椎，减轻增生骨质对神经、血管的刺激，对颈椎及其小关节的异常也有一定的矫正作用。如果枕头超过 15 厘米，就会过宽，在睡眠时会使头、颈、背呈水平状态，不利于颈椎保持正常的生理前凸。

枕头为脊椎

枕头的垫法

在睡觉时，我们应注意枕头的垫法，如果不加注意，很可能会导致颈椎的病变。

√

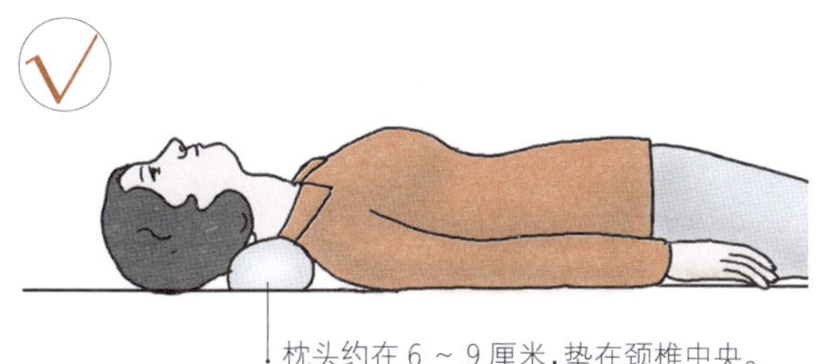

枕头约在 6 ～ 9 厘米，垫在颈椎中央。

枕头支持颈椎，会使头部会保持一个后仰的姿势，颈后肌群会得到休息。

×

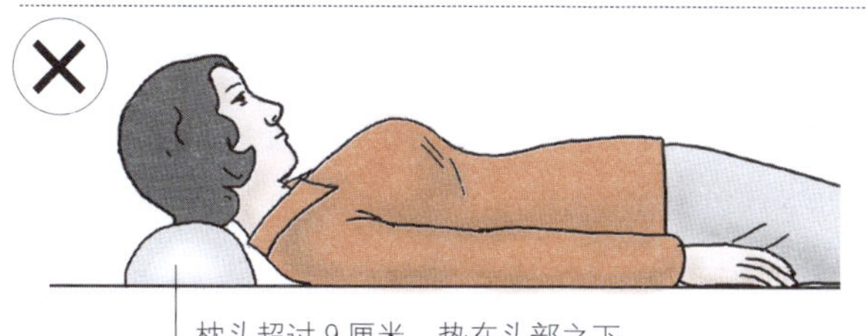

枕头超过 9 厘米，垫在头部之下。

头部保持一个前仰的姿势，久之会导致头部或颈部肌肉硬化。

正确的床具

在睡眠时，人体脊椎承受的压力是最小的，如果能选择正确的床具和睡姿，对身体很有好处。

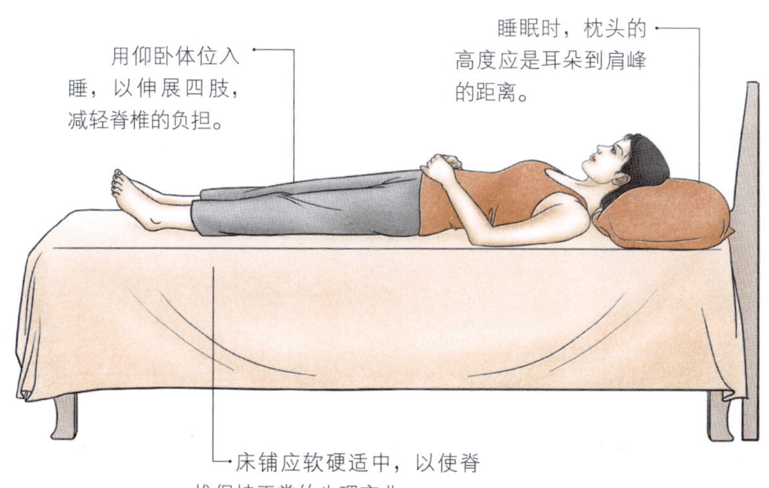

094 肩枕和毛巾矫正法 利用工具矫正脊椎

除了在睡眠或日常生活选择正确的姿势、床具外，我们也可以使用一些小工具来矫正脊椎的病变，如肩枕、毛巾就属于比较实用的工具。

肩枕矫正法

肩枕矫正法主要针对的是第 4 至第 7 颈椎、第 1 至第 11 胸椎的异常，尤其对肩周炎、肩关节炎、手麻痹、上臂神经痛等病症有很好的效果。

根据矫正的部位，肩枕矫正可以分为对肩胛骨前屈的矫正和对肩胛骨后屈的矫正。

对肩胛骨前屈的矫正：俯卧在地上或坚硬的床上，将垫子折成两折，放置在出现前屈的肩膀下，15 分钟后取出。

对肩胛骨后屈的矫正：仰卧在地上或坚硬的床上，将垫子折成两折，放置在出现后屈的肩膀下，15 分钟后取出。

在做肩枕矫正时，肩枕的厚度要适度，不能为了急于矫正而选用较厚的垫子，否则可能在矫正时造成另一侧肩膀的过度前屈或后屈，不仅影响疗效，还会引起新的问题。此外，每次矫正时只要躺在肩枕内侧的 1/3 处就可以了，不需要将肩膀完全放在垫子上。

通过肩枕矫正法，患者的肩胛骨前屈或后屈会得到改善，从而达到矫正脊椎的目的。

毛巾矫正法

毛巾矫正法主要针对的是股骨头假脱位，其具体内容是：

1. 将毛巾对折成 3 厘米高，然后仰卧在地上或坚硬的床上，再把折好的毛巾垫在腿部较短一侧的臀部下面。

2. 用绳子绑起双腿，并慢慢抬起，向胸部弯曲，尽量到胸前。

3. 放下双腿，恢复原状，重复做 10 次。

通过毛巾矫正法，不仅可以矫正骨骼异常，同时也能运动髋关节附近的肌肉。如果股骨头脱臼的症状比较严重，可以请人帮助压住脱臼一侧的腰部，然后再抬起双腿，会取得非常好的效果。

利用肩枕和毛巾矫正脊椎

肩枕矫正法

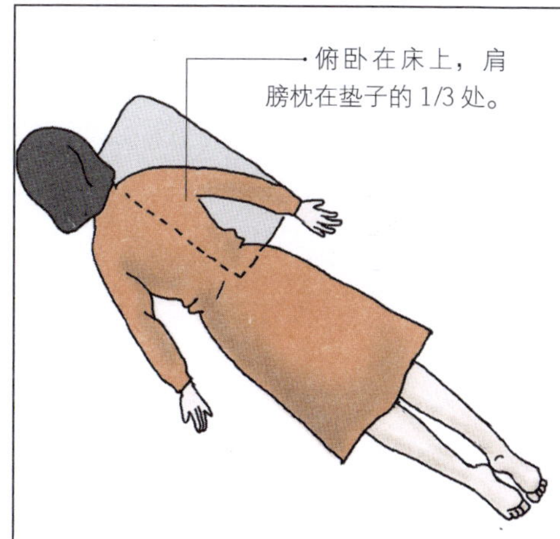

将折成两折的垫子放在前屈的肩膀下，以矫正肩胛骨前屈。

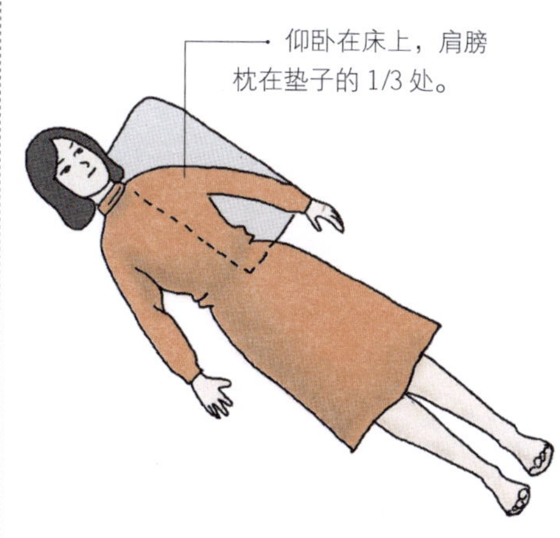

将折成两折的垫子放在后屈的肩膀下，以矫正肩胛骨后屈。

毛巾矫正法

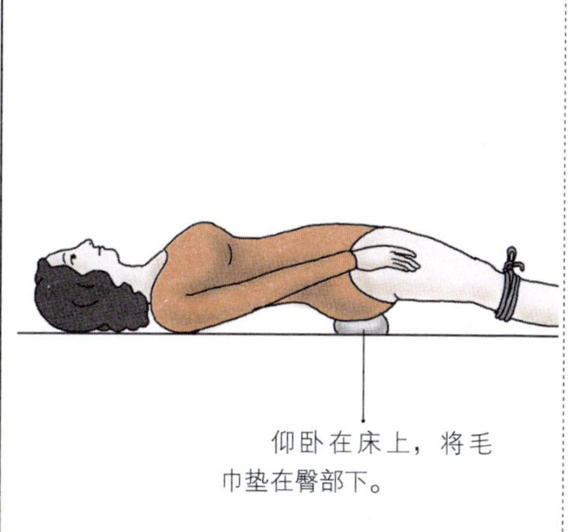

用3厘米高的毛巾垫在腿较短一侧的臀部下方，保持仰卧姿势。

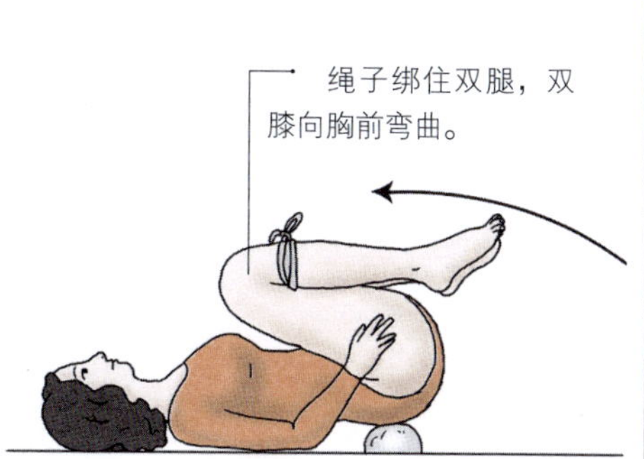

为了防止双膝分开，用绳子固定后，双腿往胸部弯曲。

095 枕垫矫正法 用枕垫矫正腰椎

一般而言，腰部是人体比较容易受到伤害的部位，此时我们可以用枕垫做一些练习，来矫正错位的腰椎，并强化胸腹部肌肉。

枕垫矫正法主要针对的是第 9 至第 12 胸椎、第 1 至第 5 腰椎的异常及其引起的症状，尤其对腰痛有较好的防治效果。

在人体的脊椎中，腰椎是承受重力最大、用力最多的部位，它不仅可以在运动时缓冲压力，还能使脊椎有最大的活动度。但是，大约在 20 岁以后，腰椎的椎间盘就开始退化，纤维环韧带的弹性也逐渐减低，此时如果姿势不良、或负重过大、或活动过多，很容易造成纤维环的破裂，加速腰椎的老化，进而引起腰痛，甚至引发多种疾病。特别对于一些长期坐办公室或久站的人来说，腰痛更是常见的疾病之一，这是因为这些人长期保持一个姿势，腰部肌腱、韧带伸展的能力也随之减弱，腰肌的正常代谢也受到影响，乃致于造成腰肌劳损而出现腰痛。

作为一种常见的病症，腰痛的治疗方法有很多，用枕垫来矫正腰椎就是其中之一，它的具体操作方式是：

1. 仰卧在地上或坚硬的床上，双手放在两侧，双腿伸直。

2. 抬起腰部，并在下面垫上 2 块枕垫，双膝轻轻合拢。保持姿势，坚持 15 分钟，然后回复原状。

这种用枕垫矫正的方法刚开始做时可能会有些难受，此时不要勉强，可以慢慢进行，只要坚持锻炼即可。但是要注意的是，在放入和拿出枕垫时，都要保持膝盖笔直，腰部也要用力，以达到矫正腰椎的目的。

除了用枕垫矫正腰椎外，腰痛患者也可以辅助做一些加强腰力的运动，其具体内容是：

1. 双膝着地，跪立在地上或坚硬的床上。

2. 上身后仰，用双手握住双足踝，尽量使胸部向前伸展，之后再慢慢地回复原状。

在这个动作中，运动者不要过于勉强，但是可以尽量多做，以达到缓解腰痛、矫正胸椎和腰椎的错位、调整脊椎小关节紊乱的目的，身体健康者也可以用这个运动来强化胸腹部肌肉，锻炼身体的柔韧性。

枕垫矫正法和强化腰力运动

枕垫矫正法

step1

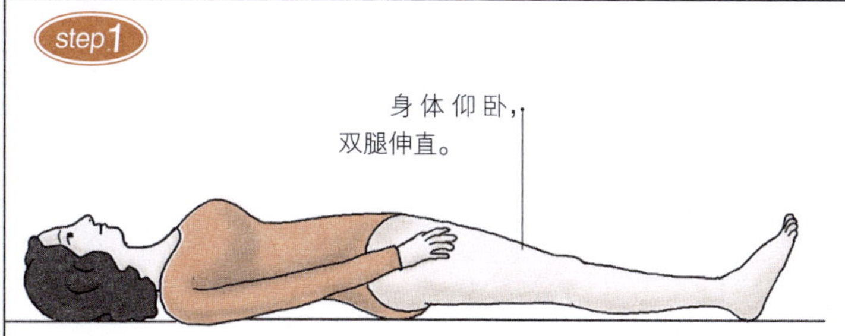

仰卧在地上或较坚硬的床上，双手放在两侧，双腿伸直。

step2

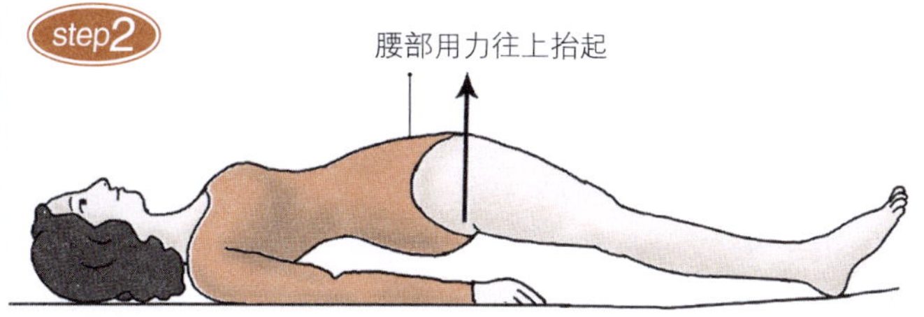

身体的基本姿势不变，只将腰部抬起。

step3

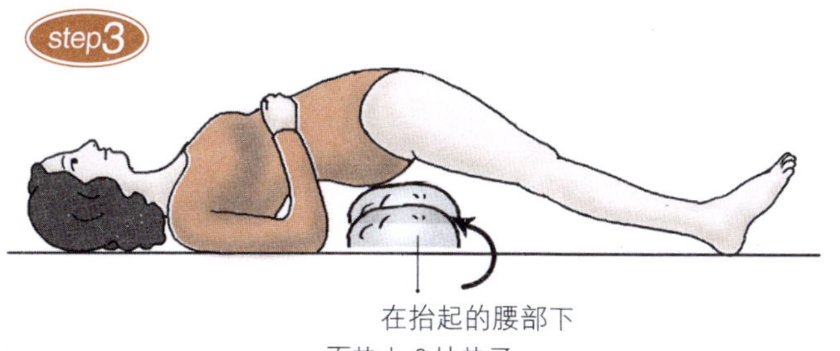

腰部下面垫上 2 块枕垫，双膝轻轻合拢，15 分钟后回复原状。

强化腰力运动

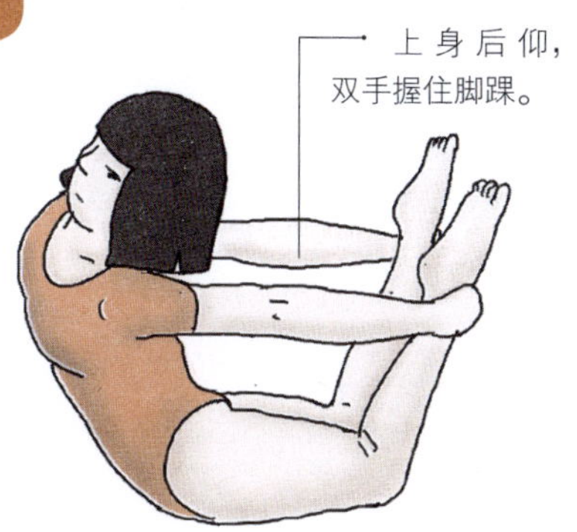

上身后仰，用双手握住足踝，使胸部向前伸展，之后慢慢地回复原状。

096 24小时脊椎矫正法 针对白领的保健法

24小时脊椎矫正法主要针对的是脊椎的异常，特别是对于白领阶层有较好的效果，由于这些人需要长时间伏案工作，如能利用一天的空闲做一些简单的脊椎矫正运动，十分有利于脊椎的保健和防治。

早晨6点：醒来后，先在床上做背部伸展运动、抱膝运动、双腿合并运动，大约做10分钟左右。

早晨6点30分：尽量双手合用来洗脸、刷牙，以使左右肌肉得到均衡的运动。如果时间充裕，还可以做一些腰、腿强化运动。

早晨7点：尽量用双手吃早餐，最好不要固定坐位，以使腰部得到对称锻炼。

早晨7点30分：穿衣服时不要总是使用固定的一只手或脚，而应该尽量对称地使用手脚。穿鞋子时，尽量蹲下来，不要弯一半腰来穿鞋。

在等公共汽车时，可以小幅度地活动身体。坐车时，如果是站立姿势，可以做踮起脚尖、放平脚底运动；如果是坐位，应保持正确的坐姿。

上午9点：工作前可以利用墙壁或桌子做10分钟的腿部运动。在工作中，尽量抬头挺胸地坐在椅子上。如果有足够的空间，可以将一只脚放在另一只脚上，并竖起脚尖。

如果是使用电脑工作，每1个小时最好休息1次，做几次背部伸展运动、颈部旋转运动。

中午12点：午休时最好做一些背部伸展运动，同时可以利用墙壁或桌子做腿部运动。如果有足够的时间和空间，也可以做一些弯腰运动、双腿合并运动，不仅可以消除疲劳，也能矫正脊椎。

下午6点：下班后做一些背部伸展运动、颈部旋转运动、肩部上下运动、腿部屈伸运动，大约坚持15分钟。

下午7点：回到家后，慢慢地脱去衣服、鞋子，然后可以在地上做10分钟的背部伸展运动，再休息10分钟左右。

下午7点30分：吃晚餐时，尽量活动一下较少用到的手腕、脚腕，最好在与早餐相反的座位吃饭。

晚上10点：洗澡时，可做一些颈部、肩部运动。

晚上11点：睡觉之前，做30分钟的抱膝运动、弯腰运动、金鱼运动及其他活动肩背的运动。

24小时脊椎矫正法

24 小时脊椎矫正法主要是针对长期伏案的工作者，如能利用一天的空闲做一些简单的脊椎矫正运动，就能收到较好的成效。

清晨

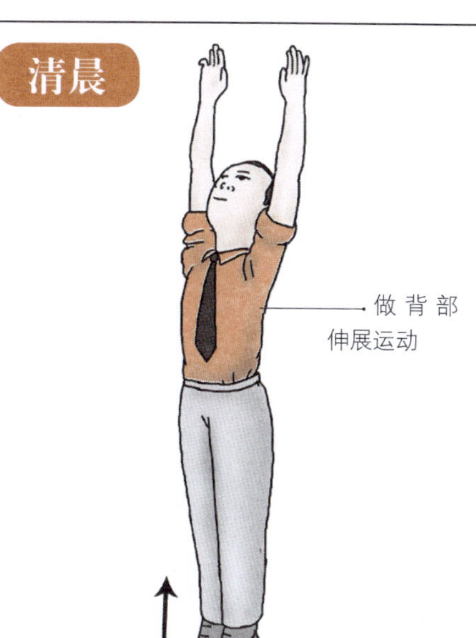

在起床后、上班前，可以做一些背部伸展运动等，大约做 10 分钟左右。

刷牙

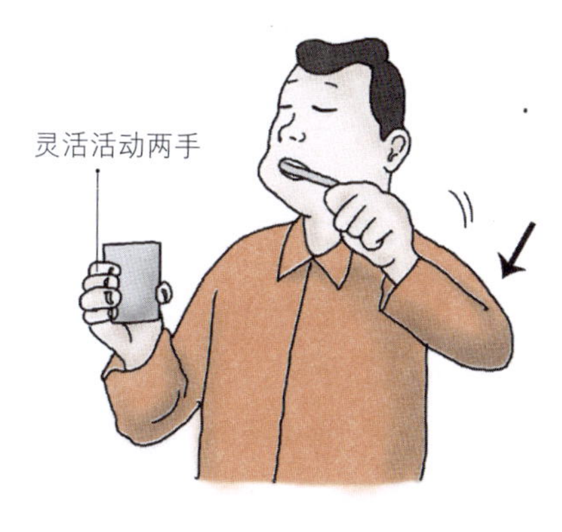

尽量双手合用来洗脸、刷牙，以使左右肌肉得到均衡的运动。

坐公车

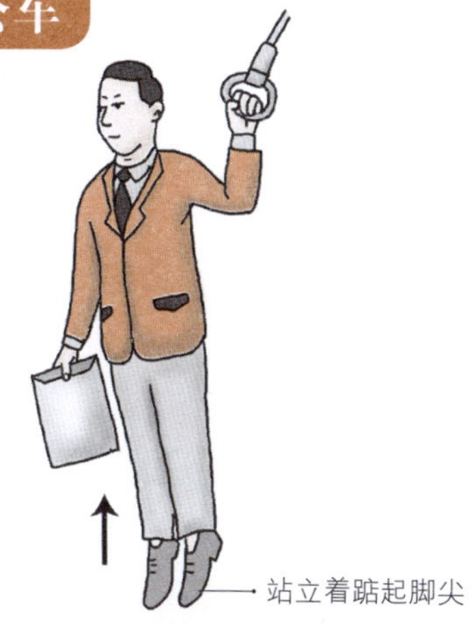

如果在公车上没有座位，可以踮起脚尖做脚部的站立、放平运动。

办公室

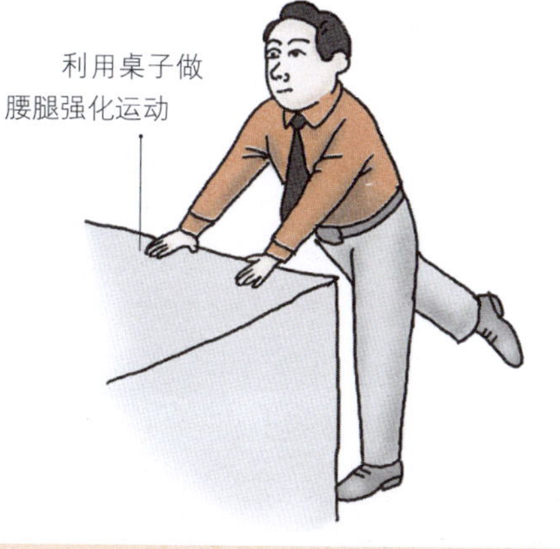

在上班的空闲时间，可以利用墙壁或桌子做 10 分钟的腿部运动。

附录一 家庭脊疗常用穴位

长强穴

长强穴位于人体的尾骨端下。经常按摩此穴,可以促进直肠的收缩,对肠炎、腹泻、痔疮、便血、阳痿、腰神经痛、癫痫等病症都有良好的治疗效果。

精确取穴

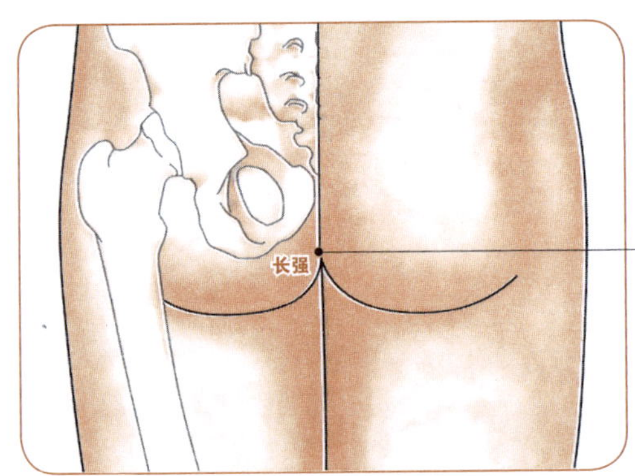

长强穴位于人体的尾骨端下,当尾骨端与肛门连线的中点处。

取穴技巧

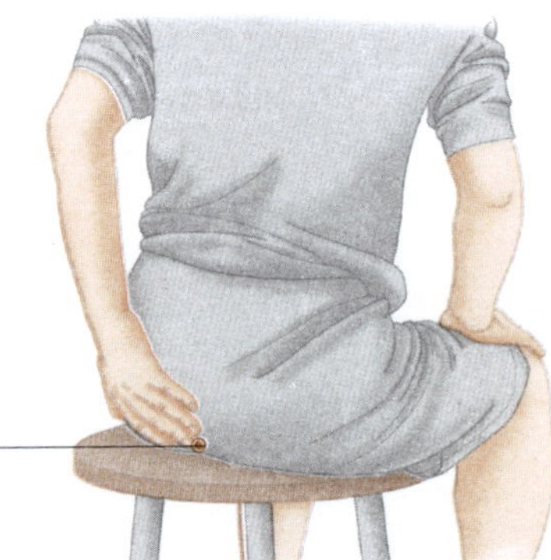

正坐,上身前俯,伸左手至臀后,以中指所在的位置的穴位即是。

功用 向体表输送阳热之气。

配伍治病

痔疮:长强配二白、阴陵泉、上巨虚和三阴交。

脱肛、痔疮:长强、二白和百会。

自我按摩

以中指和食指用力按揉穴位,会有酸胀的感觉,向里面以及四周扩散。每次用左右手各按揉1～3分钟,先左后右。

程度	二指压法	时间/分钟
轻		1～3

命门穴

命门穴是主掌人体阴性水液的穴位，位于第 2 腰椎附近。经常按摩此穴，可以补充人体的肾气、精力，对腰痛、腰扭伤、坐骨神经痛、阳痿、月经不调、头痛、耳鸣等病症都有良好的治疗效果。

精确取穴

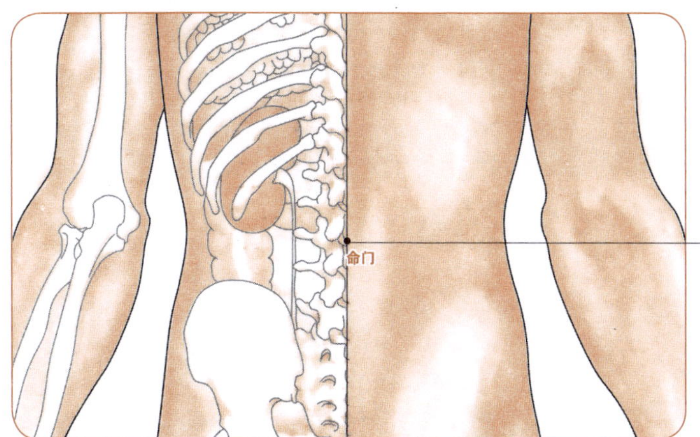

命门穴在第 2 腰椎棘突下（两侧肋弓下缘，连线中点，一般与肚脐正中相对）即肚脐正后方处即是。

取穴技巧

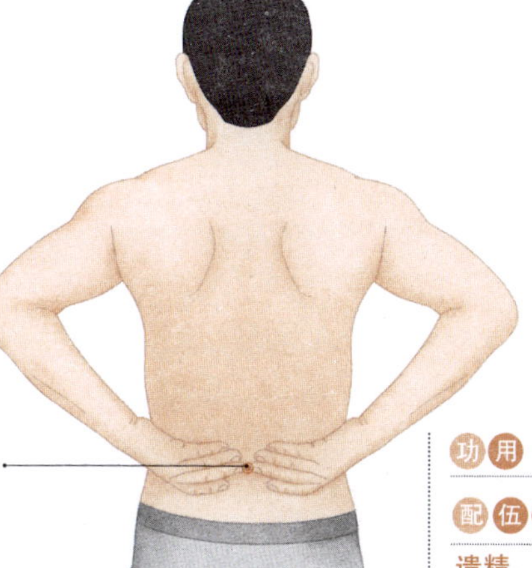

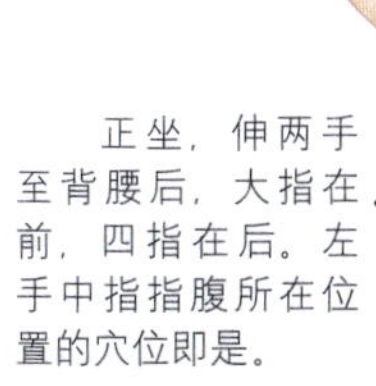
正坐，伸两手至背腰后，大指在前，四指在后。左手中指指腹所在位置的穴位即是。

功用 接续督脉气血。

配伍治病

遗精、早泄： 命门配肾俞和太溪。

破伤风抽搐： 命门配百会、筋缩和腰阳关。

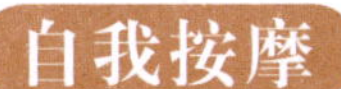

自我按摩

双手中指同时出力按揉穴位，有酸、胀、疼痛的感觉。每次左右手中指在下各按揉 3 ~ 5 分钟，先左后右。

程度	中指折叠法	时间 / 分钟
重		3 ~ 5

身柱穴

身柱穴是传递阳气的穴位，位于第 3 胸椎附近。经常按摩此穴，可以提高身体的免疫力和抗病能力，对气喘、感冒、肺结核、背脊强痛、百日咳、疔疮肿毒等病症都有良好的治疗效果。

精确取穴

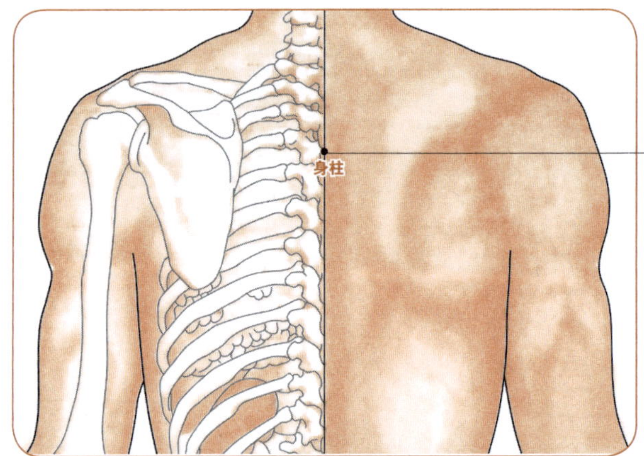

人体身柱穴位于背部，当后正中线上，第 3 胸椎棘突下凹陷中。

取穴技巧

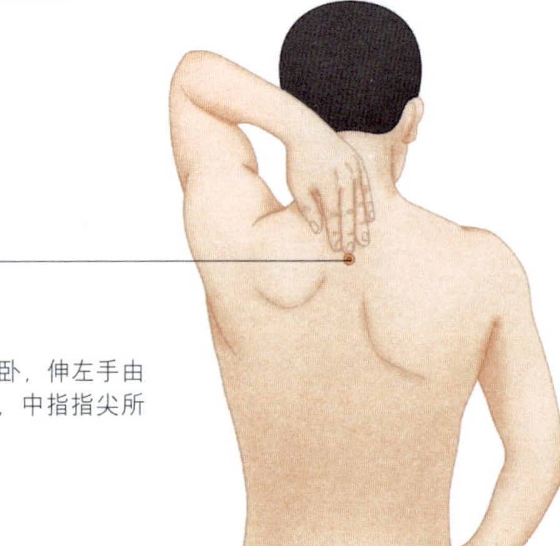

正坐或俯卧，伸左手由肩上尽力向后，中指指尖所在的位置即是。

功用 补气壮阳。

配伍治病

癫痫： 身柱配水沟、内关、丰隆和心俞。

肺热、咳嗽： 身柱配风池、合谷和大椎。

自我按摩

把食指叠加在中指指背上一起用力按揉穴位，有刺痛的感觉。每次左右手各按揉 3~5 分钟，先左后右。

程度	中指折叠法	时间 / 分钟
重		3~5

大椎穴

大椎穴是人体阳气汇聚的穴位，位于第 7 颈椎附近。经常按摩此穴，可以解表通阳、清脑宁神，对感冒、肩背痛、头痛、咳嗽、气喘、中暑、支气管炎、湿疹、血液病等病症都有良好的治疗效果。

精确取穴

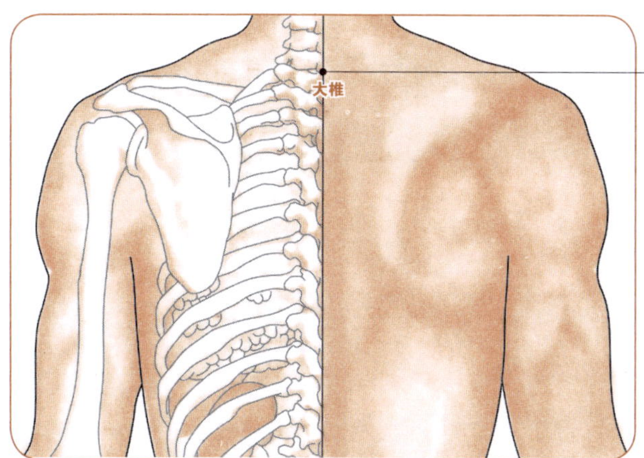

大椎穴位于人体的颈部下端，第 7 颈椎棘突下凹陷处。

取穴技巧

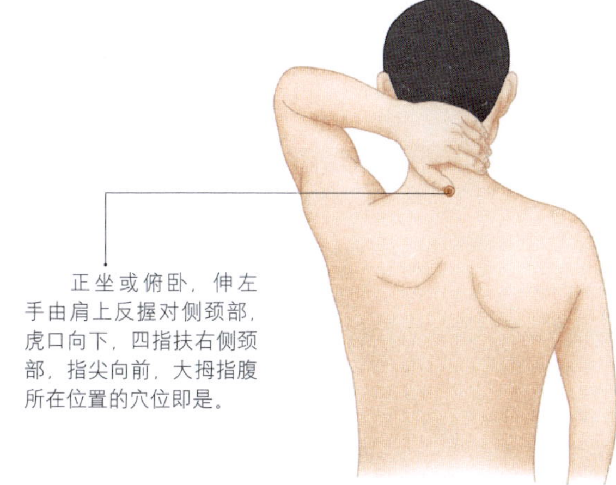

正坐或俯卧，伸左手由肩上反握对侧颈部，虎口向下，四指扶右侧颈部，指尖向前，大拇指腹所在位置的穴位即是。

功用 益气壮阳。

配伍治病

虚损、盗汗、劳热： 大椎配肺俞。

预防流脑： 大椎配曲池。

自我按摩

大拇指指尖向下，用指腹（或指尖）按揉穴位，有酸痛、胀麻的感觉。每次左右各按揉 1~3 分钟，先左后右。

程度	拇指压法	时间 / 分钟
轻		1~3

哑门穴

哑门穴是督脉的重要穴位，位于第 1 颈椎附近。经常按摩此穴，可以通阳开窍，对音哑、头痛、颈项强急、脊强反折、癫狂、癔病、呕吐、失眠、精神烦躁、鼻出血、瘫痪等病症都有良好的治疗效果。

精确取穴

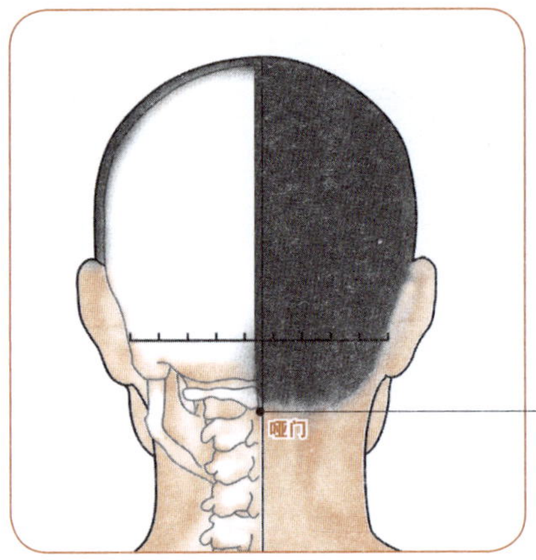

哑门穴位于项部，当后发际正中直上 0.5 寸，第 1 颈椎下。

取穴技巧

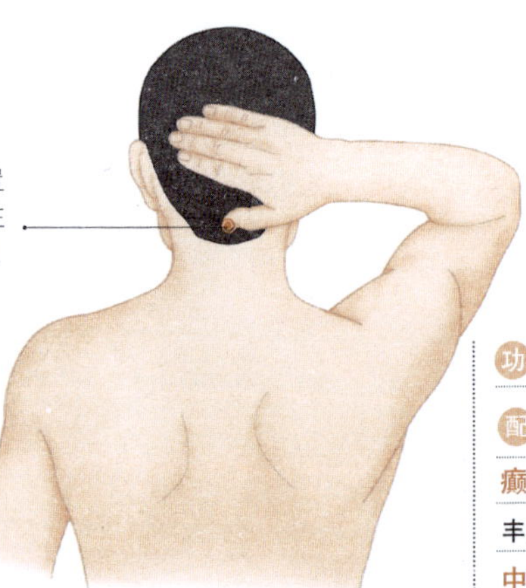

正坐，伸左手过颈，置于后脑处，掌心向头，扶住后脑勺，四指指尖向头顶，拇指指腹所在的穴位即是。

功用 益气壮阳。

配伍治病

癫狂、癫痫：哑门配百会、人中、丰隆和后溪。

中风失语、不省人事：哑门配风池和风府。

自我按摩

大拇指指尖向下，用指腹（或指尖）按揉穴位，有酸痛、胀麻的感觉。每次左右各按揉 3~5 分钟，先左后右。

程度	拇指压法	时间 / 分钟
轻		3~5

脑户穴

脑户穴是人体头部的重要穴位，位于枕外隆凸的上缘凹陷处。经常按摩此穴，可以行气祛湿、清热散结，对头晕、头痛、面赤、目黄、面痛、失音、癫痫、项强、舌本出血等病症都有良好的治疗效果，多被用于辅助脊椎疗法。

精确取穴

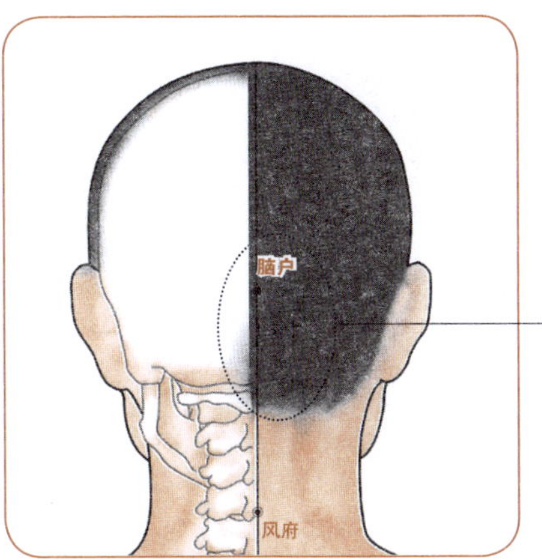

脑户穴位于人体的头部，风府穴上1.5寸，枕外隆凸的上缘凹陷处。

取穴技巧

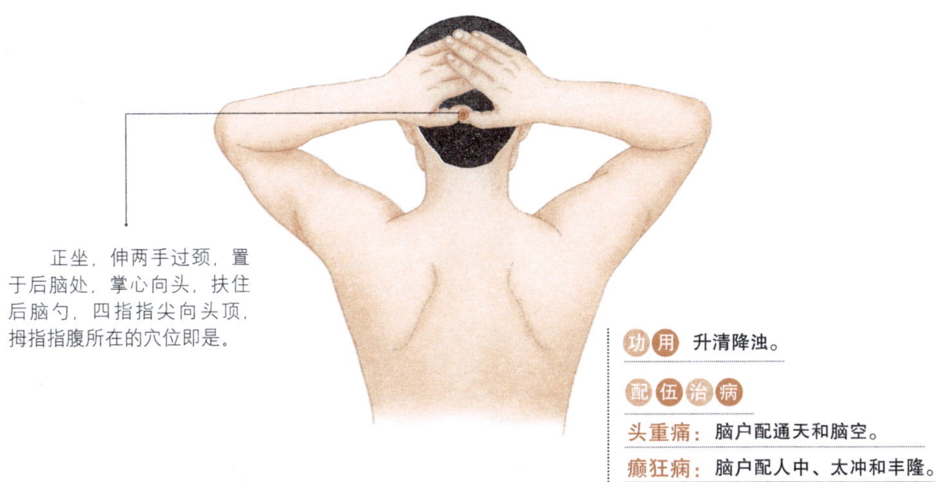

正坐，伸两手过颈，置于后脑处，掌心向头，扶住后脑勺，四指指尖向头顶，拇指指腹所在的穴位即是。

功用 升清降浊。

配伍治病

头重痛： 脑户配通天和脑空。

癫狂病： 脑户配人中、太冲和丰隆。

自我按摩

大拇指指尖相互叠加向下，用指腹（或指尖）按揉穴位，有酸痛、胀麻的感觉。每次按揉3~5分钟。

程度	拇指压法	时间 / 分钟
重		3~5

风府穴

风府穴是督脉与阳维交汇的穴位，位于人体的后项部。经常按摩此穴，可以清热祛湿、疏风活络，对头痛、眩晕、咽喉肿痛、中风不语、癫狂、癔病、半身不遂、目痛、鼻出血等病症都有良好的治疗效果，多被用于辅助脊椎疗法。

精确取穴

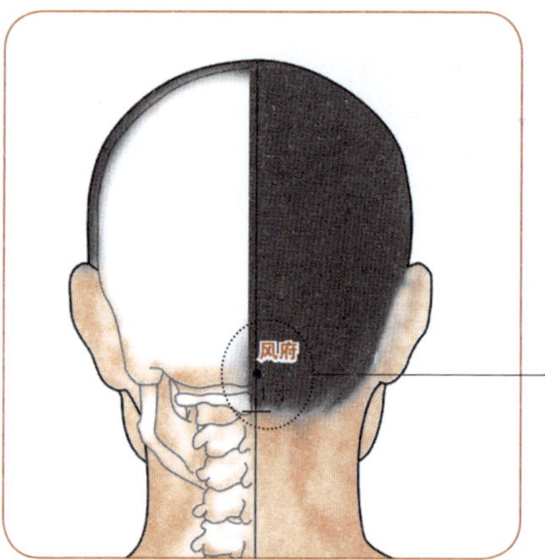

风府穴当后发际正中直上1寸，枕外隆凸直下，两侧斜方肌之间凹陷处。

取穴技巧

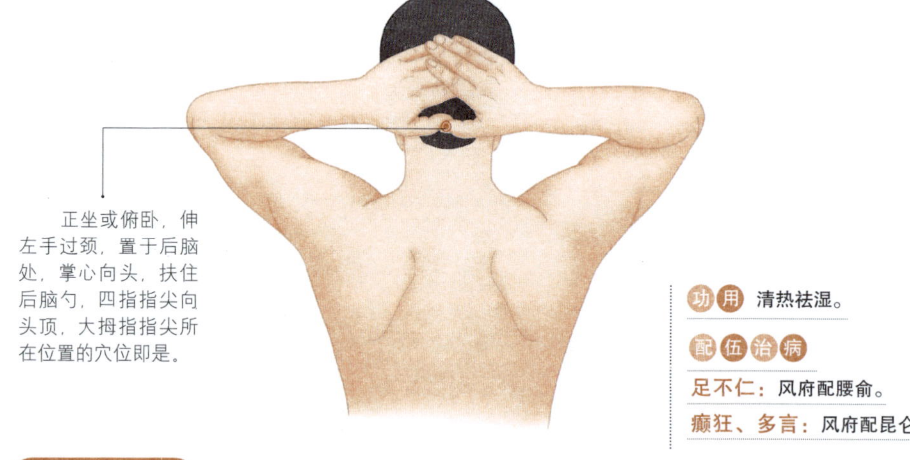

正坐或俯卧，伸左手过颈，置于后脑处，掌心向头，扶住后脑勺，四指指尖向头顶，大拇指指尖所在位置的穴位即是。

功用 清热祛湿。

配伍治病

足不仁：风府配腰俞。

癫狂、多言：风府配昆仑。

自我按摩

大拇指指尖相互叠加向下，用指腹（或指尖）按揉穴位，有酸痛、胀麻的感觉。每次按揉1~3分钟。

程度	拇指压法	时间/分钟
重		1~3

强间穴

强间穴是督脉气血汇集的穴位，位于人体后际正中直上 4 寸。经常按摩此穴，可以明目安神、镇惊止痛，对目眩、烦心、失眠、脑膜炎、神经性头痛、血管性头痛、癫痫、癔病等病症都有良好的治疗效果，多被用于辅助脊椎疗法。

精确取穴

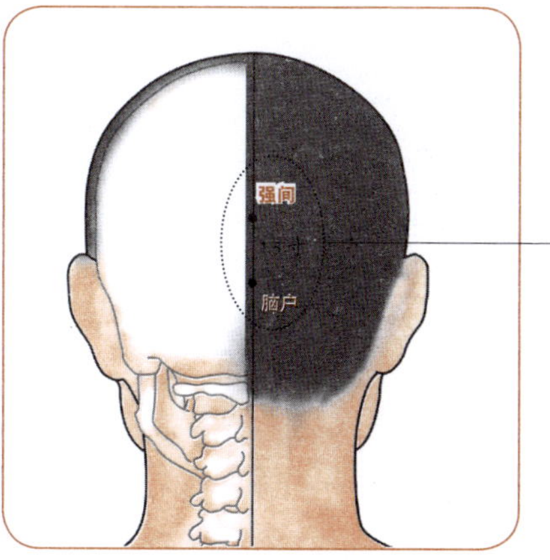

强间穴位于人体的头部，当后发际正中直上 4 寸（脑户穴上 1.5 寸）。

取穴技巧

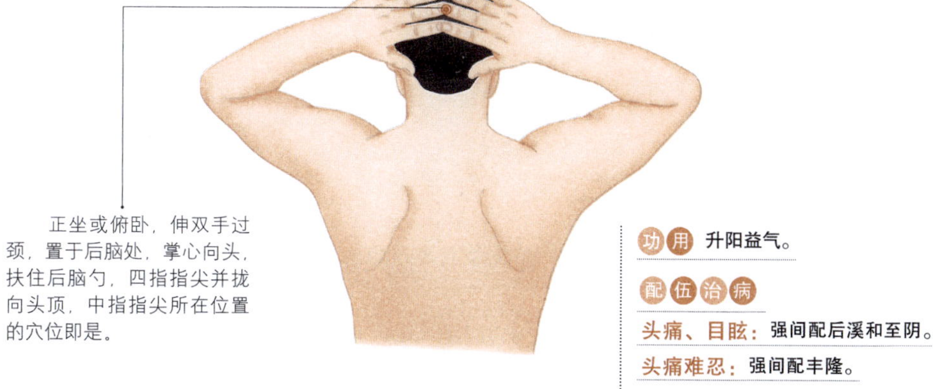

正坐或俯卧，伸双手过颈，置于后脑处，掌心向头，扶住后脑勺，四指指尖并拢向头顶，中指指尖所在位置的穴位即是。

功用 升阳益气。

配伍治病

头痛、目眩： 强间配后溪和至阴。

头痛难忍： 强间配丰隆。

自我按摩

用中指和食指指腹按揉穴位，有酸痛、胀麻的感觉。每次按揉 1~3 分钟。

程度	二指压法	时间 / 分钟
轻		1~3

百会穴

百会穴是是人体百脉汇集的穴位，位于头部的最高处。经常按摩此穴，可以开窍宁神、升阳固脱，对失眠、神经衰弱、头痛、眩晕、休克、高血压、脑贫血、鼻孔闭塞、脱肛、子宫脱垂等病症都有良好的治疗效果，多被用于辅助脊椎疗法。

精确取穴

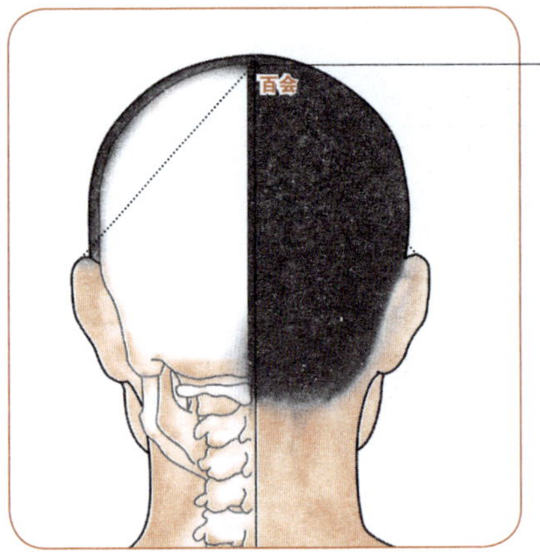

人体百会穴位于头部，当前发际正中直上5寸，或两耳尖连线中点处。

取穴技巧

功用 升阳举陷、益气固脱。

配伍治病

中风失音不能言语：百会配天窗。

小儿脱肛：百会配长强和大肠俞。

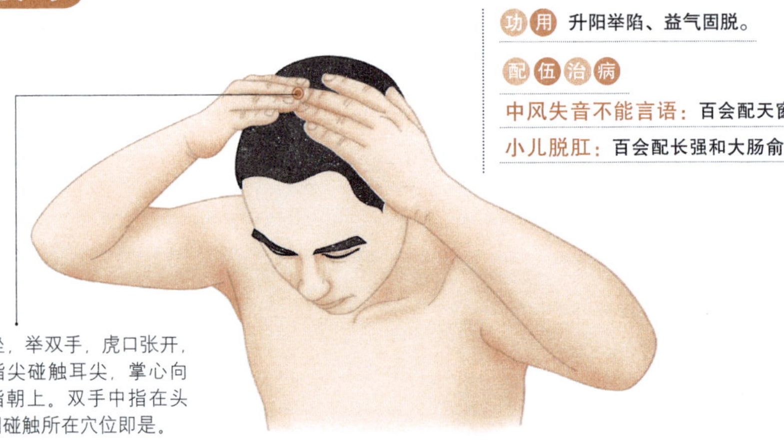

正坐，举双手，虎口张开，大拇指指尖碰触耳尖，掌心向头，四指朝上。双手中指在头顶正中相碰触所在穴位即是。

自我按摩

先左手中指按压在穴位上，右手中指按在左手中指指甲上，双手中指交叠，同时向下用力按揉穴位，有酸胀、刺痛的感觉。每次按揉1~3分钟。

程度	二指压法	时间 / 分钟
重		1~3

前顶穴

前顶穴是人体头部的重要穴位之一，位于人体前际正中直上 3.5 寸。经常按摩此穴，可以清热泻火、熄风镇惊，对头晕、头顶痛、目赤肿痛、癫痫、鼻炎、中风、小儿惊风等病症都有良好的治疗效果，多被用于辅助脊椎疗法。

精确取穴

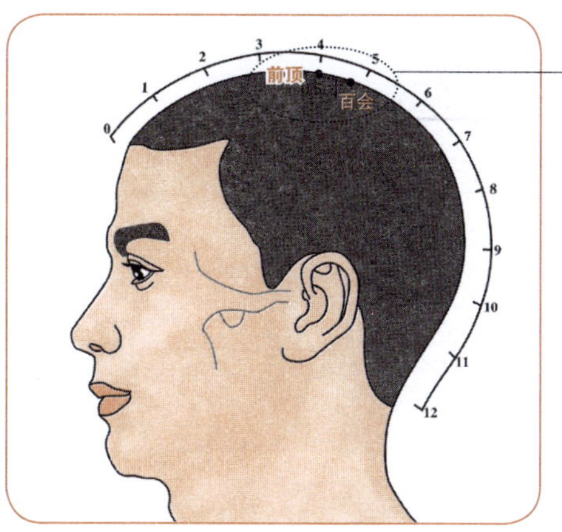

前顶穴位于人体的头部，当前发际正中直上 3.5 寸（百会穴前 1.5 寸）。

取穴技巧

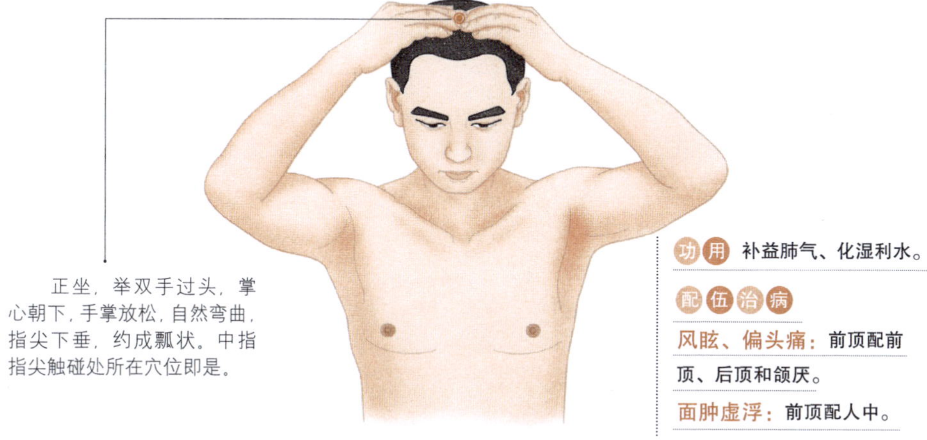

正坐，举双手过头，掌心朝下，手掌放松，自然弯曲，指尖下垂，约成瓢状。中指指尖触碰处所在穴位即是。

功用 补益肺气、化湿利水。

配伍治病

风眩、偏头痛：前顶配前顶、后顶和颌厌。

面肿虚浮：前顶配人中。

自我按摩

左手中指按压在穴位上，右手中指按在左手中指指甲上，双手中指交叠，同时向下用力按揉穴位，有酸胀、刺痛的感觉。每次按揉 1~3 分钟。

程度	中指压法	时间 / 分钟
重		1~3

神庭穴

神庭穴是督脉上行气血汇集的穴位，位于人体前发际正中直上 0.5 寸。经常按摩此穴，可以滋阴明目、醒脑开窍，对头晕、呕吐、眼晕花、急性鼻炎、泪腺炎、神经痛、失眠等病症都有良好的治疗效果，多被用于辅助脊椎疗法。

精确取穴

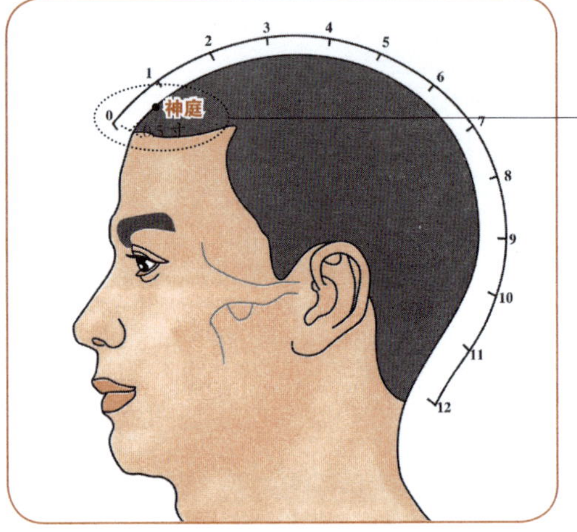

神庭穴该穴位于人体的头部，当前发际正中直上 0.5 寸。

取穴技巧

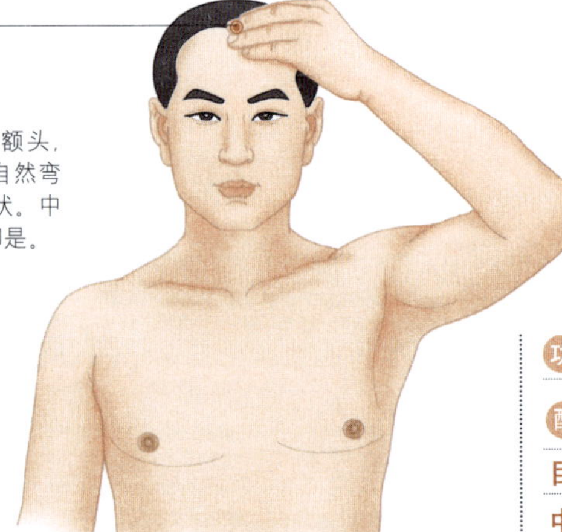

正坐，举单手放在额头，掌心朝下，手掌放松，自然弯曲，指尖下垂，约成瓢状。中指指尖触碰处所在穴位即是。

功用 除湿化湿。

配伍治病

目泪出： 神庭配行间。

中风不语： 神庭配囟门。

自我按摩

以左右手中指指尖垂直，并相置于穴位上，指背轻触，用双手中指指尖按揉（或指甲尖掐按）。每次按揉 3~5 分钟。

程度	中指压法	时间 / 分钟
重		3~5

水沟穴

水沟穴是中医的急救要穴，位于人体的面部。经常按摩此穴，可以开窍清热、宁神定志，对休克、昏迷、中暑、颜面浮肿、晕车、失神、急性腰扭伤、口臭、口眼部肌肉痉挛等病症都有良好的治疗效果，多被用于辅助脊椎疗法。

精确取穴

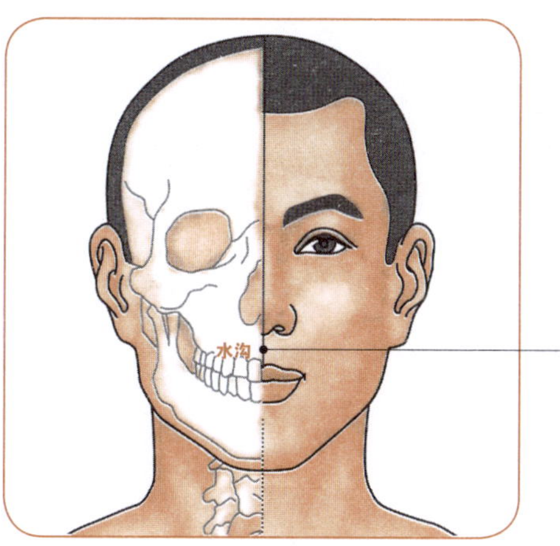

水沟穴位于人体的面部，当人中沟的上 1/3 与 中 1/3 交点处。

取穴技巧

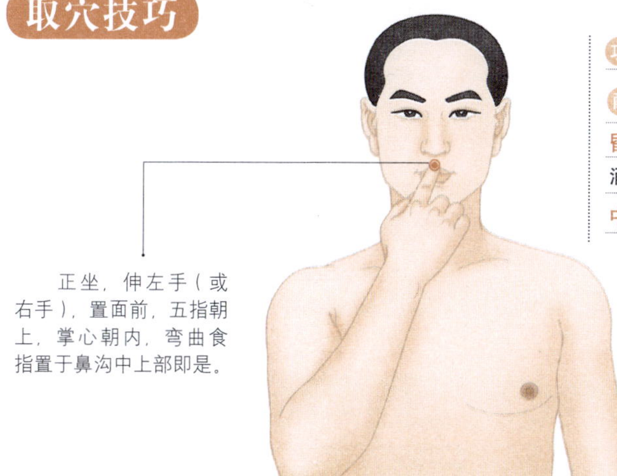

正坐，伸左手（或右手），置面前，五指朝上，掌心朝内，弯曲食指置于鼻沟中上部即是。

功用 分流督脉经水、通经活络。

配伍治病

昏迷急救：水沟配百会、十宣和涌泉。

中暑：水沟配委中和尺泽。

自我按摩

弯曲食指，以指尖按揉穴位，有特别刺痛的感觉。每次左右手各按揉 1~3 分钟，先左后右。

程度	食指压法	时间 / 分钟
重		1~3

伏兔穴

在现代都市生活中，由于缺乏运动等原因，中年以上的人，膝盖和腿都很容易患上各种各样的毛病，比如双腿酸麻无力、膝盖冰冷等，这时可以每天坚持按摩伏兔穴，就能促进膝盖和双腿的气血循环，多被用于辅助脊椎疗法。

精确取穴

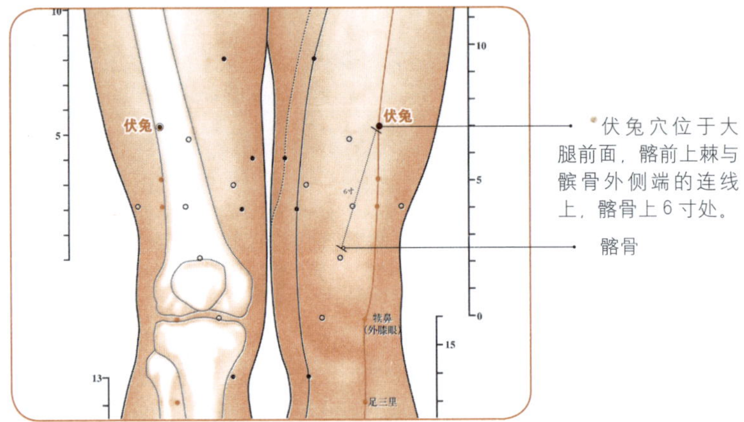

伏兔穴位于大腿前面，髂前上棘与髌骨外侧端的连线上，髌骨上6寸处。

髌骨

取穴技巧

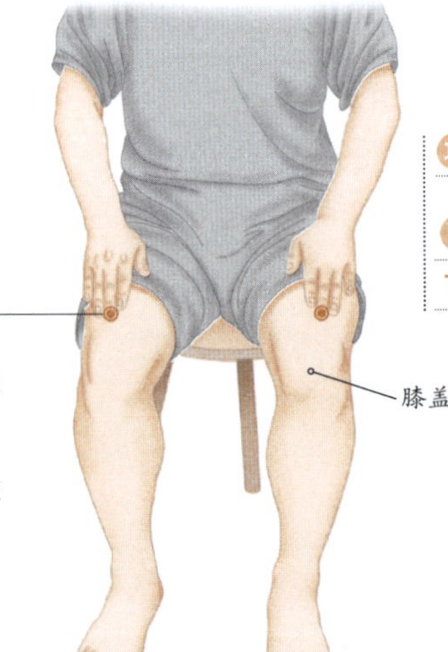

正坐，双手食、中、无名三指放于大腿的前外侧，从膝盖上线再向上1/3处，其余两指翘起，则中指所在位置即是该穴。

功用 通络、活血、止痛。

配伍治病

下肢痿痹：伏兔配髀关、阳陵泉。

自我按摩

用双手食、中、无名三指垂直按揉，或者可轻握拳，用手背指节突起处按揉。每天早晚各按一次，每次按揉约1～3分钟。

程度	三指压法	时间 / 分钟
适度		1～3

内庭穴

在日常生活中，如果经常感到四肢冰冷，喜欢独处静卧，不喜欢听闻人声，这时就可以坚持按摩内庭穴，不仅可以安定心神，还能调理脏腑，促进肠胃通畅，多被用于辅助脊椎疗法。

精确取穴

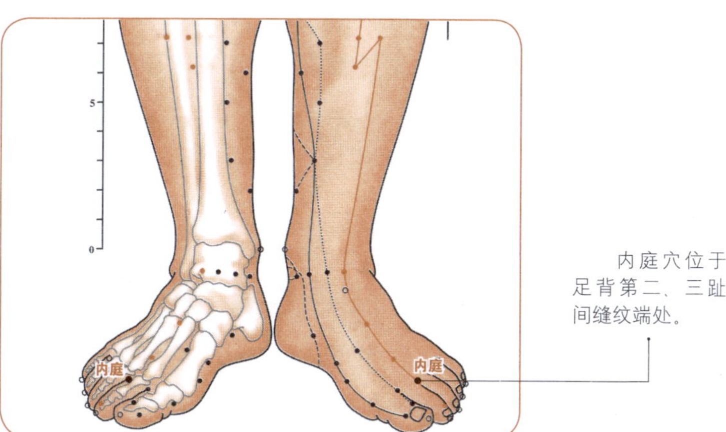

内庭穴位于足背第二、三趾间缝纹端处。

取穴技巧

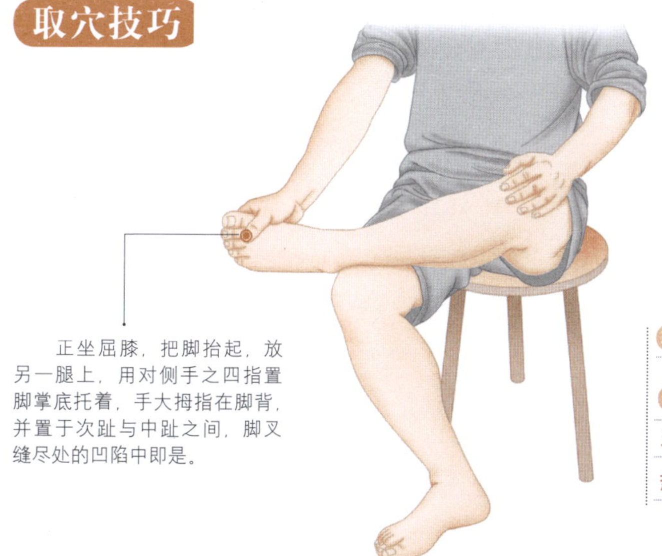

正坐屈膝，把脚抬起，放另一腿上，用对侧手之四指置脚掌底托着，手大拇指在脚背，并置于次趾与中趾之间，脚叉缝尽处的凹陷中即是。

功用 通络活血、消食导滞。

配伍治病

牙龈肿痛：内庭配合谷。

热病：内庭配太冲、曲池、大椎。

自我按摩

弯曲大拇指，用指尖下压按揉穴位，早晚各一次，先左后右，各按揉约 1 ～ 3 分钟。

程度	拇指压法	时间 / 分钟
适度		1 ～ 3

厉兑穴

在日常生活中，如果有人整夜都睡不了觉，或是夜里不断地做梦，这时就可以坚持按摩厉兑穴，不仅能改善睡眠多梦、睡不安稳的症状，还能对腹胀、肝炎、脑缺血等病症有很好的调理保健作用，多被用于辅助脊椎疗法。

精确取穴

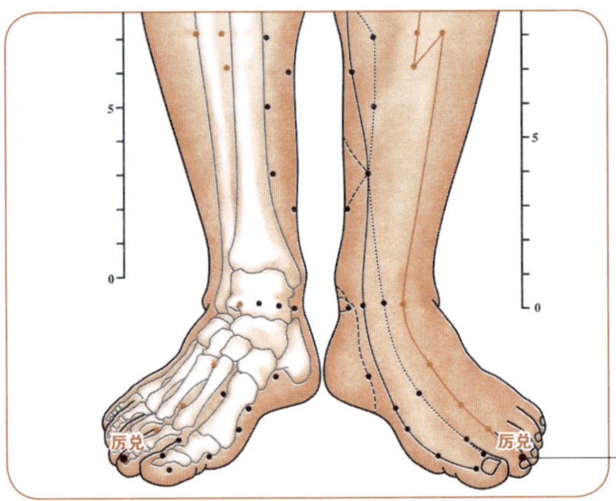

厉兑穴位于足部第二趾末节外侧，距指甲角0.1寸处。

取穴技巧

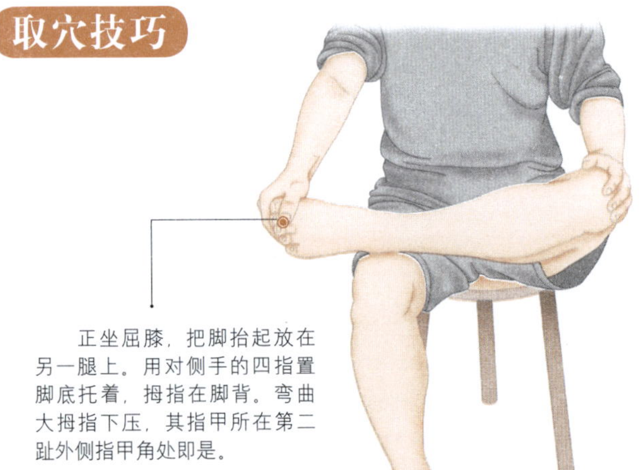

正坐屈膝，把脚抬起放在另一腿上。用对侧手的四指置脚底托着，拇指在脚背。弯曲大拇指下压，其指甲所在第二趾外侧指甲角处即是。

功用 通络安神、健胃消食。

配伍治病

多梦：厉兑配内关、神门。

自我按摩

以大拇指指甲垂直掐按穴位，每日早晚各掐按1～3分钟，先左后右。

程度	拇指压法	时间/分钟
适度		1～3

隐白穴

月经是每一个女人都有的生理现象，有人的月经很规律，但有人在经期时会突然大量流血不止，这时可以按摩隐白穴，不仅能使月经过多、子宫痉挛等症状得到缓解，还能对肠炎、腹泻等病症有很好的疗效，多被用于辅助脊椎疗法。

精确取穴

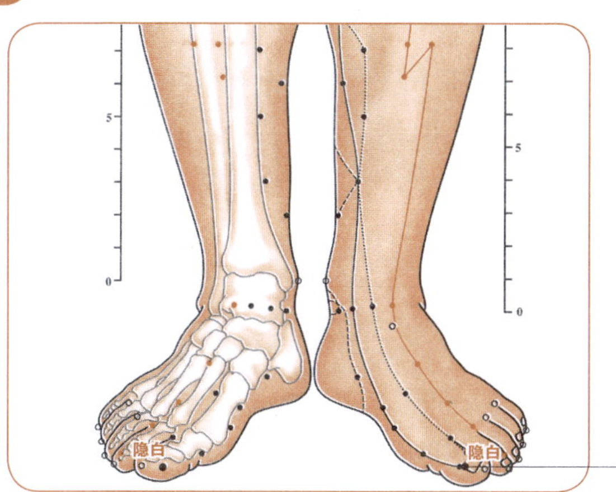

隐白穴位于足大趾内侧指甲角旁0.1寸处。

取穴技巧

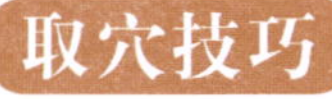

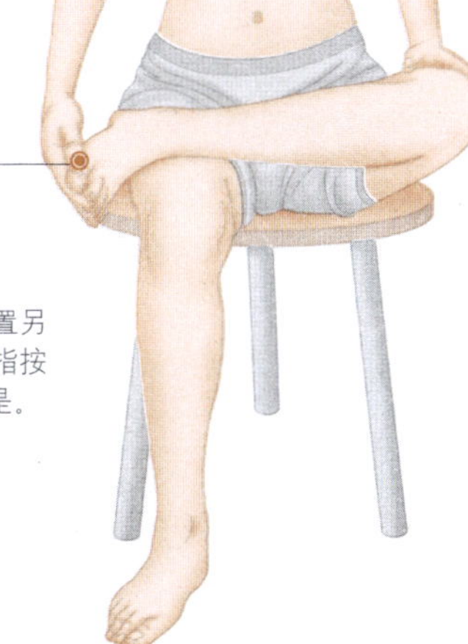

正坐，把脚抬起，放置另一大腿上。用另一手大拇指按压足大趾内侧指甲角旁即是。

功用 调经止血、养胃安神。

配伍治病

月经过多：隐白配气海、血海、三阴交。

吐血：隐白配脾俞、上脘、肝俞。

自我按摩

用大拇指指甲垂直掐按穴位，每日早晚各按一次，每次左右各掐按约1～3分钟。

程度	拇指压法	时间 / 分钟
适度		1～3

附录二 常见病症的对症脊疗

颈椎

	病名	症状体征	脊疗手法
第1颈椎	偏头痛	阵发性一侧头痛，剧烈时伴呕吐，吐后头痛反见减轻。不发作时与正常人一样，中年以后可能停止发作，无阳性体征，伴有高血压、癔病、神经衰弱、癫痫。	指压颈部、颈椎整复
	高血压	测量的血压值中，高压≥140毫米汞柱、低压≥90毫米汞柱，患者会有眩晕、耳鸣、心悸气短、失眠等症状。	指压颈部、颈椎整复、脊椎自我矫正法
	失眠	经常不能正常睡眠，常伴有白天精神状况不佳、反应迟钝、疲倦乏力。	指压穴位、颈椎整复

	病名	症状体征	脊疗手法
第2颈椎	眩晕	突然发生眩晕，外界东西及自身感觉旋转，恶心，呕吐，面色苍白，出汗，严重的会出现神志不清、眼球震颤。	颈椎整复、日常生活矫正法、颈椎自我矫正法
	斜视	两眼不能同时注视一目标，而仅能用一眼注视，另一眼的视轴表现为偏斜，可能伴有眩晕、恶心、步态不稳等全身症状。	颈椎整复、脊椎自我矫正术
	耳聋	药物中毒性耳聋多为双侧，伴有耳鸣；外伤性耳聋表现为内耳出血，引起耳鸣、眩晕，轻者可恢复；突发性耳聋表现为短期甚至瞬间耳聋，多为单侧，伴耳鸣、眩晕等。	颈椎整复

	病名	症状体征	脊疗手法
第3颈椎	湿疹	持续性瘙痒，疹中有丘疹、水泡或糜烂、渗出，皮损的部位不定，多局限于某一部位，如手、小腿、肘窝、阴囊、女阴等处，边界明显，可发生于任何年龄任何季节，常在冬季复发或加剧，有渗出倾向，时轻时重，易反复发作。	指压穴位、颈椎整复
	咳嗽	早晨咳嗽加剧，常见于支气管扩张;夜间的单声咳嗽，常见于肺结核。急性咳嗽常见于上大叶性肺炎、呼吸道感染等；慢性咳嗽常见于肺结核、慢性支气管炎等;咳出大量的脓痰，常见于支气管扩张、肺脓疡。	指压穴位、颈椎整复

	病名	症状体征	脊疗手法
第4颈椎	牙痛	一般都有早期症状，如牙龈发痒、不适、口臭，继而牙龈红肿、易出血，引起牙痛，此病宜反复发作。炎症感染后，牙龈与牙根部的牙周膜被破坏，形成牙周炎、牙周脓肿，疼痛加剧，直到脓液排出，炎症消退，疼痛才会减轻，但易反复发作。	指压穴位、颈椎整复、日常生活矫正法
	鼻炎	慢性鼻炎主要症状为鼻堵塞，轻者为间歇性或交替性，重者为持续性，鼻分泌物增多。急性鼻炎主要症状为鼻堵塞和分泌物增多，早期为清水样涕，后变为黏液脓性鼻涕。过敏性鼻炎主要症状是突然鼻痒、打喷嚏、流清涕、鼻塞，且反复发作。	指压痛点、颈椎整复、捏脊疗法

	病名	症状体征	脊疗手法
第5颈椎	慢性咽喉炎	主要症状是自觉咽部不适，或干燥，或痒，或胀，或有烟熏感，明显有异物感，咯不出来又吞不下去，分泌物会引起刺激性咳嗽，晨起用力咳出分泌物时易干呕。在说话多、食用刺激性食物后、疲劳或天气变化时症状会加重，或病程延长。	指压穴位、颈椎整复、脊椎自我矫正法
	慢性扁桃体炎	症状表现为咽痛、咽干、发痒、口臭，有异物感，刺激性咳嗽等，儿童扁桃体因炎症肥大，会引起呼吸、吞咽、发音困难。由于扁桃体的特殊位置，人体经常会将细菌分泌的毒素咽下去，引起消化不良、食欲不振，继而出现头痛、疲乏、低热等症状。	指压穴位、颈椎整复、脊椎自我矫正法
	哮喘	表现为口干、咳嗽、喘息、呼吸困难、胸闷、咳痰、出汗等，严重者干咳或咯大量白色泡沫痰，甚至出现紫绀等。早期患者的主要特征是咳嗽和胸闷，而且容易在秋冬季和夜间发作或加重。	按脊疗法、指压穴位

	病名	症状体征	脊疗手法
第6颈椎	肩周炎	肩部某一处出现疼痛，随病程延长，疼痛范围逐渐扩大，并牵涉到上臂中段，同时伴有肩关节活动受限。严重时患肢不能梳头、洗脸。这种疼痛可引起持续性肌肉痉挛，疼痛与肌肉痉挛可局限在肩关节，也可向上放射至后头部，向下可达腕及手指。	颈椎整复、指拨疗法
	百日咳	初期的症状类似感冒，3天后咳嗽加重，渐渐转变成阵发性痉挛性咳嗽。咳嗽时，先是频繁短促的咳嗽十多声甚至数十声，此时喉部仍是痉挛状态，气流通过狭窄的声门时，会发出一种如鸡鸣般的声音。然后又是一阵猛咳，如此反复。	捏脊疗法、按摩穴位

	病名	症状体征	脊疗手法
第7颈椎	慢性阑尾炎	右下腹部出现疼痛，表现为间断性隐痛或胀痛，时重时轻，大多在饱餐、运动和长期站立后发生，按压有范围较小、位置恒定的压痛，伴有消化不良、胃纳不佳等症状。病程较长者会身体消瘦、体重下降，但没有恶心和呕吐，老年病人可伴有便秘。	指压穴位、颈椎整复
	贫血	面色发黄，两眼皮内血色变淡，指甲血色变淡，舌质淡白。伴有头晕、疲倦无力、两耳嗡嗡作响、劳动后感到气短心跳。多数贫血是营养不良引起的，少数是遗传性溶血性贫血。	颈椎整复、日常生活矫正法

胸椎

	病名	症状体征	脊疗手法
第1胸椎	呼吸困难	有呼吸不畅、空气不够用的感觉和各种费力呼吸的症状，如鼻翼煽动、开口呼吸，同时有呼吸次数、深度、节律的改变。重症患者常被迫采取端坐位（端坐呼吸）或半卧位，过度缺氧时还会发生紫绀。	胸椎整复、日常生活矫正法

	病名	症状体征	脊疗手法
第2胸椎	冠心病	疼痛或不适处常位于胸骨或其邻近，也可发生在上腹至咽部之间的任何水平处，但极少在咽部以上。心脏压榨紧缩、压迫窒息、沉重闷胀性疼痛。少数病人可为烧灼感、紧张感或呼吸短促伴有咽喉或气管上方紧榨感。疼痛或不适感开始时较轻，逐渐增剧，然后逐渐消失。	指压痛点、牵引复位
	心率失常	心脏出现心动过速、心律不齐等异常症状。常见的有窦性心动过速、窦性心律不齐、期前收缩、心房颤动、阵发性心动过速等。器质性的心率不齐发作时表现为头晕、胸闷、胸痛、气急、多汗、颜面苍白或青紫、四肢发冷、抽搐、昏厥等。	胸椎整复、胸椎自我矫正法
	胸腔病变	呼吸或咳嗽常使肋间神经痛或胸膜炎的疼痛加剧；食道炎的疼痛常发生于吞咽食物时；心绞痛或心肌梗死常在劳累后的晚上发生疼痛。	指压穴位、胸椎整复
	神经痛	常为针刺样或刀割样；骨痛呈酸痛或锥痛；肌肉痛呈酸痛样；急性食道炎的疼痛呈灼热痛；心绞痛常感觉到压迫感和窒息感。	指压穴位、胸椎整复

	病名	症状体征	脊疗手法
第3胸椎	感冒	风寒感冒表现为发烧怕冷、头痛、咽喉发痒、鼻塞、流涕、咳嗽吐稀白痰等；风热感冒表现为发热较重、头胀痛、咽喉肿痛、口渴、咳嗽吐黄痰等；表里两感型的症状为高烧、头痛、眩晕、四肢酸痛、咽喉肿痛、大便干燥等；胃肠型感冒的症状是发烧、恶心、头痛、四肢倦怠等。	指压穴位、胸椎整复
	肺炎	一般的症状为发烧、咳嗽、多痰，痰中有血丝，还伴有胸痛。但是幼儿患肺炎后的症状并不明显，有的会发烧，并伴有轻微咳嗽，甚至有的完全没有咳嗽。	指压穴位、胸椎整复
	慢性支气管炎	患者常在寒冷季节发病，出现咳嗽、咯痰，痰呈白色黏液泡沫状，黏稠不易咳出，偶有痰中带血。反复发作后，终年咳嗽，咯痰不停，冬秋加剧。常有哮喘样发作，气急不能平卧，并发肺气肿后，呼吸困难逐渐增剧。	指压穴位、胸椎整复、日常生活矫正法

	病名	症状体征	脊疗手法
第4胸椎	手肿	手部没有任何原因的肿大，并非任何直接外伤、虫蛇咬伤和接触有毒或腐蚀性物质而引起的手部肿大。多为单侧发生，偶有双手同时发病的，有时伴有疼痛，也有单纯肿大而不痛的。	胸椎整复
	呃逆	气逆上冲，喉间呃呃连声，声短而频，不能自制。其呃声或高或低，或疏或密，间歇时间不定。伴有胸膈郁闷，脘中不适，情绪不安等。一年四季均有发生。	指压穴位、胸椎整复、日常生活矫正法
	黄疸	面目及全身皮肤发黄为特点，尤其以眼白发黄为主要特点。发生黄疸时，巩膜和软腭黏膜首先出现黄色，然后遍及全身皮肤，以胸、腹、脸部的皮肤，黄色更为明显。	指压穴位、胸椎整复、日常生活矫正法

	病名	症状体征	脊疗手法
第5胸椎	关节炎	主要表现为关节肿、痛、畸形及不同程度的功能障碍。类风湿性关节炎多见于青壮年，关节表现出红、肿、痛及活动不便。痛风性关节炎以脚部大脚趾突然红肿、疼痛为主要症状。	指压穴位、胸椎整复、日常生活矫正法
	肝火	主要表现为目赤、易怒、头痛、胁痛、口苦、吐血、咯血等症状，可能会伴有形体消瘦、烦躁不安、性急易怒等病症。	指压穴位、胸椎整复、日常生活矫正法

	病名	症状体征	脊疗手法
第6胸椎	慢性胃炎	大多无明显体征，进展缓慢，但病状常常反复发作，如无规律性腹痛，疼痛经常出现于进食过程中或餐后，多数位于上腹部、脐周，部分患者部位不固定，轻者间歇性隐痛或钝痛、严重者为剧烈绞痛，还伴有食欲不振、恶心、呕吐、腹胀。	指压穴位、胸椎整复、日常生活矫正法
	呕吐	呕吐时没有感觉恶心，呕吐后并不感到轻松，常见于中枢性呕吐；呕吐时感觉恶心，呕吐后感到恶心暂时缓解，常见于周围性呕吐。 呕吐物有酸臭味及隔日的食物，见于幽门梗阻；混有胆汁或粪便，见于肠梗阻；混有血液，说明呕吐剧烈，使胃黏膜少量出血。	指压穴位、胸椎整复
	功能性消化不良	上腹痛、上腹胀、早饱、嗳气、食欲不振、恶心、呕吐等，患者经检查排除引起这些症状的器质疾病的一组临床综合征，症状可持续或反复发作，病程一般规定为超过四周或在十二月中累计超过十二周。	指压穴位、胸椎整复、日常生活矫正法

	病名	症状体征	脊疗手法
第7胸椎	胃下垂	上腹部有下坠感，胃口不好，有时可出现恶心、呕吐，体质较瘦，常伴有肝、肾等内脏下垂。轻度下垂者一般无症状，严重者腹部有胀满感、沉重感、压迫感，饭后持续性隐痛加重，进食过多时会发生恶心、呕吐，还经常便秘。	指压穴位、胸椎整复
	胃痛	脾胃虚寒的患者胃痛时喜按，呕吐清水，吃生冷胃痛加剧；肝胃不和的患者痛达胁处，胃胀吐酸；寒邪侵胃的患者胃痛发作比较急，而且怕冷，呕吐清水。	指压穴位、胸椎整复、日常生活矫正法
	口臭	表现为呼气时有明显臭味，刷牙、漱口或嚼口香糖都无法掩盖。常伴有牙龈出血、咽干、口渴、口苦等现象。	指压穴位、胸椎整复

	病名	症状体征	脊疗手法
第8胸椎	糖尿病	典型病例可出现多尿、多饮、多食、消瘦等表现，即“三多一少”症状。重症病者会出现肺结核、高血压病、肾及视网膜微血管的病变等。肥胖型的高血压患者也经常伴有糖尿病。	指压穴位、胸椎整复、日常生活矫正法
	尿频	排尿超过正常次数，正常成人白天排尿4～6次，夜间0～2次，而次数明显增多就为尿频。	胸椎整复

	病名	症状体征	脊疗手法
第9胸椎	水痘	此病有2～3周的潜伏期，起病急，全身发热、乏力、食欲减退，1～6日内，皮疹相继出现，先发于躯干、头皮部，逐渐延及头面部和四肢，最终形成躯干多，面部四肢较少，手、足部更少的分布状态。皮疹初起为米粒小红疹，数小时后变成豌豆大的圆型水疱，呈清澈的水珠状，周围明显红晕，经2－3天而干燥结痂，痂脱而愈，不留疤痕。	指压穴位、胸椎整复、日常生活矫正法
	麻疹	患者通常有发热、咳嗽、流涕、打喷嚏、红眼睛、眼泪汪汪，或有音哑等感冒症状，同时有口腔麻疹黏膜斑，即可确诊为麻疹。皮疹自发病3～5天出现，呈玫瑰色斑丘疹，形态大小不一，有的合并成片，疹子之间有正常皮肤。疹子先从耳后出现，逐渐地由颈部发展到面部，同时从肩、背、腰、腹到达四肢手足心为止。出疹时全身症状加重，热度可高到40℃左右。	指压穴位、胸椎整复

	病名	症状体征	脊疗手法
第10胸椎	慢性肾炎	面部和下肢常有缓起的水肿出现。面色苍白或萎黄，胃口不开，恶心，常感吃力、腰酸痛。一般无发热。	指压穴位、胸椎整复
	肾亏	男性的一般症状有精神疲乏、头昏、耳鸣、健忘、腰膝酸软、遗精、阳痿等，女性的一般症状则是头发早白、头昏目眩、耳鸣、眼花、盗汗、不眠、筋骨萎弱、腰膝酸软、月经减少、白带清稀。	指压穴位、胸椎整复、日常生活矫正法
	风湿性关节炎	此病常见于青少年，发病部位常常是膝、髋、踝等下肢大关节，其次是肩、肘、腕关节，发病时表现为轻度或中度发热，病变局部呈现红肿、灼热、剧痛，无法活动，疼痛游走不定，但疼痛持续时间不长，部分病人也有几个关节同时发病。急性炎症一般于几天，最多3周自行消退，但常反复发作。	指压穴位、胸椎整复、日常生活矫正法

	病名	症状体征	脊疗手法
第11胸椎	痔疮	一期症状是便血、分泌物多、患处痒；二期症状是便血、痔随排便脱垂，能自行还原；三期症状为内痔脱垂于肛门口外，需要用手托回；四期症状为内痔脱出肛门，用手也无法使其回到肛门里面。	指压穴位、胸椎整复、日常生活矫正法
	神经性皮炎	发病初期，皮肤仅有瘙痒感，没有皮肤损烂，抓挠后，皮肤逐渐出现粟粒至绿豆大小的扁平丘疹，圆形或多角形，坚硬而有光泽，呈淡红色或正常皮色，散在分布。如果不及时止痒，患者多次抓挠后，丘疹逐渐增多至连成片，皮损肥厚，纹理粗重，呈苔藓化，损伤部变为暗褐色，干燥、有细碎脱屑。边界清楚，边缘可有小的扁平丘疹。严重者可继发毛囊炎及淋巴炎。	指压穴位、胸椎整复

	病名	症状体征	脊疗手法
第12胸椎	风湿病	发病前1～3周，可有扁桃体炎、咽喉炎等上呼吸道链球菌感染史。大多数患者都有发热症状。急性者多为高热；亚急性者可为中等度或低热。有些患者还可伴有出汗、脉搏快、鼻出血等症状。多数患者膝、踝、肘、腕等大关节处有红、肿、热、痛，活动困难，呈游走性发作。当急性期过去后，关节完全恢复正常。	指压穴位、胸椎整复、日常生活矫正法
	食欲不振	主要症状为没有想吃东西的欲望。女性在怀孕初期，或由于口服避孕药的副作用，导致食欲不振；慢性胃炎、胃癌，都有可能出现食欲不振。	捏脊疗法、胸椎整复

腰　椎

	病名	症状体征	脊疗手法
第1腰椎	结肠炎	急性期，腹痛多在左下腹部，其症状不太剧烈，但排便多伴有大量出血。病情严重或病程较长的患者，经常出现发热、乏力、食欲不振、消瘦、贫血等症状，而晚期病人还伴有肠穿孔、结肠狭窄、肛管直肠周围脓肿、瘘管、肠内瘘道等病变。	指压穴位、腰椎整复
	腹泻	慢性腹泻表现为大便次数增多，甚至带黏冻、脓血，持续两个月以上。小肠病变引起的腹泻是脐周不适，并于餐后或便前加剧，大便量多、色浅；结肠病变引起的腹泻是腹部两侧或下腹不适，便后缓解，排便次数多且急，粪便量少，常含有血及黏液。	指压穴位、腰椎整复、日常生活矫正法
	便秘	主要症状是排便次数明显减少，每3天或更长时间1次，无规律，粪质干硬，排便困难。短时间的便秘一般在家里就可以自行治疗。	捏脊疗法、腰椎整复

	病名	症状体征	脊疗手法
第2腰椎	静脉曲张	患者的表层血管明显凸出皮肤，像小蛇一样曲张，多呈团状或结节状。腿部有酸胀感，皮肤颜色发暗，或伴有脱屑、瘙痒、水肿等症状。患肢变细，表皮温度升高，有压痛感。有时伴有腹水、肝脾肿大、呕血、黑便等症状。	指压穴位、腰椎整复
	子宫脱垂	患者常感觉会阴处坠胀，有物脱出，劳累后病情加剧，并伴随腰酸、大便困难、小便失禁等症状。子宫脱垂严重者，子宫局部可能感染或糜烂。	指压穴位、腰椎整复

第3腰椎	病名	症状体征	脊疗手法
	月经不调	月经周期提前或延迟，行经日期紊乱，或者经量过多或过少。	指压穴位、腰椎整复
	习惯性流产	连续 3 次及 3 次以上自然流产，每次流产往往发生在同一妊娠月份。症状主要为阴道出血和阵发性腹痛。	指压穴位、腰椎整复、日常生活矫正法

第4腰椎	病名	症状体征	脊疗手法
	坐骨神经痛	患病一侧常有轻度的肌张力减弱，严重患者可有肌肉消瘦、弛软，并有压痛现象，以腓肠肌最为明显。疼痛一般多由臀部或髋部开始，向下沿大腿后侧、腘窝、小腿外侧、足背外侧扩散。表现为持续性钝痛或有发作性加剧；剧痛时呈刀刺样性质，往往在夜间更甚;疼痛常在咳嗽、用力、弯腰、震动时加剧。	指压穴位、腰椎整复、日常生活矫正法
	痛经	表现为经期或行经前后，发生下腹部胀痛、冷痛、灼痛、刺痛、隐痛、坠痛、绞痛、痉挛性疼痛、撕裂性疼痛，疼痛延至腰骶背部，有的会涉及大腿及足部，同时伴有乳房胀痛、肛门坠胀、恶心、呕吐、冷汗淋漓、四肢凉冷、面色苍白、胃痛、腹泻、胸闷、烦躁、头痛、头晕，严重者可发生虚脱昏厥。	指压穴位、腰椎整复、日常生活矫正法

第5腰椎	病名	症状体征	脊疗手法
	足跟痛	早晨起床时，足跟会有剧烈的疼痛，需要走一段路或休息后才能好转。一旦持续工作或久站，疼痛会反复发作，严重影响工作和生活。	指压穴位、腰椎整复

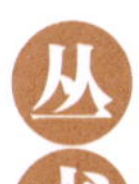

丛书看点

从头到脚：“从头到脚”讲解人体各大系统常见病的预防保健知识，是现代人生活养生的“家庭医生手册”。

简单实用：实际、实用、实在，说得清，听得懂，一学即会，一看即懂。

系统全面：在内地养生保健出版市场信用缺失的当下，最系统、最完整的一套健康丛书。

边听边学：中华文化大学堂官方网站，3000分钟超值课程，名师互动。

精美图解：每本书300余幅精美图解，以大量形象生动的图表、图解、表格替代枯燥冗长的文字。

●三分钟日常保健

◎三分钟手疗 ◎三分钟面诊 ◎三分钟足疗

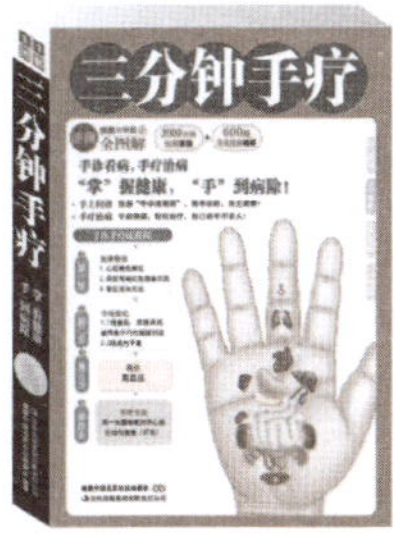

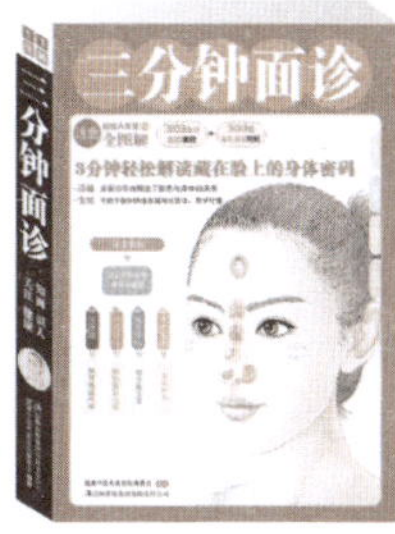

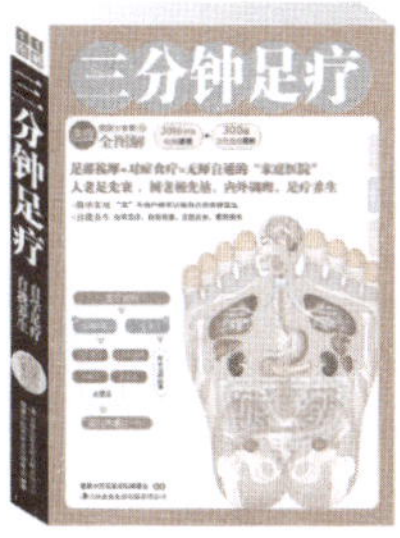

●人体经络穴位应用

◎对症按摩最有效 ◎特效指压疗法 ◎手足对症按摩 ◎小疗法大健康 ◎小穴位大疗效 ◎十二经络调筋术 ◎儿童经络按摩刮痧全集 ◎人体经络使用手册

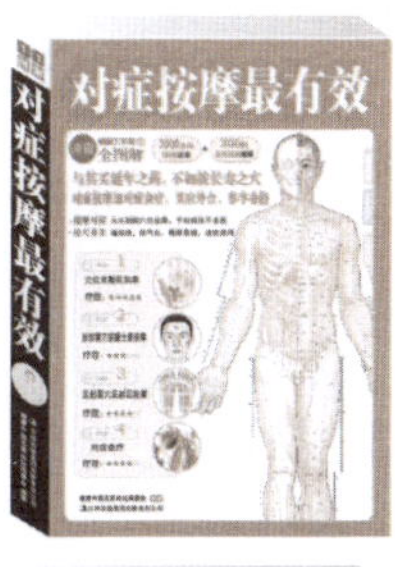

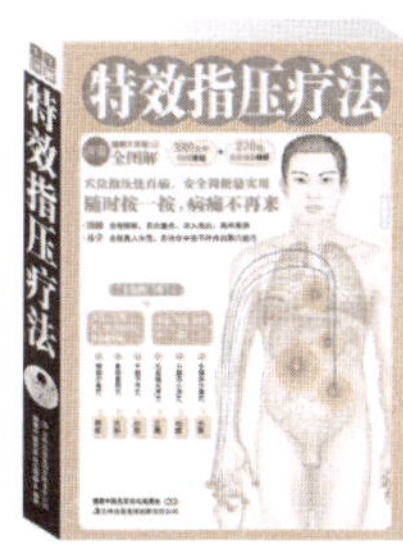

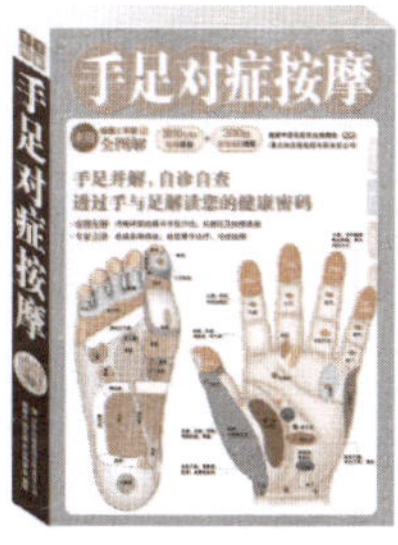

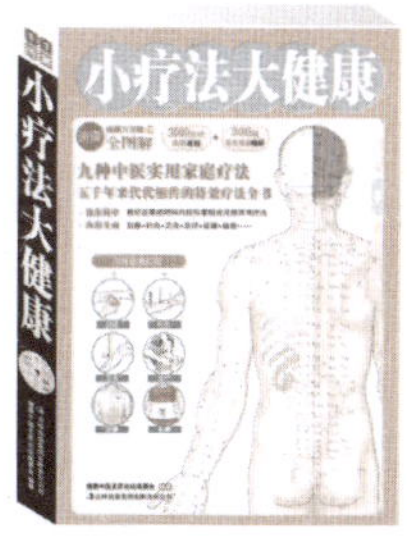

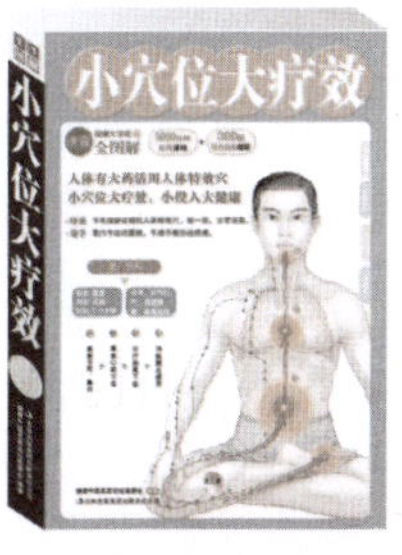

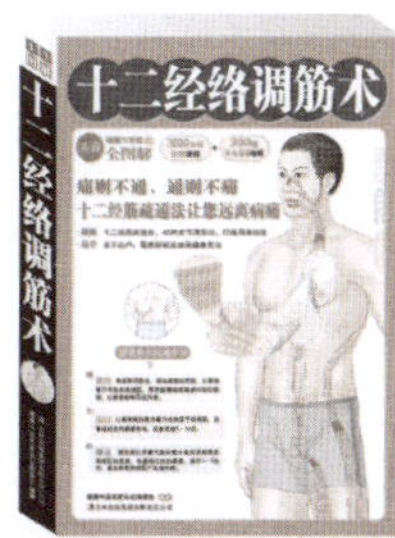

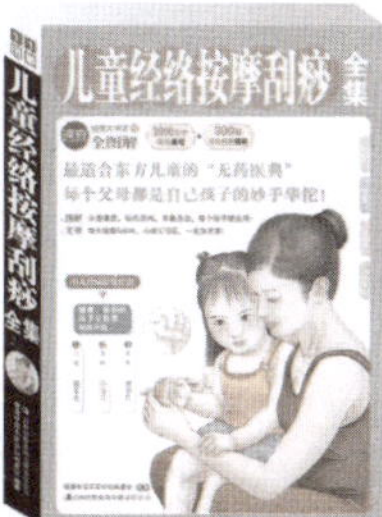

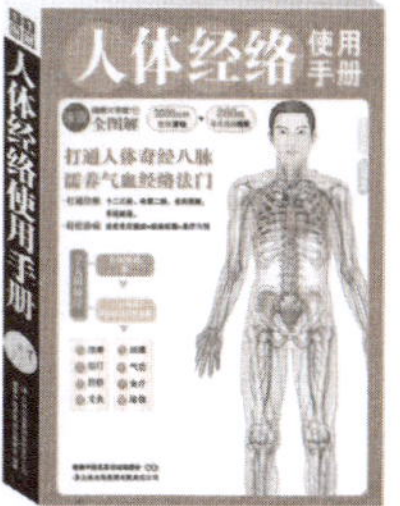

哪里能够买到本套丛书？

全国新华书店均有销售，您也可以到下列网站购买

含章行文官方网站：www.hzxwbook.com　当当网：www.dangdang.com

团购热线：13311182098

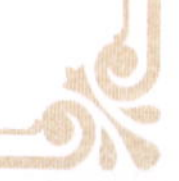

选题策划：含章行文·点识成智
责任编辑：宋　春
特约编辑：杜雪莹
装帧设计：含章行文 |装帧|

图书在版编目(CIP)数据

简单脊疗不生病 / 健康中国名家论坛编委会编著. —长春：吉林出版集团有限责任公司，2010.8
（健康大学堂）
ISBN 978-7-5463-3402-8

Ⅰ. ①简… Ⅱ. ①健… Ⅲ. ①捏脊疗法 Ⅳ. ①R244.1

中国版本图书馆CIP数据核字(2010)第135654号

书　　名：简单脊疗不生病
编　　著：健康中国名家论坛编委会
出　　版：吉林出版集团有限责任公司
地　　址：长春市人民大街4646号(130021)
印　　刷：北京佳明伟业印务有限公司
开　　本：889mm×1194mm　1/16
印　　张：16
字　　数：220千字
版　　次：2010年9月第1版
印　　次：2020年9月第3次印刷
电　　话：010-63329002（发行）
　　　　　010-63109462（咨询）
书　　号：ISBN 978-7-5463-3402-8
定　　价：29.80元